W0472634

Erwann Menthéour

LA MÉTHODE fitnext

BODYWEIGHT

SOLAR
EDITIONS

Ce livre est dédié à tous ceux qui ont perdu confiance, ceux qui n'y croient plus, ceux qui traversent des moment difficiles...

Moi-même j'ai traversé ces moments et cette méthode m'a été salutaire. Elle saura vous guider, vous aussi…

Erwann Menthéour

LA MÉTHODE fitnext

BODYWEIGHT

SOMMAIRE

THE LAUGHING HEART

your life is your life
don't let it be clubbed into dank submission.
be on the watch.
there are ways out.
there is a light somewhere.
it may not   you chances.
know them.
take them.
you can't beat death but
you can beat death in life, sometimes.
and the more often you learn to do it,
the more light there will be.
your life is your life.
know it while you have it.
you are marvelous
the gods wait to delight in you

LE CŒUR RIANT

Ta vie est ta vie
Ne te laisse pas abattre par une soumission moite
Sois à l'affût
Il y a des issues
Il y a de la lumière quelque part
Pas bien forte peut-être
Mais elle chasse les ténèbres
Sois à l'affût
Les dieux t'offriront des opportunités
Reconnais-les
Saisis-les
Tu ne peux pas battre la mort
Mais tu peux battre la mort dans la vie, parfois
Et plus tu apprendras à le faire
Plus il y aura de lumière.
Ta vie, c'est ta vie.
Sache-le tant qu'il est temps
Tu es prodigieux
Les dieux attendent de se délecter de toi

Charles Bukowski

PROLOGUE

Peut-être, après avoir lu ce poème, vous demandez-vous pourquoi j'ai décidé de commencer ce livre sur le bodyweight par ces quelques lignes du vieux Hank. Un homme dont l'un des premiers livres s'appelait « **Mémoires d'un vieux dégueulasse** », un homme alcoolique, parfois très cru, très vulgaire, un homme qui honnissait le sport. Et pourtant…

J'ai justement choisi ce poème de Bukowski parce qu'il est à l'image du monde dans lequel on vit. Un monde plein de contradictions, parfois moche, injuste, inquiétant et difficile, sombre et sans pitié mais duquel peut jaillir tellement de lumière…

Depuis des années, je m'efforce, livre après livre, de donner des clés, de vous livrer des informations pertinentes, parfois subversives, de rechercher la vérité en enquêtant, en prenant le temps nécessaire pour comprendre ce monde qui nous entoure, comprendre ce qui est mauvais, ce qui est bon pour nous…

On m'a souvent reproché de tenir des propos anxiogènes, de ne pas toujours afficher une mine réjouie constamment assortie d'un sourire béat, comme s'en font désormais un devoir bon nombre de coachs sur les réseaux sociaux et ailleurs.

« Ça n'est pas vendeur », me souffle-t-on souvent.

Ce que je pense, c'est qu'à force de tout camoufler derrière des sourires de façade, d'afficher ce que nous ne sommes pas profondément, à force de ne surtout pas affronter les choses qui dérangent, on s'anesthésie lentement, on ne prend plus le temps de réfléchir, de réfléchir vraiment. Et ce peu de réflexion qu'il nous reste, orienté, tellement conditionné, nous rend de plus en plus inaptes à faire face à nos problèmes et du même coup, à les régler.

Les réseaux sociaux ont une immense part de responsabilité dans cet aveuglement ambiant, mais aussi les médias comme la télé, la radio ou encore les magazines.

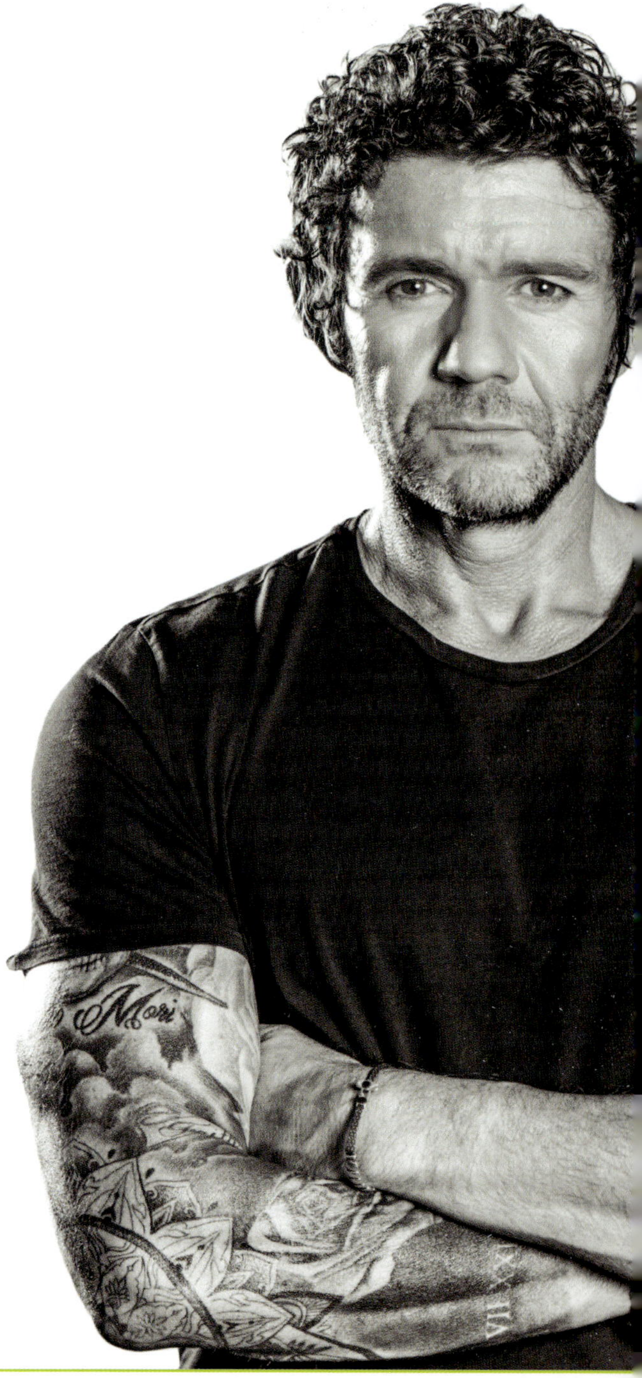

Quel rapport, me direz-vous, avec une méthode de préparation physique au poids de corps ?

Vous allez comprendre.

Suivre un programme de préparation physique comme celui-là peut vous permettre – après avoir pris le contrôle de votre corps et de votre chimie – de changer radicalement votre perception du monde voire vos valeurs parce qu'il alignera votre corps avec votre esprit.

Ne vous trompez pas, je suis comme vous. Je traverse parfois des périodes difficiles pendant lesquelles je cède au découragement, où mes forces m'abandonnent. Moi aussi je suis plein de contradictions, de faiblesses, de velléités et je refuse d'endosser la responsabilité d'être un exemple que je ne suis pas.

En revanche, je connais bien le corps humain, ses besoins, ses ressources et son extraordinaire capacité d'adaptation. Je connais les outils qui nous permettent de transcender ces moments où notre ciel s'obscurcit. Ces outils existent depuis la nuit des temps... Il suffit de les utiliser. C'est cette prise de conscience qui m'a mené à créer Fitnext. Une méthode de bien-être mais qui aujourd'hui dépasse cette seule dimension. Elle est devenue pratiquement un mode de vie, sous l'impulsion entre autres de ceux qui l'ont suivie, qui l'ont adoptée et qui ont participé à son évolution, je veux parler des membres du site Fitnext.fr lancé en 2011, rejoints en chemin par tous ceux qui achètent mes livres ou consultent le blog. Ils constituent désormais une communauté de plus d'un million de personnes.

Parce que prendre le temps pour soi, consentir des sacrifices, nourrir l'estime de soi, comprendre les mécanismes qui régissent notre corps, les maîtriser, c'est prendre possession de sa vie. C'est renaître au monde et y prendre sa pleine place.

« Connais-toi, toi-même, et tu connaîtras l'univers et les Dieux », cette phrase développée par Socrate qui figure à l'entrée du temple de Delphes, c'est ce qui vous attend si vous suivez cette méthode. Que vous ayez 20 ans ou 65 ans !

Ce livre que vous tenez entre les mains n'est que la première partie de la méthode Bodyweight Fitnext. Une initiation, un passage vers une prise en charge globale et sur mesure que seuls le site et les applis pourront vous offrir. Vous trouverez d'ailleurs un code, à la fin du livre, qui vous permettra pendant deux semaines de suivre l'expérience, gratuitement.

Mais déjà, ce livre est une clé... Cette clef ouvrira de nombreuses portes à l'intérieur de vous et changera votre vie et votre rapport au vivant !

Je ne vous propose pas une méthode pour paraître, je ne vous promets pas de la facilité, non... Moi je vous garantis un résultat qui dépassera de loin le seul compartiment esthétique.

Ce que je vous promets, si vous suivez ce programme, c'est de transformer votre corps mais surtout, surtout, de devenir vous-même.

Vous ne le savez peut-être pas encore, mais vous êtes prodigieux !

I. LA MÉTHODE FITNEXT

BODYWEIGHT

**Le bodyweight est une pratique polyarticulaire qui permet de perdre du poids et de se sculpter un corps tonique, athlétique.
Il est efficace et accessible parce qu'il fait travailler à poids de corps.
Et surtout, SURTOUT, il nous donne la possibilité d'utiliser notre corps dans le respect de ce pour quoi il est conçu.**

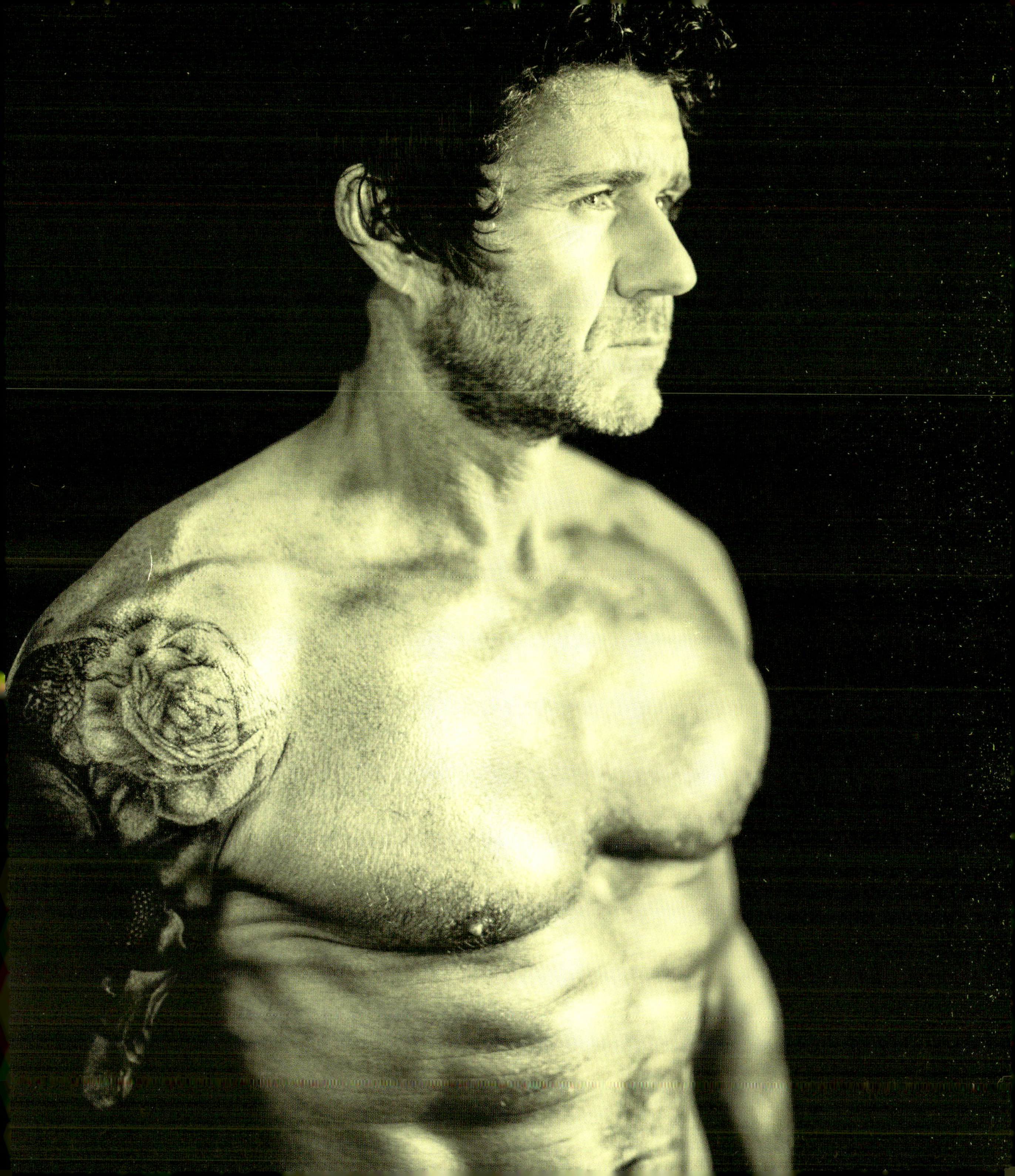

VIVE LE SPORT À POIDS DE CORPS !

Il y a deux ans, un grand magazine féminin m'avait contacté pour élaborer un dossier sur le thème : «Avoir un corps de rêve pour l'été.» Ma méthode Fitnext leur paraissait judicieuse, équilibrée et différente. C'est ce qu'ils voulaient... Enfin, a priori. Je me suis donc mis au travail pour leur livrer un programme alliant sport et alimentation. Retour de la rédaction en chef: «C'est trop dur!» Les exercices étaient - paraît-il – «trop difficiles» et les conseils alimentaires «inenvisageables». On me demandait d'alléger la partie exercices physiques, de laisser aux lectrices la possibilité de boire un peu d'alcool, et d'autoriser plus souvent des desserts. J'ai compris que les responsables de ce magazine n'étaient pas prêts à soutenir la **vérité** de tout plan de remise en forme et qui consiste à être clair sur ce point : **ça ne va pas être facile**.

Avoir un ventre plat, des abdos, perdre du poids en trois semaines sans efforts ou presque ? C'est simple, ça n'existe pas. Le seul résultat que ce genre de propagande garantit c'est l'échec, la déception, encore plus de complexes et la perte de l'estime de soi.

Pour perdre du gras, il faut une dépense énergétique supérieure à l'apport de calories consommées quotidiennement. Et le secret pour y parvenir ? Je l'ai déjà développé dans mes autres livres, c'est d'augmenter son métabolisme de base et de contrôler le mécanisme de stockage des graisses.

C'est valable pour vous, mesdames, comme pour vous, messieurs. Là-dessus parité totale. Pour cela, en plus d'une hygiène alimentaire, il faut faire du sport, produire des efforts. Et surtout des efforts adrénergiques. C'est-à-dire ? Des efforts suffisamment intenses et contraignants pour l'organisme afin qu'il sécrète de l'adrénaline et de la noradrénaline qui vont agir au niveau des cellules graisseuses en les déverrouillant. L'organisme déclenchera alors un processus de perte de gras qui prendra plusieurs semaines. Alors, pour accélérer le processus et pour ne plus subir ce qu'il vient de subir, le corps va déclencher une réponse hormonale, une sorte de dopage naturel en sécrétant des hormones anabolisantes comme la testostérone et l'hormone de croissance qui favoriseront la prise de muscle aux dépens du gras.

Le corps débarrassé de ce qui l'encombre pourra alors effectuer de mieux en mieux, de plus en plus, les exercices qu'on lui impose. Et les meilleurs exercices pour arriver à ce résultat sont des exercices polyarticulaires.

DONC LES CONSEILS DES PAGES GLACÉES DES MAGAZINES QUI PRÉCONISENT DE FAIRE DES CRUNCHS POUR AVOIR UN VENTRE PLAT, SONT NULS. IL FAUT EN RÉALITÉ COMBINER DES SÉRIES DE SQUATS, DE BURPEES ET DE POMPES, C'EST-À-DIRE DES EXERCICES POLYARTICULAIRES QUI MOBILISENT UN MAXIMUM D'ARTICULATIONS ET DE GROUPES MUSCULAIRES.

Avoir un ventre plat, des abdos, perdre du poids en trois semaines sans efforts ou presque ? C'est simple, ça n'existe pas...

Vous allez comprendre pourquoi...

Avoir du ventre est dû à un relâchement musculaire, la ptose, qui arrive quand on a une alimentation anarchique. On irrite ses intestins avec ce qu'on ingurgite, on accumule de la graisse viscérale. On les « gonfle » dans tous les sens du terme parce qu'ils sont saturés d'éléments qu'ils n'arrivent pas à traiter. Mais on hérite aussi d'un petit bedon parce que comme tout sur Terre nous sommes soumis à la pesanteur, et nos intestins aussi.

Naturellement ils ont tendance à être attirés vers le bas... Plus ils sont lourds plus ils pèsent sur le plancher pelvien. Forcément, au bout d'un moment, ce plancher ne peut pas tout soutenir, ça va déborder vers l'avant, d'où le bide qui va prendre plus d'ampleur avec le temps si on ne fait rien. Chez certaines personnes, on constate une prise de 15 à 30 kilos voire plus de graisse viscérale au lieu de cinq.

Dans certains cas cela peut conduire à une descente d'organes ou à des hernies.

C'est assez frappant chez les hommes, même dès la trentaine, ou encore chez les femmes fumeuses qui sont plutôt maigres, sauf du ventre. C'est le signe d'un mauvais état de santé. Celles-ci courent d'ailleurs des risques accrus de maladies cardio-abdominales vasculaires non seulement en raison des risques liés au tabac mais aussi à ceux en lien avec la graisse viscérale. Explication médicale : la nicotine exerce des effets au niveau de la répartition des graisses par son effet anti-oestrogénique qui favoriserait une répartition des graisses de type androïde et par le biais de l'augmentation des hormones de stress comme le cortisol. Plusieurs études montrent que les fumeurs souffrent d'une obésité abdominale plus importante que les non-fumeurs, et ceci indépendamment de leur indice de masse corporelle.

Croire qu'en faisant des crunchs, on va retrouver un ventre plat est une erreur grossière. Les crunchs (exercice d'abdos vedette des salles de sport) mobilisent les grands droits – les abdos de la frime. Des muscles superficiels qui permettent de ramener le pubis vers le nombril rapidement (utile pour un lanceur de javelot ou un basketteur mais sinon...) et qui n'ont aucun effet sur les muscles profonds abdominaux qui soutiennent eux notre rachis lombaire.

Par ailleurs, le mouvement des crunchs repousse les organes encore plus vers l'avant et le bas. On accentue donc la ptose au lieu de la perdre.

Pour être efficace, il faut miser sur deux choses :

- **Une alimentation saine et bénéfique au corps qui va régler le problème du gras superficiel et de la graisse viscérale.**
- **Des exercices pertinents pour muscler son ventre que sont le gainage, les burpees, les pompes et les tractions. Autant de mouvements qui font travailler notamment le transverse et les muscles profonds.**

Le bodyweight est une pratique polyarticulaire qui permet de perdre du poids et de se sculpter un corps tonique, athlétique.

Il est efficace et accessible parce qu'il fait travailler à poids de corps. Et surtout, SURTOUT, il nous donne la possibilité d'utiliser notre corps exactement ce pour quoi il est conçu.

Le bodyweight n'est concrètement qu'un condensé de tout ce que notre corps a appris à faire pour survivre depuis la préhistoire.

Il s'agit d'enchaîner des exercices qui allient des tractions, des sauts, des exercices de poussées, de tirages, qui mobilisent l'ensemble de notre chaîne musculaire et ostéo-tendineuse de la même façon que nos ancêtres préhistoriques le faisaient pour se déplacer, chasser, se protéger. Les premiers hominidés sont apparus sur terre il y a trois millions cinq cents mille ans à peu près, et ils ont évolué, se sont adaptés pour devenir des homo-sapiens, autrement dit nous, il y a un peu plus de deux cent mille ans. Pour réussir à survivre aussi longtemps dans un milieu extrêmement hostile, il a fallu que nos ancêtres développent des capacités cardio-vascu-

Le bodyweight n'est concrètement qu'un condensé de tout ce que notre corps a appris à faire pour survivre depuis la préhistoire.

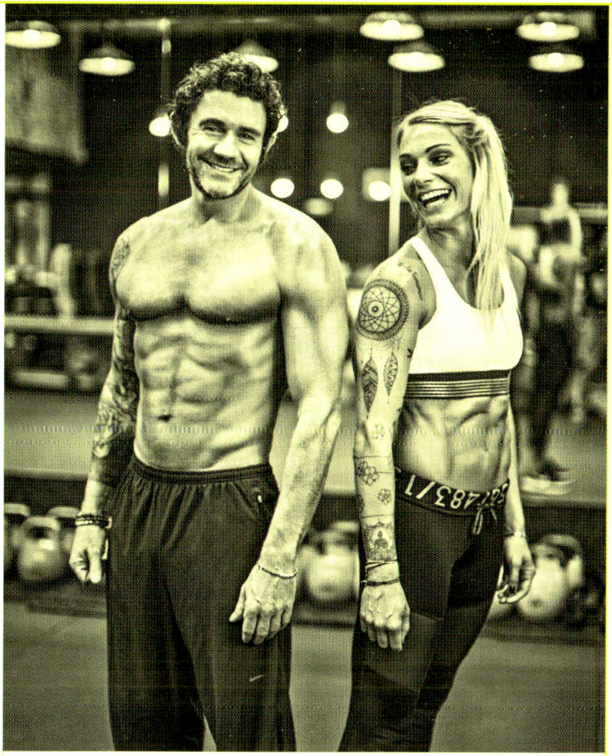

laires, musculaires particulières, ainsi que de grandes capacités d'efforts en aérobie et en anaérobie.
De quoi est-ce je vous parle précisément ? Respectivement de la capacité des humains à parcourir de longues distances à vitesse moyenne ou lente - **efforts en aérobie** - et des qualités d'explosivité, de rapidité, de puissance, d'équilibre voire de souplesse - **efforts en anaérobie**.
En gros, savoir soulever des charges parfois plus lourdes que notre propre corps, courir vite, sauter d'un bord à un autre, garder l'équilibre... Faire tout cela nécessite un schéma corporel spécifique. Celui qui a permis à notre espèce de s'adapter et de survivre, tout simplement.

Cette discipline s'est largement répandue dans les salles de Fitness depuis une dizaine d'années. Présentée comme un concept innovant pour garder la forme, la ligne... Laissez-moi rire. Ce qu'on appelle bodyweight n'est rien d'autre qu'un ensemble d'exercices que tout athlète pratique dans le cadre de sa préparation physique générale depuis des lustres. C'est aussi ce que vos parents, grands-parents ont peut-être pratiqué à l'école sous le nom de gymnastique ou de culture physique. Mais au-delà d'une question de mot, c'est une discipline qui nous renvoie à un autre âge, à ce qui a fait de nous des survivants de l'évolution.
Le bodyweight nous reconnecte à notre physiologie originelle. Cette dimension naturelle, logique, en adéquation avec ce que nous sommes profondément m'intéresse en tant que coach, mais également en tant qu'être humain, amené à partager et à inter-échanger avec les autres. À réfléchir sur ce que je suis, ce que je sais, ce que je fais et ce que je souhaite transmettre.

1 - POURQUOI LE BODYWEIGHT ?

• **Parce qe cette méthode de préparation physique à poids de corps permet d'acquérir ou de conserver une bonne condition physique générale** et un cardio au top. Ce qui prépare le corps à d'autres disciplines quand on cherche la performance : que ce soit du CrossFit, du triathlon, du tennis, ou encore de la boxe. Pour tous ces sports énergétiques, la méthode PDC est un préalable incontournable.

• **Parce que c'est aussi le meilleur choix pour ceux ou celles qui veulent simplement se dessiner une belle silhouette, tonique, harmonieuse.**

• **Parce que c'est bon !** Une étude menée par des chercheurs de l'université McMaster de Hamilton au Canada a démontré qu'une minute d'exercices intenses, trois fois par semaine, aurait les mêmes bénéfices que 45 minutes de jogging. Une minute de burpees au taquet aurait donc le même impact sur notre perte de poids, sur nos capacités cardio-vasculaires en stimulant l'after burn effect (voir plus loin), que trois quarts d'heure de course à pied en endurance fondamentale, c'est-à-dire à un rythme tranquille. La science valide donc aujourd'hui ce qu'empiriquement notre corps a intégré depuis la nuit des temps ! À savoir que tout ce qui est effort de haute intensité contraint le corps à mettre en place des processus d'adaptation qu'il ne déclencherait jamais en restant dans sa zone de confort.

• **Parce qu'on développe une harmonie corps-esprit.** J'ai découvert sur le tard les extraordinaires bénéfices du yoga, qui n'est en réalité qu'une méthode ancestrale de préparation physique à poids de corps permettant d'aligner corps et esprit. Cet alignement nous amène à changer notre regard sur le monde qui nous entoure. J'y reviendrai.

• **Parce que ce sont des exercices polyarticulaires qui sollicitent l'ensemble de la chaîne musculaire,** et particulièrement les muscles profonds, toniques, appelés aussi muscles posturaux qui sont trop fréquemment négligés dans les cours dispensés dans les salles de sport. Malheureusement, souvent, les coachs sont sous-formés en terme de biomécanique, d'anatomie ou de physiologie du corps humain.

• **L'autre avantage, et pas des moindres, c'est qu'on peut pratiquer cette méthode de cinq à soixante-quinze ans.** Ou même s'y mettre à 50 ans alors que l'on n'a jamais fait de sport avant. Quel que soit son sexe, son âge, son poids, la méthode PDC est accessible à tous et permet d'obtenir un résultat en terme de condition physique, de souplesse, de coordination, d'esthétique, de perte de poids, et ceci rapidement.

• **Enfin, la méthode bodyweight protège aussi des maladies neurodégénératives** grâce à l'hyper-sollicitation nerveuse qu'elle exige (voir chapitre 4 : des résultats à tous les niveaux et durables).

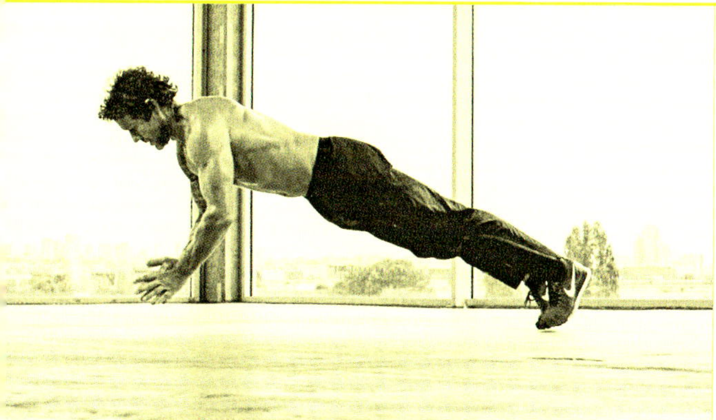

Les efforts de haute intensité contraignent le corps à mettre en place des processus d'adaptation qu'il ne déclencherait jamais en restant dans sa zone de confort.

Le hic c'est que dans les salles, tout le monde est à la même enseigne.

On y propose notamment des séances type LesMilles, qui ne sont ni plus ni moins que des chorégraphies indéniablement très bien conçues et bien structurées. Le problème c'est qu'elles sont souvent récitées par des coachs qui, pour une grande part, ne maîtrisent pas les fondamentaux de la préparation physique, tant au niveau biomécanique que fonctionnel. À la limite chacun pourrait les faire tout seul. Or la valeur ajoutée d'un coach est d'amener un individu à accomplir ce qu'il serait incapable de faire tout seul, mais également de lui faire comprendre pourquoi il fait les choses, quels muscles sont sollicités, comment parvenir à les recruter, le mettre en garde des risques en cas de mauvaise exécution, et rester au contact afin de constamment pouvoir corriger le coaché et l'aider à progresser. Une de mes phrases favorite est :
« Pour connaître ses limites, il faut les dépasser. »
Mais pour pouvoir être en mesure de le faire, il faut surtout maîtriser chaque élément de l'équation. C'est ce qu'on appelle un suivi individualisé. Autrement dit un coaching.

Il est donc primordial d'être bien accompagné durant les premières semaines de pratique parce que c'est la phase où l'on va « imprimer » les mouvements et apprendre à bien maîtriser leur exécution. C'est la raison pour laquelle je vous encourage à utiliser votre coupon gratuit pour accéder à l'application Bodyweight Fitnext. Durant cette période cruciale au moins, vous serez mis en relation et suivi par des coachs spécialisés en nutrition du sport et en préparation physique au poids de corps qui vous proposeront des protocoles alimentaires et sportifs qui agiront en synergie.

Éviter la casse, c'est un principe majeur de ma méthode.

2 - LE BODYWEIGHT, C'EST QUOI ?

J'ai développé sur mon site Fitnext un programme de bodyweight sur mesure et adapté à chaque abonné. À travers ce livre, je souhaite partager les grandes lignes de la philosophie et du contenu de ce programme exclusif.

• L'un des principes fondamentaux du Fitnext Bodyweight c'est la progressivité dans les exercices.

Les protocoles mis en place commencent doucement par des phases d'acquisition nerveuse. Il s'agit de se concentrer sur l'exécution du mouvement afin de le maîtriser parfaitement. Puis, à mesure que l'on progresse et que l'on s'approprie les premiers niveaux d'exercices, on passe à des phases d'intensification en fonction des progrès réalisés.

Je m'explique : vous souvenez-vous de la façon dont vous avez appris à marcher ? Ça n'a pas été simple, il a fallu se concentrer pour ne pas tomber, et pour pouvoir aligner deux pas correctement. C'est cela qu'on appelle **la phase de proprioception** (dont on reparlera dans le chapitre consacré au conditionnement), que je traduis plus prosaïquement comme étant la phase où l'on « imprime » un circuit nerveux.
Ainsi, si on n'a jamais marché, au moment où le cerveau décide de solliciter les groupes musculaires pour le faire, il ne va pas arriver à les recruter... Tout bêtement parce que ce circuit nerveux n'existe pas encore. Ce n'est qu'à force de concentration et de stimulations multiples qu'un chemin va se créer, permettant au message nerveux d'arriver du cerveau aux muscles concernés. Alors seulement, on sera en mesure de mobiliser sa masse musculaire puis de la développer, ainsi que sa coordination.
Voilà comment l'enfant que vous étiez a su marcher. Ensuite ? Eh bien, vous avez appris à courir. Dans la méthode Bodyweight Fitnext, il y a également un équivalent à cette étape, ce sera la phase d'intensification.

Chaque phase est toujours entrecoupée de périodes de récupération régulières et incontournables. Nous appellerons certaines d'entre elles «**phases de deload**». En bon français, il s'agit de microcycles de 3 jours de repos total, avant la reprise sportive avec des exercices plus faciles à réaliser pour bien récupérer et « digérer » les progrès accomplis les semaines précédentes.
La récupération est trop souvent négligée, alors qu'elle fait partie intégrante de l'entraînement et garantit le résultat ! Elle permet de capitaliser sur ses acquis pour mieux progresser derrière.

Qu'est-ce qui garantit le résultat ?
Un résultat optimal c'est l'addition de :
35 % d'entraînement
+ 15 % de récupération
+ 50 % d'alimentation.

Le planning d'une semaine d'entraînement idéale se décompose comme suit :
2 jours de travail consécutifs / 1 jour de repos.
Ex: lundi & mardi : entraînement. Mercredi : repos.
Puis 3 nouveaux jours d'entraînement/ 1 jour de repos.
Ex : jeudi, vendredi & samedi : entraînement. Dimanche : repos.
Ces deux jours de repos par semaine font partie du programme, ne les négligez surtout pas !

Ce qu'on recherche, c'est atteindre l'équilibre biologique intérieur, l'homéostasie.

Un autre secret de la réussite est de **constamment surprendre le corps en modifiant au maximum toutes les six semaines ses protocoles d'entraînement**, ou en rajoutant de l'intensité. À force de faire la même chose, le corps comprend, assimile, et met en place des processus d'adaptation. L'entraînement va alors devenir de l'entretien et plus de la progression.

Les préparateurs physiques de haut niveau refusent généralement deux jours de repos complets à leurs athlètes, et leur imposent à la place ce qu'on appelle de la récupération active. J'y suis farouchement opposé.

Il est indispensable d'observer des phases de repos total parce qu'ils permettent d'induire des phénomènes sur compensatoires. Que ce soit au niveau métabolique et psychologique.

Lorsqu'on ne respecte pas de journée de repos, on épuise le mental, alors que le désir et le plaisir sont des éléments essentiels pour progresser et atteindre ses objectifs dans la durée.

Mais surtout, on oblige le corps à produire constamment du cortisol, une hormone indispensable à la vie mais qui, à haute dose, fatigue l'organisme et le fait vieillir prématurément. En outre, le cortisol a une action catabolique, c'est-à-dire qu'il « bouffe » du muscle et use les tissus conjonctifs, en l'occurrence les tendons.

Si on se repose, on va pouvoir laisser les glandes endocrines prendre le relais et surcompenser. Autrement dit, produire une plus grande quantité de testostérone qu'habituellement.

La testostérone est une hormone anabolisante qui favorise la régénération musculaire et globalement des tissus.

La seule récupération active qui trouve grâce à mes yeux sont les séances d'étirements. Elles sont donc à programmer lors des jours de repos et certainement pas à la suite d'un entraînement. Pourquoi ? Parce qu'une séance de bodyweight, notamment celle qui inclu des exercices de plyométrie, c'est-à-dire des efforts explosifs occasionne des dégâts au niveau musculaire et tendineux. Et c'est justement la réparation de ces microlésions qui va créer de la masse musculaire.

Vous trouverez des séances d'entraînement dédiées aux étirements sur l'appli Fitnext.

Dernière chose : l'alimentation. Je vous rappelle que c'est 50% du résultat (voir plus haut). Respecter un fond nutritionnel adapté est donc crucial. On se doit d'apporter à son corps « le carburant » nécessaire pour assurer ses fonctions vitales et cognitives, mais aussi le matériel immunitaire pour se défendre des agressions et réparer les dégâts occasionnés musculairement par les exercices de haute intensité. Bien manger dans la philosophie de Fitnext c'est se concentrer sur la qualité des apports nutritionnels, donc privilégier des aliments « bruts », non transformés, d'origine biologique. En particulier des racines (carottes, panais, navets, pommes de terre etc, qui ont la propriété de régénérer le microbiote), des fruits, des oléagineux. Le moins possible de viande, voire pas du tout ainsi que les laitages et ses dérivés. Le minimum de céréales ou des céréales non raffinées. Bref, donner à notre corps ce pourquoi il est conçu.

Ce qu'on recherche, c'est atteindre l'équilibre biologique intérieur, l'homéostasie. Pour y parvenir, **l'alimentation est fondamentale**. Manquer une séance de sport ou deux n'aura pas de conséquence aussi délétère que de souiller son corps quotidiennement avec des produits alimentaires industriels, dépourvus de calories pleines et de nutriments reconstituants.

J'en ai marre d'entendre « je mange ce que je veux, je fais du sport » ! Une belle connerie. C'est valable de quinze à vingt-cinq ans quand le corps est saturé d'hormones. Et encore. Même si on n'en mesure pas les conséquences à cet âge-là, se nourrir mal c'est s'exposer à des blessures, affaiblir son terrain immunitaire et déjà semer les graines de futurs dysfonctionnements.

En suivant les protocoles Bodyweight Fitnext, **monsieur et madame tout le monde - car tout le monde j'insiste peut suivre cette méthode - constateront des résultats significatifs au bout de 1 à 2 mois**.

La plupart du temps, l'objectif est de perdre du poids, du ventre, de se dessiner de jolis bras, pour les hommes d'avoir des pecs, pour les femmes de gagner des fessiers rebondis et musclés. Tout ceci est garanti à condition de ne pas sauter les étapes et d'être attentif à ce qu'on fait.

Je dis bien **garanti** même pour vous mesdames. Souvent vous hésitez à vous lancer dans des séances de musculation. Par peur de ressembler à un Schwarzenegger en bikini ! Rassurez-vous, vous en resterez toujours très loin. Vous n'êtes pas équipées pour... Pourquoi ? Parce que le corps féminin produit dix fois moins de testostérone (l'hormone qui permet de développer sa masse musculaire) que les hommes. En revanche, vous sécrétez des œstradiols en quantité, qui favorisent la prise de tissus adipeux et qui inhibent l'anabolisme musculaire, c'est-à-dire qui empêchent la prise de masse.

Et c'est tant mieux ! C'est grâce à cela que vous êtes capables de préserver la continuité de l'espèce.

Parce que vous êtes conçues pour porter et nourrir des enfants, la nature vous a dotées d'un système hormonal qui vous permet de stocker de la graisse, source d'énergie, dans laquelle le corps peut puiser en cas de famine. Une sorte de garde-manger intégré qui a été salvateur à des périodes de l'histoire humaine où réussir à se nourrir était un combat épique.

Cette bénédiction est devenue aujourd'hui une malédiction car ce processus est à l'origine du cauchemar féminin le plus répandu : la cellulite. Pour vous en débarrasser, vous pensez d'abord à faire un régime et puis à courir, à faire du vélo ou de la Zumba. Bref vous faites en général du cardio.
Et là, catastrophe, déception, désillusion, vous vous rendez compte que vous perdez des kilos mais que vous gardez votre petit ventre, votre culotte de cheval, votre peau d'orange sur les cuisses, les fesses, les bras. La raison est simple et logique : le corps va d'abord chercher les lipides là où ils sont facilement et rapidement disponibles, et pas là où il y en a le plus.
Pour vous libérer de votre cellulite et de votre petit ventre, il faut bousculer votre corps pour qu'il déclenche **le processus de lipolyse, c'est-à-dire le processus de déstockage des graisses.** Pour ça il n'y a qu'UNE solution (en complément d'une alimentation saine) : la musculation.

Ne pas s'entraîner par peur de ressembler à un bodybuilder, c'est comme ne pas conduire par peur de devenir un pilote de formule 1.

À poids de corps il y a peu de risque que cela vous métamorphose en Musclor ! En revanche, avec du muscle à la place de la graisse vous verrez votre silhouette se tonifier et s'affiner. Et d'un point de vue esthétique, **ça change tout.**

• L'autre principe sur lequel je ne transige pas c'est la qualité d'exécution des mouvements. J'ai trop vu dans les salles des gens qui enchaînent n'importe comment des burpees, des pompes Spiderman ou même le plus élémentaire des squats. Ils ne maîtrisent absolument pas ce qu'ils sont en train de faire, et surtout personne ne les corrige. Pas étonnant qu'au bout de quelques semaines ces personnes aient mal aux genoux ou dans la zone lombaire.

Un des paramètres de la méthode Bodyweight Fitnext est de donner des indications précises sur la façon d'exécuter chaque exercice en attirant l'attention sur les points de vigilance à respecter, avec les conseils d'un ostéopathe du sport. Sur le site Fitnext vous aurez même accès à des vidéos tutoriels d'exercices, d'étirements et de yoga pour mieux encadrer votre préparation.

J'en profiterai – vous me connaissez – pour régler quelques comptes avec certains dogmes colportés de salle en salle par des coachs pas toujours bien (in)formés, ou pas assez attentifs à ce que font leurs coachés. C'est la raison pour laquelle vous trouverez plus loin un chapitre complet réalisé par mon ami et complice de longue date, Guillaume Beauvallot, qui vous livrera les fondamentaux sur notre schéma osteo-tendineux ainsi que de bonnes notions de biomécanique et d'anatomie spécifique pour mieux comprendre le fonctionnement de nos articulations et éviter les blessures.

Pour obtenir un résultat qui soit harmonieux mais surtout respectueux de la belle mécanique qu'est notre corps, il faut obligatoirement passer par la phase de proprioception. Celle dont je parlais plus haut, où vous apprenez à vous mettre debout, à garder l'équilibre et à marcher correctement, bref celle où vous connectez votre cerveau à vos muscles pour qu'ils impriment les mouvements, vous vous souvenez ?
Cela va prendre un peu de temps pour « imprimer » les exercices fondamentaux de la méthode bodyweight. Mais si on veut les enchaîner par la suite de façon fluide, rapide, plus intense aussi, mais avant tout parfaitement, c'est une étape fondamentale.
On comprend bien la nécessité d'exécuter avec maîtrise les mouvements et d'être vigilant sur le positionnement du corps à ce moment-là, car quand on « imprime » mal, pointe le risque de la blessure. Surtout quand on va monter en intensité.
Il est hors de question d'espérer un résultat satisfaisant si on n'est pas conscient de cela.

La méthode Bodyweight Fitnext va vous aider à respecter votre schéma corporel. Celui-ci est idéalement conçu pour pousser, se hisser, rester en équilibre, tracter, bondir, sauter, courir, longtemps sur une grande distance ou très vite sur une courte séquence. Tout ceci s'est élaboré au cours de notre histoire dans le seul but, je le rappelle : survivre. Nous possédons donc des chaînes musculaires et ostéo-tendineuses qui nous permettent d'effectuer tous ces mouvements. Chaque élément anatomique mobilisé dans un geste travaille en synergie avec tous les autres autour. C'est important d'en avoir conscience.

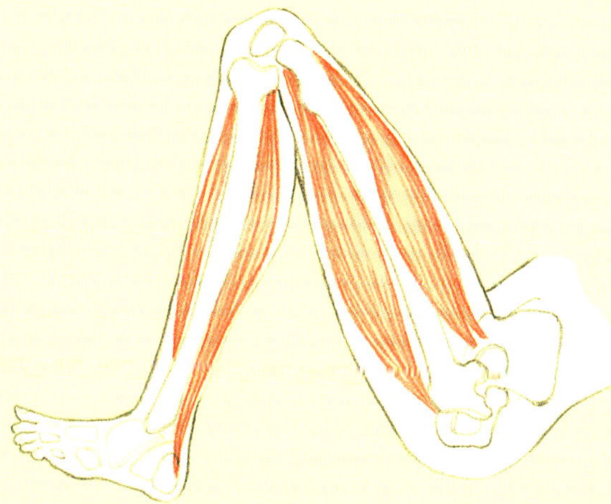

Le simple fait de plier et déplier sa jambe, par exemple, implique intimement les quadriceps et les ischios qui vont chacun jouer leur partition afin de réaliser ce mouvement.
Quand on plie la jambe, on raccourcit les ischios-jambiers et on étire les quadriceps (la partie supérieure de la cuisse). C'est-à-dire que la partie concentrique (celle qui raccourcit le muscle) des Ischios-jambiers sollicite la partie excentrique (qui allonge) des quadriceps. À l'inverse, si je contracte les quadriceps, ce sont les ischios-jambiers qui s'allongent. Grâce à ce jeu entre les muscles agonistes et les muscles antagonistes, qui sont tous également répartis dans notre corps, nous sommes capables de réaliser une quantité de mouvements plus ou moins complexes.

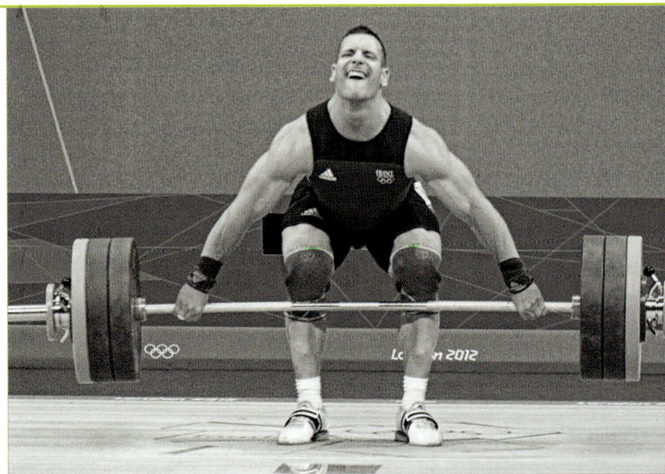

On le voit, notre paysage musculaire est construit selon un schéma systémique extrêmement cohérent et sophistiqué. Les muscles sont moteurs mais ils sont aidés et soutenus dans leur action par des ligaments, des tendons qui forment eux notre schéma ostéo-tendineux.
Le jeu des muscles agonistes et antagonistes se répète dans tous les mouvements que nous sommes amenés à faire sans même qu'on s'en rende compte. Mais pour que vous en preniez bien conscience, voici un truc de coach : visualisez-vous comme si vous étiez un petit voilier avec un mât central, votre colonne vertébrale. Si vous tirez sur une voile d'un côté et pas sur l'autre, vous allez finir par chavirer. Voilà pourquoi, à chaque fois qu'on travaillera un muscle ou un groupe musculaire, on travaillera aussi son pendant. Pour protéger l'équilibre du schéma corporel.

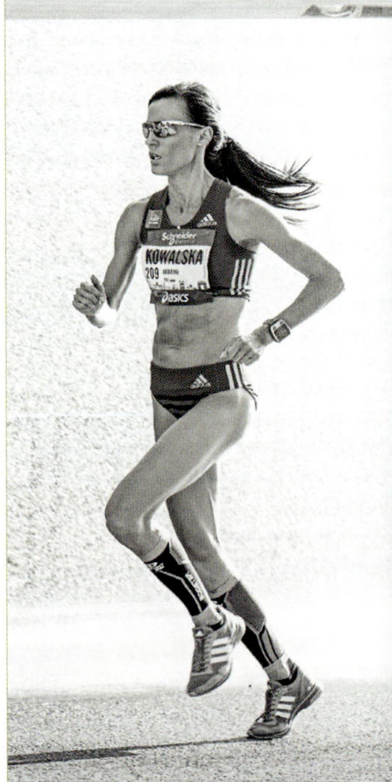

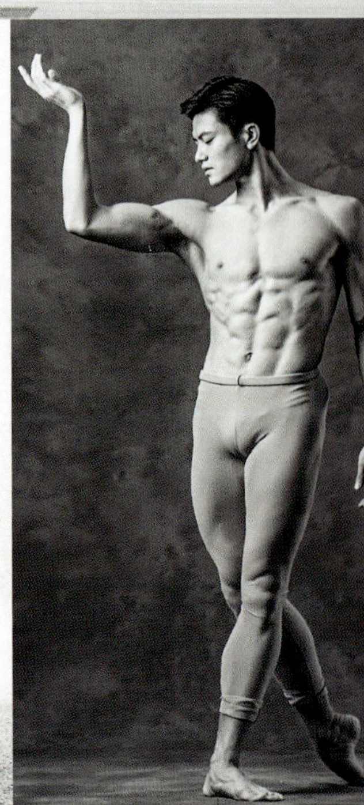

La méthode Bodyweight Fitnext est une discipline polyarticulaire qui respecte les phases concentriques et excentriques à parité. Contrairement au travail musculaire analytique qui mobilise certains muscles spécifiquement, et de façon isolée, ce qui fait perdre de la souplesse, produit un déséquilibre et un corps disharmonieux.
Il suffit de regarder les corps d'athlètes de haut niveau pour se rendre compte de ce qu'un travail analytique, autrement dit spécifique, produit physiquement, comparé à un travail polyarticulaire, autrement dit généraliste.

Le corps d'un danseur est un bon exemple d'un travail physique polyarticulaire. Alors que le corps d'un marathonien est le produit d'un travail spécifique. Ces deux corps n'ont rien à voir. Les muscles des coureurs de fond sont atrophiés alors que ceux d'un danseur sont harmonieux. Autre cas d'athlètes qui travaillent de manière spécialisée : les haltérophiles, eux aussi, ont un corps disharmonieux avec des muscles hypertrophiés, comparés à ceux d'un danseur.

Un danseur a une activité physique extrêmement variée, pas du tout spécialisée sur certains types de mouvements. Il court, saute, se soulève, enchaîne différents gestes à haute intensité. il travaille à poids de corps la plupart du temps. Parfaitement coordonné, agile, il allie la souplesse et la puissance et il ne peut tenir que parce qu'il a une bonne capacité cardio.
Il travaille en totale cohérence avec ce pour quoi son corps est fait, d'où l'harmonie qui s'en dégage. D'autres disciplines vont, elles, exiger que les athlètes se concentrent sur certains types de mouvements qu'ils seront capables de réaliser et répéter avec force, précision et explosivité. C'est le cas des haltérophiles capables de soulever des charges équivalents à plusieurs fois leur propre poids d'un coup. Ou bien encore certains sports vont demander aux athlètes de produire des mouvements très spécifiques : courir pour les marathoniens, pédaler pour les cyclistes, crawler pour les nageurs de fond.

Le sport de haut niveau spécialise souvent les athlètes et les mène la plupart du temps à un déséquilibre de l'harmonie corporelle naturelle.

C'est le cas des sports d'endurance comme le cyclisme, les courses de fond, sur terre ou dans l'eau. Ces disciplines privilégient **les efforts en aérobie** c'est-à-dire qu'on pratique sur des fréquences cardiaques moyennes ou basses mais sur un temps long. Ce qui amène le corps à produire du cortisol qui gère entre autres l'énergie, le moteur du corps, mais qui, à la longue, génère une inflammation chronique et une oxydation cellulaire (accélération du vieillissement). Le cortisol est formidable ponctuellement mais en production constante il affaiblit le corps, notamment au niveau immunitaire.

Voilà ce qui se passe exactement... L'effort que demandent ces disciplines est perçu par le corps comme une agression. Or, pour répondre à une agression subite ou à un stress intense, nous sommes dotés d'un système génial appelé le système nerveux autonome qui, en temps normal, gère notre cœur qui bat tout seul, notre respiration qui fonctionne à H 24, et la production de nos hormones sans qu'on y pense.

Face à un danger, c'est ce système qu'on appelle aussi « fight or fly » – se battre ou fuir – qui prend les commandes pour réagir sans perdre de temps à cogiter. Pour ça, il va demander à notre corps de sécréter de l'adrénaline et du cortisol en grande quantité qui vont déclencher en nous des réactions en chaîne.

Sous l'influence de ces hormones, certains de nos organes vitaux vont se rétracter, le débit d'éjection sanguin va augmenter considérablement, tout comme notre rythme cardiaque. C'est comme si nous étions en état d'alerte maximale et que le corps se mettait automatiquement en position de sécurité. On est sous stress, et c'est ce qui va nous sauver parce qu'on est prêt à se battre. Ou à détaler !

Certaines pratiques sportives créent ces conditions de stress de façon répétée, notamment les sports d'endurance – ou **sports en aérobie**. En exigeant trop souvent du corps une surproduction de cortisol, ils deviennent oxydatifs pour l'organisme qui s'affaiblit si on pratique ces disciplines intensivement (c'est aussi le même phénomène qui se produit chez ceux qui travaillent avec une pression excessive). Cela entraîne ce que l'on appelle un « syndrome inflammatoire chronique » qui est le cauchemar de la société de la « performance » qui a commencé à l'aube des années 1980.

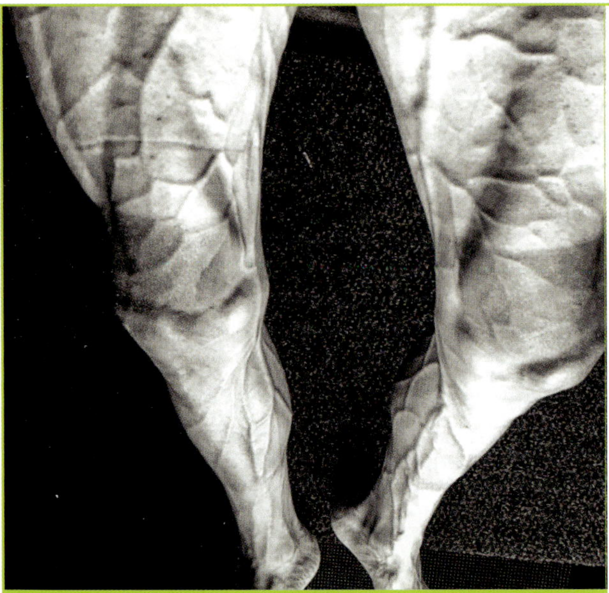

La surproduction répétée de cortisols catabolise, ou plus prosaïquement « bouffe », les muscles. Ce qui explique que les cyclistes professionnels ou les marathoniens, aient un physique presque décharné. Mais les cortisols brûlent aussi les graisses pendant l'effort, voilà pourquoi ils sont « relativement » intéressants pour qui veut perdre des kilos.

Les sports d'endurance sont notamment ceux où l'on se blesse le plus fréquemment. Parce que la surproduction répétée de cortisols catabolise, ou plus prosaïquement « bouffe », les muscles.
Mais ils brûlent aussi les graisses pendant l'effort, voilà pourquoi ils sont « relativement » intéressants pour qui veut perdre des kilos. Ce qui explique que les cyclistes professionnels ou les marathoniens aient un physique presque décharné.

Si les sports énergétiques bouffent du muscle, d'autres au contraire sont anabolisants, c'est-à-dire qu'ils nous fabriquent du muscle. C'est le cas de l'haltérophilie. Les efforts que cette discipline requiert vont déclencher la production de ce qu'on appelle « les hormones anabolisantes », la testostérone et l'hormone de croissance. Mais là aussi trop c'est trop. Les haltérophiles malgré une qualité musculaire exceptionnelle spécialisent leurs efforts, et en recrutant des muscles spécifiques déséquilibrent visiblement leur harmonie corporelle (je comprends néanmoins qu'on puisse trouver ça esthétique, j'ai toujours été fasciné par ces athlètes !). Mais les sports anabolisants ont un intérêt particulier: ils déclenchent un processus extrêmement intéressant, l'afterburn effect.

Qu'est-ce que l'afterburn effect ?

Ce système se met en place lorsque l'on atteint un niveau de pratique qui permet d'effectuer des séances de 20 à 25 minutes d'exercices à très haute intensité et sans temps de repos.
Il faut que l'organisme soit à sa consommation maximale d'oxygène, puis en dette d'oxygène soutenue le plus longtemps possible. C'est en choquant l'organisme, en élevant considérablement son métabolisme que le corps va brûler un maximum de calories et de graisses, pendant l'effort mais également après, et même durant de longues heures après, jusqu'à 39 heures suivant le niveau d'intensité de l'entraînement et sa durée. C'est ça l'after effect ou EPOC (Excess Post-exercise Oxygen Consumption).

En résumé, plus on va loin dans l'effort, plus longtemps l'after burn effect durera.
Attention : atteindre ce niveau d'intensité présente des contre-indications pour des personnes ayant un pace-maker, des troubles cardiaques, une anémie, des tendinopathies, des blessures musculaires fréquentes, des sciatiques, des prothèses de hanches ou de genoux.

Vous pensez qu'il faut avoir une super condition physique pour parvenir à ce stade et déclencher l'after burn effect ? Si vous êtes en surcharge pondérale, vous serez incapable de soutenir ce niveau d'intensité pendant 20 minutes. Mais même si vous êtes en surpoids, vous atteindrez un niveau d'intensité en dette d'oxygène que vous soutiendrez malgré tout quelques minutes. Et même avec des temps de repos, l'after burn effect se déclenchera.
Les protocoles d'entraînement de la méthode Bodyweight Fitnext tiennent particulièrement compte des personnes en surpoids.
Elle s'adapte aussi à l'âge et aux morphotypes (voir page 36).

Êtes-vous en surpoids ?
Et quel sera alors votre temps de récupération ?

Une méthode américaine très fiable permet d'être vite fixé.
D'abord par un simple calcul :

tour de taille divisé par sa hauteur (TT / H)

Si le résultat est supérieur à 0,5 vous êtes déjà en petit surpoids.
Au-dessus de 0,65 vous êtes en gros surpoids.

Vous êtes concerné ?
Alors voici votre temps de récupération :
Entre 0,5 et 0,55 votre temps de récupération est de 20 secondes.
Entre 0,55 et 0,65 votre temps de récupération est de 45 secondes.
Au-dessus de 0,65 votre temps de récupération est de 1 minute.

À un certain niveau de progression de la méthode on aura le choix d'aller, ou pas, dans ces zones de haute intensité plus rentables en terme de gain de masse musculaire, de perte de poids, qui sont aussi beaucoup plus courtes mais plus exigeantes et traumatisantes pour l'organisme.
Tout ceci peut surprendre, faire peur, mais force est de constater que le corps est extraordinaire. Il possède d'incroyables ressources pour permettre à l'être humain de s'adapter physiquement et physiologiquement à ce qu'il doit faire.
L'idée fondamentale de la méthode Bodyweight Fitnext c'est qu'elle remobilise toutes nos options intégrées depuis la nuit des temps, en dosant les exercices qui favorisent l'anabolisme tout en gardant une pointe d'activité énergétique. Le cocktail idéal !

- **La spécificité Fitnext c'est d'en faire assez.**

Dans un univers sociétal qui survalorise d'en faire toujours plus, donc de se surentraîner jusqu'à arriver à l'épuisement, voire au burn out, Fitnext prône de rester mesuré. Parce qu'on ne peut pas être le meilleur tout le temps, et partout. Ce n'est pas s'entraîner tous les jours qui compte, mais l'engagement que l'on va mettre dans ces séances, ainsi que la qualité d'exécution des exercices proposés.

Le Bodyweight Fitnext ne nécessite pas de pratique quotidienne, et en plus après quelques semaines, il privilégie des séances courtes.

Quelqu'un qui s'entraîne correctement va constamment progresser. S'il stagne c'est qu'il ne fait pas ce qu'il faut. Et souvent c'est parce qu'il en fait trop !
Sur le site Fitnext, vous bénéficierez d'un suivi qui nous permettra d'évaluer jour après jour vos sensations, votre progression et d'éviter de tomber dans le surentraînement.
Chaque semaine vous répondrez aussi à un questionnaire basé sur le niveau de fatigue, de stress, d'irritabilité, d'appétit, de sommeil et sur votre niveau de performance qui est traqué par l'appli pendant chaque séance.
En fonction de ces informations, Fitnext vous établira un protocole alimentaire et sportif hebdomadaire. Seront incluses des séances de yoga et d'étirements afin d'évacuer les tensions musculaires et de maîtriser votre stress, le cas échéant. Pour le profane, ces mots peuvent effrayer, ou même les dissuader d'essayer… Sachez pourtant que cette méthode transformera votre vie, que vous gagnerez énormément en estime

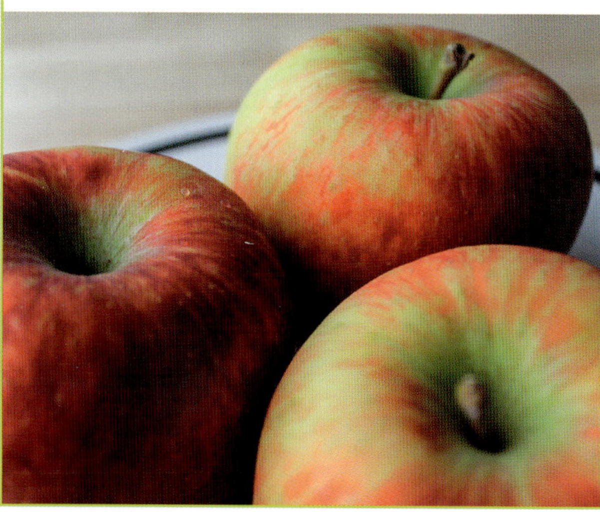

de vous-même, vous verrez votre corps se transformer et vous savez quoi ? Vous y prendrez même très vite goût… Et surtout vous prendrez une confiance en vous qui rejaillira dans tous les autres compartiments de votre existence.

• Pas de bonne pratique sportive sans bonne pratique nutritionnelle.

C'est depuis toujours dans l'ADN de Fitnext d'accompagner ces programmes sportifs de conseils alimentaires. Ma méthode bodyweight n'échappe pas à cette règle. L'idée est de potentialiser les effets des efforts réalisés mais, au-delà, il s'agit encore une fois d'équilibre. On ne peut pas le rechercher et le trouver dans son corps et sa tête si on n'équilibre pas aussi son assiette.
C'est d'autant plus nécessaire chez les gens sédentaires qui ont laissé trop longtemps leur organisme en friche et qui l'ont mal nourri. Le jour où ils se mettent à faire du sport, leur corps est sidéré. Il ne comprend pas ce qui lui arrive. Ses usines internes de traitement des déchets que sont le foie, la peau, les reins, les poumons et les intestins sont saturées de substances toxiques (dont certaines impossibles à traiter comme les pesticides, particules fines, nanoparticules) et on va leur demander d'évacuer encore plus vite ce qui les encombre. C'est violent, brutal. C'est un facteur de blessures parce que du point de vue organique et cellulaire, le corps est déjà fatigué. Or là on va l'épuiser encore plus avec des exercices très contraignants, mobilisant des muscles et des tissus corrompus et fragilisés.

Avant de se lancer dans le Bodyweight Fitnext, il est donc crucial d'effectuer une monodiète de trois jours (en ne consommant en guise de repas qu'un seul aliment, par exemple des pommes) afin d'amorcer déjà un nettoyage interne. On va ainsi s'alléger de quelques toxines collantes et indésirables.

Pourquoi trois jours de monodiète ?

Notre alimentation a plus changé en soixante ans qu'en trois millions d'années. Elle est désormais à 85% d'origine industrielle. Cette alimentation transformée est saturée de sucre, de gras, de pesticides, d'additifs, d'antibiotiques voire désormais d'OGM (50% du bétail français est nourri avec des céréales provenant d'Amérique du Sud où ceux-ci sont autorisés et largement répandus). Tout ceci s'accumule dans la graisse de nos corps et bien sûr dans nos usines de traitement des déchets (peau, foie, reins, poumons, intestins). Les petites ouvrières de ces usines doivent traiter en permanence des piles de dossiers en retard, tant notre alimentation est surexposée à ces agents toxiques. Elles sont débordées, ce qui les empêche de travailler à l'entretien et à la « rénovation » de nos usines. La monodiète va leur permettre de réinitialiser le système hépatobiliaire. On vise principalement les intestins, le général de notre organisme, qui commande la régulation de tout ce dont on a besoin pour assurer nos fonctions vitales et cognitives et surtout immunitaires. Trois jours sont nécessaires au renouvellement cellulaire de l'intestin. Une fois ce processus accompli, l'intestin va pouvoir déclencher les fonctions d'éliminations de toutes nos autres usines internes de traitement de déchets.

La monodiète est un « teaser » du jeûne. En mangeant le même aliment pendant trois jours, on va mettre grandement notre système digestif au repos. L'énergie ainsi économisée va amener nos armées intérieures à se concentrer sur les fonctions d'élimination.
Ceux qui n'ont jamais fait de monodiète pourront être surpris par certains effets indésirables, tels que des maux de tête, des nausées, des courbatures, un syndrome grippal, des frissons, des crampes. En gros tous les signes d'un sevrage ! C'est la raison pour laquelle il est conseillé de la réaliser au calme, en dehors des jours de travail.

Pour ceux qui se connaissent bien, je recommande un jeûne de trois jours, à condition qu'il soit encadré. Il est nécessaire d'être en bonne forme. Et pour être sûr que tout se passe bien au cours du jeûne, je recommande d'aller voir son médecin généraliste chaque jour pour vérifier la tension. Pratiquer aussi une demi-heure à une heure de marche tranquille, quotidienne, accompagné d'un non-jeûneur, pour solliciter les fonctions d'élimination et réduire les symptômes de manque et de sevrage (maux de tête, éruption cutanée, douleurs articulaires, nausées...). Et le matin et le soir, prendre une douche chaude terminée par du froid pour réguler la température corporelle et stimuler les défenses immunitaires.

Avec un terrain nettoyé, assaini, on va avoir une meilleure adaptabilité tant au niveau musculaire qu'énergétique. Imaginez que vous etes un arbre qui se sera débarrassé de toutes ses vieilles feuilles et qui sera en mesure de produire de nouveaux bourgeons. On va s'exonérer de certaines douleurs, d'un essoufflement supplémentaire aussi, et finalement... on gagnera du temps.

Le jeûne et ses bénéfices

La pratique du jeûne est souvent décriée et fait l'objet d'informations contradictoires. Aujourd'hui, pourtant, la communauté scientifique s'accorde sur un certain nombre de bénéfices qui en découlent. Une équipe de chercheurs de Caroline du Sud a publié une étude dans la revue *Cell Stem Cell*, le 5 juin 2017, montrant que des cycles de jeûne d'au moins trois jours protégeaient le système nerveux des dégénérescences, et même le régénéraient complètement. Leurs conclusions indiquent également que les cellules souches d'un organe ou d'un système se réactivent, passant d'un état latent à un état d'autorégénération. Ce qu'on appelle la sanogénèse. Ces chercheurs ont enfin prouvé que le jeûne pratiqué par des malades en traitement de chimiothérapie, ainsi que par des souris, éradique les cellules immunitaires quand elles sont vieilles et abîmées. Puis le corps utilise des cellules souches pour créer des cellules complètement saines.

Une fois fin prêt à se lancer dans les cycles de bodyweight, on va continuer à respecter son corps en lui donnant ce dont il a réellement besoin pour assurer évidemment ses fonctions vitales mais aussi pour récupérer, se renforcer, développer une masse musculaire harmonieuse, et garder tout son tonus afin de soutenir son effort dans la durée et préserver son capital santé.
Je vous livrerai des recettes et des conseils concrets dans un chapitre spécifique.

Mais déjà, voici trois principes fondamentaux à intégrer :

I • On fuit l'alimentation industrielle.

Avoir une activité physique régulière, enchaîner des exercices difficiles tout en continuant d'ingurgiter des aliments industriels, traités chimiquement, de grignoter des molécules de synthèse ou complètement stériles (en terme d'apport de vraies vitamines et de vrais minéraux, etc.), use l'organisme et le fait vieillir prématurément. Les athlètes de haut niveau en sont de plus en plus conscients. D'autant que la compétition, et sa préparation, sont oxydatifs parce qu'elles induisent un processus inflammatoire chronique.
La qualité de la nourriture que le corps d'un athlète absorbe, et ce qu'il en tire, est donc fondamentale s'il veut habiter son corps pleinement et optimiser ses résultats.
Mais il n'est pas nécessaire de vouloir devenir un champion pour comprendre les vertus d'une bonne pratique alimentaire au quotidien. C'est aussi elle qui va nous permettre d'éviter le piège des maladies chroniques, du surpoids et de l'obésité.

En 2030, près de 35 % des Français seront obèses et presque 60 % de la population sera globalement en surpoids. Cela signifie une espérance de vie raccourcie et une surexposition aux maladies inflammatoires chroniques, telles que Alzheimer, le cancer, les maladies cardio-vasculaires et auto-immunes, les maladies respiratoires, les maladies articulaires. Au niveau mondial, les prospectives sont encore plus effrayantes. Après avoir analysé les données de 88 % de la population mondiale, des chercheurs du département d'épidémiologie de l'École de santé publique de l'université de Tulane (États-Unis), ont estimé que la prévalence additionnée de l'obésité et du surpoids atteindrait 50 % des adultes en 2030.

Rappelons-nous que les mammifères que nous sommes, ne sont pas conçus architecturalement, physiologiquement pour être gros. J'ai coutume de dire que l'obésité n'existe pas dans le règne animal. C'est une simple réalité, parce que lorsqu'on ne peut pas se déplacer vite, on n'a peu de chance de survivre. Et pour courir vite, il vaut mieux ne pas être en surpoids.

II • On mise sur des aliments vivants, riches en nutriments utiles.

On devrait manger à 80 % des légumes, des racines (pommes de terre, patates douces, navets, carottes), des oléagineux, des fruits, un peu de protéines (œufs, des poissons plutôt gras type sardines, maquereaux, un peu de viande pour ceux qui ne peuvent pas s'en passer), parce que nous sommes encodés génétiquement depuis la préhistoire pour recevoir des nutriments

essentiels contenus dans cette alimentation.
Si on contracte l'histoire de l'humanité sur un an, les hommes ont survécu en étant essentiellement des cueilleurs donc plutôt végétariens. Ceci a fait de nous des omnivores avec des intestins d'herbivores. L'agriculture et l'élevage arrivent le soir du 24 décembre. Les hommes se sédentarisent, sécurisent leur alimentation. Ils commencent à produire leur propre viande, introduisent les céréales dans leur bol alimentaire. Tout est de qualité, c'est brut, authentique, naturellement riche en nutriments essentiels (vitamines, minéraux, oméga-3). On imagine bien qu'à l'époque, les intrants chimiques, les pesticides et autres agents de synthèse n'existaient pas. L'humanité continue donc à manger énormément de légumes, et peu de viande. Et puis le 31 décembre à 23 h 59 et 45 secondes débarquent dans les assiettes des humains des aliments morts produits par l'industrie agroalimentaire, avec leurs calories creuses, dépourvues de nutriments essentiels, mais surchargées en sucre, en gras, en sel, en additifs chimiques et pesticides. Aujourd'hui, c'est cette alimentation-là qui constitue 80% notre fond nutritionnel ! On comprend mieux pourquoi les maladies inflammatoires ont explosé au cours des soixante-dix dernières années.

III • On privilégie cinq à six prises alimentaires par jour.

Vous êtes habitué à manger trois fois par jour, mais ce n'est pas forcément l'idéal. En réalité, qu'on fasse du sport ou pas d'ailleurs, il serait préférable de multiplier les petites prises alimentaires au cours de la journée.
En fractionnant ses repas en cinq à six fois, toutes les trois heures environ, on n'a jamais faim. Et puis comme on diminue les quantités, on perd moins d'énergie à digérer. On reste bien plus alerte au long de la journée car on n'a plus le contrecoup d'un gros repas, celui qui vous donne souvent envie de faire la sieste (surtout si vous n'avez pas pris un bon petit déjeuner et que pour compenser vous vous êtes un peu gavé au déjeuner). Un gros repas c'est beaucoup de calories ingérées et beaucoup de calories dépensées pour les digérer. Bref c'est une débauche d'énergie ! D'où la fatigue. Et l'organisme ne peut pas se consacrer à d'autres tâches durant ce processus.
En fractionnant ses prises alimentaires, en réduisant du même coup les quantités et donc l'apport calorique, on évite le stockage et on rentre dans un cercle vertueux. Les repas ne fatiguent pas l'organisme. Il reste actif sur d'autres fronts, entre autres la réparation des tissus musculaires endommagés par les séances de sport (favorisant la prise de masse musculaire) et la perte de gras. On potentialise ainsi l'afterburn effect.

Le summum serait de faire de la chrononutrition, c'est-à-dire de se nourrir de certains aliments à des moments ciblés. Sachez qu'après des séances de sport, des fenêtres métaboliques s'ouvrent automatiquement. Bien exploitées elles permettent de donner à son corps ce dont il a besoin pile au moment où cela lui est le plus nécessaire.

Qu'est-ce que la fenêtre métabolique ?

La fenêtre métabolique c'est le moment optimal pour synthétiser les nutriments. Elle s'ouvre dans les 30 à 40 minutes qui suivent une séance d'entraînement. C'est là où il faut manger. Certaines études postulent même que les nutriments ingérés à ce moment-là seraient mieux assimilés, plus pertinents et efficaces pour notre organisme que tout ce qu'on pourrait manger en une journée (voir la page «Nutrient timing revisited: is there a post-exercise anabolic window ?» sur le site du National Center for Biotechnology Information). En gros, c'est comme si cette fenêtre s'ouvrait sur une autoroute permettant aux nutriments d'aller directement sur les zones qui nous intéressent : les tissus musculaires endommagés et la restauration des réserves énergétiques.
Après un effort, l'organisme se trouve dans un état d'hyperassimilation. Ce qui est fou c'est que cette fenêtre améliore la composition du corps tant au niveau cellulaire que métabolique et de surcroît améliore la performance. Je considère que le premier repas de la journée, au réveil, est aussi une fenêtre métabolique. Pourquoi ? Parce que pendant le sommeil l'organisme a été privé durant six à dix heures d'apports nutritionnels. Le petit déjeuner est donc bienvenu pour lui, car il se trouve à ce moment-là aussi en état d'hyperassimilation.

3 - LE BODYWEIGHT, C'EST POUR QUI ?

- **Pour les hommes et les femmes.**

Quel que soit votre sexe, vous serez en mesure d'effectuer les mêmes exercices et de suivre les mêmes niveaux d'entraînement. On l'a vu les femmes produisent des œstradiols (autrement appelées oestrogènes), ce qui les amène à avoir plus de mal à se débarrasser de leur gras. Par ailleurs elles produisent dix fois moins de testostérone que les hommes ce qui rend la prise de muscles plus difficile pour elles. Mais en dehors de ces différences hormonales, nous partageons tous les mêmes mécanismes physiques et biochimiques.
C'est une **méthode unisexe**.

Cumul des ans = cumul des kilos

L'équation est valable pour les femmes, en particulier au moment de la ménopause, mais pour les hommes aussi ! A partir de 30 ans, s'ils ne pratiquent pas d'activité physique, les hommes ont tendance à prendre 1 kilo par an. Voilà pourquoi à 50 ans ils accusent +20 kilos sur la balance! La méthode Bodyweight Fitnext est un bon outil préventif pour éviter d'en arriver là, et elle ne coûte pas cher à la sécurité sociale... et surtout, c'est une méthode qui ralentit le processus de vieillissement. Voici d'ailleurs une étude ObEpi-Roche de 2012 sur « l'évolution de l'IMC selon l'âge » qui confirme cette tendance :

18-24 ans	IMC moyen **22,4**
25-34 ans	IMC moyen **24,4**
34-44 ans	IMC moyen **25,2**
45-54 ans	IMC moyen **25,8**
55-64 ans	IMC moyen **26,5**
65 ans et +	IMC moyen **26,5**

BONNE NOUVELLE !

QUELQU'UN QUI N'A JAMAIS FAIT DE SPORT ET QUI DÉCIDE À 60 ANS DE PRATIQUER UNE ACTIVITÉ PHYSIQUE RÉGULIÈRE VERRA SON MÉTABOLISME DE BASE AUGMENTER DE 5 À 10 % SELON LES INDIVIDUS, CE QUI EST VRAIMENT CONSIDÉRABLE.

(cf. « Age-related differences in metabolic adaptations following resistance training in women », J. I. Dionne et coll., 2004).

- **On peut s'y mettre à n'importe quel âge.**

C'est l'avantage d'un sport qui se pratique à poids de corps ! Il est bien évident qu'on ne progresse pas de la même façon à 20, 40 ou 70 ans, néanmoins on peut dire que c'est une **méthode universelle** qui s'adresse :

- À des jeunes de quinze ans comme à des quinquagénaires qui veulent préserver leur capital physique, continuer à avoir de bonnes réponses hormonales, sans se mettre dans tous leurs états et sans se blesser bêtement.
- À vous qui n'avez pas fait de sport depuis longtemps, et même si vous êtes déjà entré(e) dans le troisième âge.

Je dis souvent que notre corps c'est comme une splendide voiture de collection dont on a hérité. On peut la laisser quinze, vingt, quarante ans au garage. Pour la faire rouler à nouveau, il suffit de la sortir, de la dépoussiérer, de relancer doucement le moteur avant de le pousser. Et c'est reparti pour des années de belles virées !

- **Pour ceux qui veulent rester en bonne forme et en santé le plus longtemps possible.**

- **Pour perdre du poids** et/ou se (re)dessiner une silhouette harmonieuse, athlétique. Cette méthode exigeante pour le corps le met dans un inconfort qui va l'obliger à se renforcer à tout point de vue.

Mais attention, pas d'impatience ! Pour se donner un corps « de rêve » cela prend quelques mois. Cela exige aussi quelques sacrifices. Pour arriver à un résultat optimal comptez trois à cinq entraînements par semaine. Une fois l'objectif atteint, il faudra entretenir votre nouveau capital. Vous verrez que ce sera beaucoup plus facile que tout ce que vous avez entrepris auparavant pour l'acquérir.

- **Pour tous ceux qui veulent découvrir le plaisir d'avoir une certaine maîtrise de son corps.**

4 - DES RÉSULTATS À TOUS LES NIVEAUX ET DURABLES

Avec **la méthode Fitnext Bodyweight**, tout le monde pourra trouver son compte quel que soit son objectif.

Tout est possible avec cette discipline, c'est pour ça qu'elle est géniale. Je le soulignais précédemment: même à un âge avancé et sans avoir fait de sport avant, on pourra en tirer un maximum de bénéfices. Les femmes qui s'y mettent après la ménopause obtiennent aussi des résultats énormes. Elles pourront même ressembler à Sharon Stone si elles s'en donnent les moyens et du temps... Mais à celles-ci j'ai une question à poser : quel intérêt ? Autant se ressembler et profiter de ce qu'on a et de ce qu'on est à chaque âge, mais pleinement. L'essentiel finalement pour tout le monde n'est-il pas de vieillir au mieux, en restant tonique, mobile, et bien dans sa peau ?

Si le corps a une grande plasticité, il ne faut pas croire qu'on peut se lancer dans un programme de remise en forme sans garder en tête deux ou trois choses primordiales.
D'abord, il faut se dire que c'est un travail, donc cela va demander de fournir des efforts. No pain, no gain !
Ne pas oublier non plus que nous avons chacun une histoire, des gènes, une hérédité, des pathologies, des accidents etc, avec lesquels il faut bien composer.
Sur le site fitnext.com nous tenons évidemment compte de tous ces paramètres pour créer des protocoles sportifs et alimentaires sur mesure.

Restez lucide et intelligent en vous fixant des objectifs réalisables, que vous serez capable de maintenir dans la durée. J'ai vu trop de personnes se faire coacher pendant six mois, tout donner et puis tout laisser tomber. Ou d'autres qui une fois le résultat atteint en veulent encore plus, sans même prendre le temps de savourer ce qu'ils ont réussi à accomplir.
D'autres ont des modèles dans la tête. Or autant le dire tout de suite, il est impossible de s'étalonner sur un référent fantasmé, comme une star de cinéma ou un athlète de haut niveau. Ces individus vont tout sacrifier pendant des années pour arriver là où ils veulent aller, que ce soit en terme de performance physique comme un champion, ou en terme d'esthétisme comme un acteur de ciné qui va non seulement souffrir mais aussi ne pas avoir de vie (sociale, familiale) pendant six mois, neuf mois pour se faire une carrure de Batman ou de X-Men.

Le but du jeu ce n'est pas d'être gaulé comme une star, c'est de se plaire et de préserver son esthétisme propre, et sa santé. Gagner en estime de soi grâce au sport ça doit s'évaluer et s'entretenir dans la durée. C'est une hygiène de vie, au même titre que se brosser les dents tous les jours ! Cela ne passe pas uniquement par les exercices physiques, c'est aussi adopter un nouveau mode alimentaire, et une nouvelle façon d'être en prenant le temps de se relaxer, de méditer.

Plus on progressera dans la méthode Fitnext Bodyweight, moins les séances seront longues. En revanche elles seront de plus en plus intenses. C'est donc une méthode qui requiert un certain niveau d'engagement. Mais le gain sera au rendez-vous. Au-delà d'un corps plus esthétique, chacun gagnera en capacité fonctionnelle, en équilibre, en coordination, en tonicité et puissance. En résistance aussi. Plein de petites choses contrariantes et récurrentes (cervicalgies, lombalgies) vont disparaître parce que la base de cette discipline c'est la posture.

On va perdre du poids et de la graisse. La prise de poids est due, sauf pathologie particulière, à un métabolisme de base lent ou ralenti. La cause ? En priorité, nos modes de vie sédentaires. Mais l'avancée en âge a aussi une incidence sur ce ralentissement. Or pour garder la ligne, faire un régime est stérile. On regagne ce qu'on perd, voire plus, au bout de quelque temps. La solution est donc d'agir sur son métabolisme de base en le boostant. Et pour cela, rien de mieux que l'activité physique à poids de corps !

Les exercices proposés par la méthode Fitnext Bodyweight vont mobiliser les filières énergétiques cruciales pour la perte de poids en combinant deux types d'exercices : les exercices en aérobie et les exercices en anaérobie. Deux termes barbares que beaucoup d'entre vous pratiquent sans le savoir.

Il y a dans mon programme des séquences en aérobie, avec du footing. Tous les sports d'endurance activent la lipolyse pendant l'effort. En gros, courir amène le corps à brûler des graisses, à condition de courir au moins 35 à 40 minutes. Durant un footing, on active également le second souffle, c'est-à-dire le volume qu'occupe le plasma dans le sang qui permet d'évacuer les toxiques. Notamment ceux accumulés dans nos petites usines de traitement interne (les poumons, la peau, le foie, etc.) qui sont largement sollicitées lorsqu'on court.

Mais surtout, ma méthode laisse la part belle aux séances en anaérobie avec des enchaînements d'exercices de musculation à poids de corps qui eux aussi consomment du gras. À partir d'un certain niveau d'intensité, ils vont également mettre la personne en dette d'oxygène. Le débit d'éjection du sang va alors augmenter ce qui va vasculariser des zones qui, lorsqu'on est sédentaire, le sont peu ou pas, comme certaines zones du cerveau. Enfin, ces exercices combinés stimulent l'after burn effect. C'est-à-dire que dans les quarante-huit heures suivant l'entraînement, le corps va continuer à brûler des graisses. Et ça c'est fatal pour les exotoxiques qui polluent notre organisme et restent stockés dans nos réserves de graisse (on dit qu'ils sont lyposolubles). Avec la fonte du tissu adipeux, on va aussi s'en débarrasser.

LES EXERCICES À HAUTE INTENSITÉ COUPENT LA FAIM

LA GHRÉLINE EST L'HORMONE DE L'APPÉTIT. QUELQU'UN QUI EN PRODUIT BEAUCOUP EST TOUT LE TEMPS AFFAMÉ. UNE ÉTUDE UNIVERSITAIRE ANGLAISE PUBLIÉE EN MARS 2017 DANS *THE JOURNAL OF ENDOCRINOLOGY* A MONTRÉ QUE LA DURÉE MAIS ENCORE PLUS L'INTENSITÉ D'UN EXERCICE RÉDUISAIT LA PRODUCTION DE GHRÉLINE ACYLÉE. DU COUP, APRÈS LES SÉANCES DE BODYWEIGHT, ON A MOINS FAIM, ET DONC CELA AURA ÉVIDEMMENT DES CONSÉQUENCES SUR LA PERTE DE POIDS.

Vous aurez un corps plus souple. Avec l'âge la mobilité tend à se réduire et j'entends souvent des conseils de personnes - certainement bien intentionnées mais mal informées - qui encouragent à aller en salle pour faire des exercices mobilisant isolément les groupes musculaires, pensant sans doute qu'une action ciblée est plus efficace. C'est faux (à part dans le cadre d'une rééducation fonctionnelle encadrée par un professionnel ou encore pour une personne du troisième âge qui ne peut pas supporter de grosses contraintes au niveau du rachis lombaire ou cervical). Faire des exercices analytiques, c'est-à-dire travailler isolément ses groupes musculaires, ne respecte pas l'architecture du corps humain. En favorisant certains éléments anatomiques au détriment des autres, on va vers la catastrophe.

BÉNÉFICES THÉRAPEUTIQUES DE LA MÉTHODE

L'EXERCICE À HAUTE INTENSITÉ LIBÈRE DES ENDORPHINES DANS LE CERVEAU ET AU-DELÀ, AINSI QUE DES OPIOÏDES (PROCHES DES OPIACÉS) QUI PROCURENT UN SENTIMENT D'APAISEMENT ET DE PLÉNITUDE. D'OÙ LA SENSATION DE BIEN-ÊTRE QU'ON RESSENT APRÈS TOUT EFFORT PHYSIQUE INTENSE.

Au contraire, une activité physique polyarticulaire, c'est-à-dire qui mobilise l'ensemble du corps au cours d'une même séance, respecte ce pour quoi il est construit.

Encore une fois, tout en nous fonctionne en synergie. Le bodyweight exploite idéalement cette synergie, et permet d'acquérir et d'entretenir une bonne coordination, et évidemment une belle souplesse.

L'avantage de bien vieillir physiquement... Dans le corps tout est question de chimie, et d'équilibre hormonal. Or les êtres humains atteignent leur âge d'or hormonal à 25 ans. Après ? Et bien après c'est une redescente lente mais certaine. On perd environ 0,5% de ses capacités hormonales chaque année, et à partir de 50/55 ans pour les hommes et 45/50 ans pour les femmes on perd en moyenne 1% de nos sécrétions hormonales. Ce phénomène est une des causes premières de la perte de tonicité de la peau, des muscles, etc.

Les femmes sont plus pénalisées que les hommes, parce que même si elles font attention et qu'elles s'entretiennent, elles sont soumises à un phénomène irrémédiable : la perte de masse musculaire, dans des proportions bien plus conséquentes que pour les hommes. Je le rappelle, naturellement elles produisent déjà dix fois moins de testostérone. Elles produisent en revanche en abondance des œstradiols (œstrogènes), ces hormones qui fabriquent du tissu adipeux et inhibent l'anabolisme (la prise de masse musculaire). Un double effet hormonal pas vraiment kiss cool contre lequel elles

Les femmes sont plus pénalisées que les hommes, parce que même si elles font attention et qu'elles s'entretiennent, elles sont soumises à un phénomène irrémédiable : la perte de masse musculaire...

vont devoir lutter si elles souhaitent garder la ligne et avoir une certaine tonicité musculaire. Mais là encore, rien n'est irréversible. Et le bodyweight sera pour elles un précieux allié pour arriver à un bon résultat. Ajoutons qu'une dernière étude etait de démontrer que les exercices à haute intensité, préviendraient les migraines. Un mal qui touche 20% de la population adulte et plus particulièrement les femmes âgées de 20 à 50 ans (3 femmes pour 1 hommes sont touchées).
Source : francois.medscape.com

Plus on pratiquera, plus on va se donner des armes pour conserver un terrain sain (en stimulant nos usines de traitement des déchets que sont les intestins, la peau, les reins, les poumons, le foie), pour se maintenir à un bon poids de forme, mais aussi pour garder un corps sexy, gracieux, solide, adaptable, et vieillir mieux, moins vite. Ça vaut le coup de s'y mettre, non ?
Mais attention, si je garantis un réel résultat esthétique, physiologique, organique, physique et mental, je ne promets pas la facilité.

Tout ceci va nécessiter de vrais efforts, du temps, et un fond nutritionnel adapté, cohérent mais qui n'aura rien d'austère pour autant.

Que les choses soient bien claires : il n'y a pas de recette miracle ! Mais croyez-moi, après quelques semaines, vous ne pourrez plus vous passer de ce bien-être auquel vous aurez accédé !

... et vieillir mieux cognitivement. Depuis quelques années, on rééduque les personnes âgées dépendantes et présentant des signes avancés de dégénérescence neurologique en surstimulant leurs cinq sens, mais également en leur faisant faire des exercices de proprioception, de cognition motrice et de perception de la douleur. Bref, en adaptant pour elles tout ce qui constitue la base même des exercices de bodyweight. Donc plus on intégrera en amont dans sa vie ces exercices plus on va se préserver et prévenir les maladies neurodégénératives liées au vieillissement.

5 - COMMENT ÇA SE PASSE ?

Le marketing sportif actuel vous promet des résultats rapides, spectaculaires et sans souffrir. Si quelqu'un avait cette méthode tout le monde serait hyper bien gaulé.

Les gens pensent qu'avec 1 heure de sport par semaine, ils sont sur la bonne voie. La réalité ?

Tablez sur 1 h 30 trois fois par semaine pour arriver à un résultat. J'entends souvent dire « pas le temps ». Une fausse excuse. Juste un petit rappel pour remettre les choses en perspective : **la majorité des Français actifs passe aujourd'hui en moyenne 2 h 40 par jour sur Facebook et les réseaux sociaux.**

Tout est histoire de priorité. C'est peut-être le moment de modifier son rapport au monde et d'accepter de prendre du temps pour soi.
Ça commence par écouter son corps, lui donner ce dont il a besoin. Il faut lui imposer une discipline avec un niveau de difficulté calibré pour qu'il s'épanouisse. C'est ainsi que l'on va développer toute la gamme de ses aptitudes, tant ergonomiques que musculaires et cardio-vasculaires.

Chacun a son identité morphologique, et nous y attachons une attention particulière chez Fitnext, l'idée c'est de la trouver ou de la retrouver. Et de l'entretenir en tenant compte de son morphotype. Certains sont plus toniques, d'autres plus lymphatiques. Pour vous situer voici les trois morphotypes existants. Je vous laisse déterminer le vôtre...

Le type mésomorphe

Il s'agit sans doute du morphotype le plus chanceux : en effet, ces personnes présentent un large squelette et une masse musculaire déjà existante. C'est le type morphologique traditionnel du guerrier ou de l'athlète. Leur constitution leur permet une bonne absorption des nutriments, sans pour autant stocker trop de graisse. Les hommes présenteront un buste en forme de V, quant aux femmes, elles ont un bassin de la même largeur que leurs épaules.
En ce qui concerne l'entraînement physique, grâce à sa masse musculaire, son endurance et sa force, le mésomorphe peut supporter des entraînements d'une grande intensité. Il a plus de résistance et plus de facilité que les autres à enchaîner les sessions de musculation. Sa récupération est également plus rapide, mais il devra quand même respecter des temps de repos indispensables. Pour lui, un entraînement modéré suffira pour gagner en volume musculaire et obtenir des muscles saillants. Mais il n'est pas indestructible, et son point faible va être sa souplesse et son élasticité. La pratique du yoga peut aider. Il est aussi recommandé de mettre l'accent sur les étirements lors de séances dédiées.
Le mésomorphe n'est pas contraint de suivre un régime alimentaire particulier, si ce n'est de varier au maximum ses repas pour un bon équilibre, en faisant malgré tout attention aux glucides pour ne pas accumuler un surplus de gras. Ce surplus fait son apparition principalement au niveau de la sangle abdominale. Avec une alimentation ciblée, son corps s'adaptera aussi bien pour une prise de masse que pour une sèche.

Le type ectomorphe

La principale caractéristique de l'ectomorphe est la minceur, voire même la maigreur. Il a un squelette particulièrement fin et fragile, avec des épaules et un bassin étroit, et des membres plutôt longs. L'ectomorphe a un métabolisme rapide et brûle les graisses très facilement. On associe souvent ce morphotype à un tempérament nerveux.

Le problème des ectomorphes est leur difficulté à prendre du poids, ce qui peut être un atout, mais aussi un inconvénient si vous souhaitez prendre de la masse musculaire. En effet, une personne de ce type assimile mal les nutriments. Les exercices physiques devront être courts et solliciter l'ensemble des muscles pour un développement harmonieux. On privilégiera des séances de bodyweight courtes, 40 minutes maximum. Si vous souhaitez prendre de la masse, les entraînements cardio devront être limités.

Ayant un squelette très fin, ils ont la chance de sécher facilement et obtiennent un aspect sculpté très rapidement.

Cela peut paraître évident, mais c'est aussi un challenge pour de nombreux ectomorphes : pour prendre du poids, il va falloir manger plus. Même si la faim n'est pas toujours présente. Il est question d'augmenter progressivement les quantités et l'apport calorique. Si on le fait de manière trop brusque, le système digestif ne sera pas capable d'assimiler correctement, et essaiera même de se délester en passant par des épisodes de diarrhée.

Cette augmentation de l'apport calorique doit donc se faire sur plusieurs petits repas par jour (environ 6), au lieu de grosses quantités sur peu de repas. On va mettre l'accent sur des glucides complexes en abondance : pâtes, riz, et autres céréales complètes. On oublie pas les protéines de qualité : viande blanche, viande rouge avec modération (parce que je ne suis pas sectaire, personnellement je m'en passe), œufs, légumineuses et oléagineux. Attention : pour une meilleure assimilation, évitez de consommer viandes et produits céréaliers en même temps.

Le type endomorphe

L'endomorphe se distingue par son allure plutôt trapue et des membres courts. Il a tendance à prendre facilement des kilos en raison de son métabolisme lent. Cela entraîne des baisses d'énergie mais aussi une tendance à prendre du tissu adipeux facilement. Pour éviter la prise de poids, surtout au niveau du ventre et des jambes, le régime alimentaire d'un endomorphe doit être bien mené pour éviter la prise de gras. Le défi pour les personnes de ce type morphologique sera de surmonter leur inertie physique et leurs excès alimentaires. Ils doivent se fixer des limites de consommation et apprendre à activer leur métabolisme.

Alors que la sèche est possible mais prend plus de temps, la personne endomorphe a des facilités à prendre de la masse musculaire. Son physique a un aspect plutôt rond, qui lui procure une puissance et une force importantes. Pour la musculation, elle doit travailler sur des séries assez longues et très intenses pour brûler un maximum de graisse. Le cardio-training est important, car c'est l'un des moyens les plus efficaces pour éliminer la masse graisseuse, et éviter les surcharges pondérales auxquelles elle est prédisposée. Les repas seront très peu caloriques et fractionnés durant la journée afin de stimuler le métabolisme (au moins 6 petits repas). Il faudra aussi limiter au maximum la consommation de sucres simples et de mauvaises graisses, surtout après 16 heures. Pour favoriser la prise de masse musculaire, l'endomorphe consommera des protéines maigres accompagnées de légumes, et des glucides complexes uniquement.

Souvent les gens appréhendent les exercices à haute intensité. Et dès qu'ils commencent à souffrir un peu ils préfèrent s'arrêter. La douleur leur fait peur alors qu'elle est une alliée.

Deux morphotypes à la fois ?

Il est rare qu'un individu reflète à 100% les caractéristiques d'un morphotype. Si vous vous identifiez à deux morphotypes à la fois, c'est tout à fait normal. Si une partie de votre physique vous a été transmise par les gènes de vos parents et par vos origines ethniques, une autre partie a été acquise pendant votre jeunesse et par vos habitudes alimentaires. Par exemple, si vos repas étaient faibles en protéines, il est probable que vous ayez ajouté à votre morphotype une tendance ectomorphe. Si votre alimentation était riche en glucides, vous avez aussi pu acquérir des tendances endomorphes. Nous sommes tous différents, et il est très rare de coller parfaitement à un morphotype standard.
Le plus important est de définir le type qui correspond le mieux à votre corps.
De plus, pour un homme, la masse musculaire étant plus importante, il sera beaucoup plus simple de déterminer le morphotype. Les femmes, comme nous l'avons déjà souligné, ont naturellement un volume de masse graisseuse plus important que les hommes. Celui-ci peut masquer le volume de la masse musculaire. Le volume de la poitrine, des hanches et des côtes offre des indications importantes pour aider les femmes à définir leur morphotype.

Personne ne ressemblera à Schwarzenegger !

En revanche, on pourra avoir ou récupérer un corps harmonieux, beau, se plaire grâce au bodyweight et à ses combinaisons d'exercices variés qui allient puissance et explosivité, sur des durées courtes. C'est ce que j'appelle des entraînements de haute intensité, c'est-à-dire avec un engagement maximal.

Cinq séances par semaine seraient idéales avec 20% de cardio et 80% d'exercices d'intensité même si ce n'est pas toujours facile. Mais on pourra se contenter de trois. Il faut maintenir impérativement une séance de bodyweight et une séance de cardio. Le cardio ne fait pas augmenter le métabolisme de base, il ne contribue qu'à brûler un peu de gras au moment où on court (sachez que pour éliminer un menu Big Mac, il faut quarante-cinq minutes de footing). Seuls des exercices de musculation à haute intensité permettent d'éliminer le gras sur la durée, et de gagner en tonicité et en capacité musculaire. Ces exercices consomment de l'énergie bien après l'entraînement. Ils boostent aussi notre système hormonal ce qui aide à se renforcer musculairement et à renforcer son schéma ostéo-tendineux, nos os, etc. Avec tout ça, il sera possible d'augmenter naturellement son métabolisme de base au repos.

Plus on atteint un niveau élevé, plus ce sera dur de le maintenir. Donc **pas question de se fixer un objectif de fou mais au contraire il s'agira d'avoir un but atteignable à moyen terme**. Et surtout que l'on pourra préserver sur la durée. L'important, c'est la régularité.

Mais pour que le résultat soit vraiment au rendez-vous, le compartiment alimentaire devra être respecté. Avec des apports en nutriments et en féculents qui vont permettre aux muscles de prendre la place du gras.

On avance dans la méthode Bodyweight Fitnext phase par phase. Je le répète être bien gaulé en un mois ça n'existe pas ! Il faut accepter de se donner du temps et de rentrer dans un processus vertueux qui veut que plus on s'entraîne, plus on progresse. On ne s'improvise pas athlète !
En tout il y a trois cycles d'entraînement :
On commence par la **phase de conditonnement,** celle de l'apprentissage des mouvements, des exercices, de ses capacités physiques.

Pour savoir s'il est nécessaire que vous débutiez par cette phase ou si vous pouvez passer directement au second niveau je vous proposerai un test d'évaluation sur deux exercices de base (squats et pompes).
Je vais me répéter mais je tiens à ce que les niveaux de progression soient bien suivis. Il est hors de question de se lancer dans des exercices de la phase de reconditionnement (phase 2) quand on affiche cinq séances d'entraînement au compteur... en phase de conditionnement (phase 1) !

J'en profite aussi pour rappeler qu'avant de reprendre une activité sportive, quelle qu'elle soit, il faut passer un test d'effort. Ça ne coûte rien et cela sécurise sa pratique.

Une fois qu'on maîtrise bien cette étape initiale, on pourra passer à un autre niveau : **la phase de reconditionnement**. On ne sera plus apprenti, on va alors augmenter l'intensité !
Enfin il y aura une troisième phase qui s'adresse aux compétiteurs : **la phase d'athlétisation**.

Souvent les gens appréhendent les exercices à haute intensité. Et dès qu'ils commencent à souffrir un peu ils préfèrent s'arrêter. La douleur leur fait peur alors qu'elle est une alliée. On se freine beaucoup à l'idée d'effectuer trois séries d'un exercice qui pique. Ce qu'il faut comprendre c'est que la plus dure sera la première, pas la dernière. Le corps est conçu pour nous aider à dépasser des situations difficiles. Il va donc nous doper (naturellement) et déployer ses réserves.
Se mettre dans une situation difficile nous ramène au fond à l'époque où nous étions les proies potentielles de prédateurs. Notre corps possède un système d'alarme qui va nous permettre de faire face ou fuir, le fameux fight or fly. C'est une question de survie. Le corps nous fournit alors un boost hormonal qui va nous permettre d'accomplir de vraies performances. On va se mettre à courir vite, et même si ça fait mal on va continuer. On va se retrouver à grimper en haut d'un arbre plus vite qu'on ne pensait. On a aussi des organes prévus pour nous permettre de survivre. Par exemple notre rate est une réserve de bon sang que l'organisme redistribuera s'il en perd. Rassurez-vous, la méthode Bodyweight Fitnext ne vous amènera pas jusque- là !
Néanmoins vous allez vous mettre à l'épreuve, et c'est là que vous aurez la surprise, le plaisir de découvrir jusqu'où vous êtes capable d'aller.

Pour connaître ses limites, il faut les dépasser...

II. LES CONSEILS DE L'OSTÉOPATHE

Parce qu'il est indispensable de comprendre ce qui est en jeu, j'ai demandé à Guillaume Beauvalot, ostéopathe, de vous donner les bases de bio-mécanique et d'anatomie pour mieux comprendre l'architecture musculaire et ostéo-tendineuse. Il vous alerte également sur les pathologies occasionnées par une mauvaise exécution des exercices.

LES CONSEILS DE L'OSTÉOPATHE

Par Guillaume Beauvalot

Introduction

Erwann est un personnage curieux. Il ne cesse de se questionner et pour répondre à ses problématiques, il aime rencontrer des experts, notamment des professionnels de santé.
Vous devez imaginer, à juste titre, que je ne suis pas du tout le seul à avoir été interrogé par Erwann.
Comme moi, vous avez peut-être une activité professionnelle prenante et il est bien difficile de consacrer du temps à un personnage curieux !
Alors pourquoi ai-je accepté d'apporter mon grain de sable à la plage fitnext ?
Probablement parce que j'ai trouvé cette méthode bien conçue et vertueuse. Elle permet d'offrir une immense expertise à une personne qui souhaite investir dans le « bien-être ».
Et puis j'ai eu le sentiment que le principal objectif de cette grande machinerie était d'aider. C'est une vocation que nous avons en commun, comme avec beaucoup de soignants.
Enfin, je ne peux vous cacher qu'Erwann est un personnage « solaire ». Dans une autre vie, il a dû être chef de meute ou peut-être berger…
Depuis quelques années, cette collaboration a fait naître de nombreuses idées, quelques projets et une belle amitié.

Vous êtes peut être aussi un lecteur curieux et vous avez éventuellement déjà des connaissances avancées sur le corps humain, son anatomie (comment il est fait) et sa physiologie (comment il fonctionne).
Cependant, je ne peux m'empêcher de vous en faire un très bref résumé. L'initié lira en accéléré !

En préambule, **je voudrais présenter mes excuses au lecteur scientifique** : le médecin ou le chercheur habitué à lire des articles.
Dans ce type de texte, les phrases sont ponctuées par des citations d'auteurs, de sources, très souvent des expérimentations bien menées.
Je ne pense pas que ce soit la vocation de cet ouvrage, j'ai donc essayé de trouver un compromis entre l'agrément de la lecture et la possibilité, sur les notions que j'aborde, de vous référer à une bibliographie.

Actuellement l'EBM[1] , c'est-à-dire l'exercice de la médecine fondée sur les faits/preuves, est de rigueur. En préparation physique aussi nous pourrions nous limiter à ne faire que ce qui a été démontré par une méthodologie expérimentale rigoureuse.
Cette méthode offre l'avantage d'assurer un résultat. Nous avons plus exactement une statistique de la probabilité d'obtenir ce résultat.
Il y a tout de même un inconvénient, c'est le risque de brider sa pratique et de laisser peu de place à l'expérience et à l'intuition.
Je respecte beaucoup les médecins, les para-médicaux et les préparateurs physiques qui laissent parfois leur expérience arbitrer et choisir la juste méthode.
Nous devons imaginer qu'avant qu'une méthode existe et soit prouvée par l'expérimentation, il faut que quelqu'un la découvre et l'éprouve par sa pratique.
Rassurez-vous, une grande partie de la méthode d'Erwann repose sur des preuves mais il y a aussi le fruit de l'expérience dans ce qui est écrit. Les petits trucs et astuces que je vais tenter de vous expliquer pour préserver votre corps sont également basés sur des faits.
Les auteurs et méthodes que je citerai sont d'ailleurs bien connus des professionnels de santé, il n'y a rien de révolutionnaire.

[1] EBM : Evidence Base Médecine.

Nous allons aborder un pré-requis des sciences fondamentales, survoler quelques tissus du corps humain en particulier ceux du système musculo-squelettique. Puis, nous essaierons de comprendre comment les préserver, voire améliorer leur état.

Nous possédons tous un squelette osseux, une sorte de charpente.
Nous verrons que la qualité de l'os varie en fonction de l'âge mais s'entretient et s'améliore avec l'exercice physique.

Ces os sont connectés par des articulations.
Elles sont souvent composées de plusieurs tissus : ligaments, capsule, cartilage, fibrocartilage, membrane synoviale.
Cette structure plus complexe peut conférer à l'articulation une certaine fragilité. Nous verrons comment la préparer au mouvement et comment la préserver.

Pour que le mouvement existe, il faut faire bouger l'os ! C'est le rôle des muscles.
Pour ne pas que le squelette debout s'effondre comme un château de cartes, il faut qu'il soit soutenu, c'est aussi le rôle de muscles qui ont une physiologie différente.
Le muscle s'insère souvent sur l'os grâce à un tendon. Nous expliquerons ce que sont ces tendons et comment les préserver, voire comment améliorer leur état !

Enfin pour que le muscle se contracte, il faut qu'un courant électrique le stimule, c'est l'influx nerveux qui parcourt le nerf.
Nous sommes à la frontière entre deux grands systèmes du corps humain qui collaborent sans cesse : le système musculo-squelettique et le système nerveux.
La neurologie est plus complexe, peut-être plus passionnante.
Nous détaillerons quelques notions qui pourront vous intéresser…

L'os

L'ostéoporose est une maladie qui provoque la perte de notre masse osseuse[1]. L'os est en constant remodelage. Certaines cellules, les ostéoclastes, détruisent l'os et d'autres, les ostéoblastes, en fabriquent. Il faut un bilan positif pour conserver un os solide !

L'exercice physique permet de solliciter notre squelette. Le corps cherche à s'adapter à son environnement. Contraindre l'os permet d'augmenter l'activité ostéoblastique et prévient l'ostéoporose[2].

D'autres facteurs, notamment hormonaux et nutritionnels, chers à Erwann, sont aussi à considérer.

Un important traumatisme osseux peut bien sûr conduire à une fracture. Une contrainte moindre mais répétée sur l'os peut provoquer un œdème osseux voire une fracture de fatigue[3]. Pour prévenir ces pathologies il faut que le mouvement respecte une certaine norme biomécanique de l'individu, plus clairement il faut que ce mouvement soit juste et bien axé. Nous aborderons ces notions plus loin.

Pour prévenir ces pathologies il faut que le mouvement respecte une certaine norme biomécanique de l'individu, plus clairement il faut que ce mouvement soit juste et bien axé.

[1] COFER - Rhumatologie. Elsevier Masson (2015)

[2] G. Tortora, B. Derrickson. *Principes d'anatomie et de physiologie* p. 168. De Boeck (2007).

[3] J. Rodineau, L. Simon : *Microtraumatologie du sport et surmenage articulaire*. Masson (1987).

L'articulation

Une articulation est schématiquement la jointure de deux os.
Les extrémités osseuses sont souvent plus volumineuses et ont des formes plus ou moins congruentes qui autorisent un ou plusieurs axes de mobilité.
Ces extrémités glissent l'une sur l'autre, elles sont encroûtées de cartilage. Le cartilage est parfois complété d'une surépaisseur de fibrocartilage à sa périphérie : le ménisque ou le labrum.
Pour attacher ces deux os, autour de l'articulation se trouve un manchon fibreux, la capsule, très souvent doublé de ligaments, sortes de cordelettes peu extensibles orientées dans un axe précis pour maintenir l'articulation et limiter le mouvement.
La membrane synoviale sécrète dans la cavité articulaire un liquide visqueux, la synovie, qui nourrit le cartilage et augmente ses propriétés de glissement et d'amortissement des contraintes.
Un grand intérêt de la méthode Bodyweight est de ménager vos articulations en exerçant une charge modérée sur les surfaces cartilagineuses et fibrocartilagineuses.
Mais avant de réaliser vos mouvements d'entraînement, surtout si vous avez été un long moment sédentaire, réalisez des mouvements d'amplitude progressive en décharge, c'est-à-dire sans porter le poids du corps sur l'articulation.
De cette façon vous augmenterez la quantité et la qualité du liquide synovial, il deviendra moins épais et lubrifiera copieusement la couche de cartilage. Ainsi votre articulation sera prête à recevoir les contraintes que vous souhaitez lui faire subir.

Autre point important, comme l'os, le cartilage n'aime pas les contraintes exacerbées et répétées. Un mouvement qui ne respecte pas exactement l'axe de mobilité aura tendance à progressivement altérer une partie de la surface articulaire.
La conformation d'une articulation autorise un mouvement qu'il convient de respecter. Le schéma suivant vous montre la conformation de l'articulation huméro-ulnaire du coude, qui n'autorise qu'un seul degré de liberté.

Le muscle

Le muscle est un tissu contractile, c'est-à-dire qu'il peut se raccourcir en se contractant et s'allonger dans le relâchement de la contraction. Les muscles peuvent être très longs et passer en pont sur plusieurs articulations, on les nomme poly-articulaires.
Ils sont parfois au contraire très courts, mono-articulaires. Prenons exemple des petits muscles qui mobilisent les vertèbres et qui font environ 1 cm.
Les muscles du système musculo-squelettique sont striés et plus ou moins rouges en fonction de leur rôle et de leur besoin en sang, en oxygène.

Un muscle est attaché, plus exactement inséré d'un os à un ou plusieurs autres. Lorsqu'il se contracte, il se raccourcit et mobilise les os. Les muscles qui jouent ce rôle sont généralement assez longs et superficiels, ce sont ceux qui dessinent notre silhouette. Ils ont une contraction brève mais puissante. Ce mode de contraction est appelé « phasique ».

En revanche, les petits muscles mono-articulaires sont profondément situés sous les nappes musculaires précédemment citées. Ces petits muscles sont moins puissants car plus courts mais ils ne fatiguent pas, c'est-à-dire qu'ils peuvent maintenir une longue contraction prolongée. Ils ont pour rôle de maintenir une posture ou d'ajuster très finement le mouvement.
Vous verrez sur le schéma suivant un exemple de muscles superficiels et profonds.

Il est important de retenir qu'il existe une formidable collaboration entre l'ajustement de la position du corps par l'activité des muscles toniques et l'utilisation coordonnée des muscles phasiques.

Avec le vieillissement, le muscle non sollicité a tendance à s'amyotrophier et à se rétracter. Les muscles profonds peuvent même subir des involutions graisseuses[1]. Pour que l'amplitude du mouvement soit conservée, il est important de préserver une bonne souplesse en pratiquant des étirements. C'est un autre facteur essentiel à l'intégrité articulaire.
Nous allons aborder juste après les différents modes

de contraction musculaire. Dans tous ces modes de contraction, la force de contraction des muscles agonistes doit être équivalente à celle des muscles antagonistes du corps. Par exemple, la force que développe le quadriceps, muscle antérieur de la cuisse, doit être presque égale à la force que développent les ischio-jambiers, muscles postérieurs de la cuisse.

Si ce n'est pas le cas, il y a un risque de lésion sur le groupe musculaire faible et de surcharge mécanique occasionnée par le groupe musculaire fort sur l'appareil musculo-squelettique.

Il existe une machine très utile, qui permet d'évaluer la force maximale développée par deux groupes musculaires antagonistes. Cette évaluation se fait à une vitesse constante. Cet appareil s'appelle un dynamomètre isocinétique.

Les sportifs de haut niveau y ont régulièrement accès en cas de blessure. Comme Erwann vous l'a indiqué, certaines activités sportives occasionnent un déséquilibre musculaire, qu'il convient de rééduquer pour prévenir une blessure[2].

Pour éviter ce déséquilibre musculaire, diversifier les exercices de musculation de façon intelligente est une bonne solution.

Dans la sollicitation du muscle, un autre élément doit attirer votre attention. Une faiblesse musculaire peut être compensée par un autre groupe musculaire.
Prenons l'exemple d'un exercice bien connu de renforcement des abdominaux en relevant le buste. Lorsque la contraction des abdominaux faiblit, les muscles antérieurs du cou ont tendance à mobiliser la tête en flexion, ce qui peut occasionner des douleurs cervicales.

Pour éviter cela, pensez et ressentez le recrutement du groupe musculaire à solliciter. Nous sommes à la frontière de la notion de perception que nous aborderons un peu plus tard.

C'est presque hors sujet, le muscle peut même avoir un rôle inattendu ; en effet la contraction musculaire provoque un afflux sanguin qui augmente notre chaleur corporelle, le muscle participe à la thermogénèse.
Lorsque vous avez froid il vous arrive de frissonner, c'est-à-dire d'avoir des secousses musculaires pour vous réchauffer.

En résumé, un déficit musculaire :

- **constitue un risque de blessure du muscle en question.**
- **occasionne un déséquilibre musculaire agoniste/antagoniste qui peut avoir une néfaste répercussion sur l'appareil ostéo-articulaire.**

Le recrutement coordonné des différents muscles et la bonne tonicité des muscles profonds sont nécessaires à la santé de notre squelette.

Recruter et étirer régulièrement le muscle permet d'éviter atrophie et rétractions, deux conséquences du vieillissement.

La souplesse est aussi nécessaire à l'intégrité articulaire.

Il est donc essentiel d'organiser une séquence de musculation équilibrée et réfléchie, suivie de période de récupération et d'étirements.

[1] Visser J et coll. *The history of progressive muscular atrophy: Syndrome or disease?*, Neurology, vol. 70, n° 9, feb 2008.
[2] Pierre Louis Bernard et Francis Degache : *Isocinétisme et fonction musculaire : de la prévention à la réhabilitation*. Movement & Sport Sciences – Science & Motricité 85, 1-6 (2014).

Le tendon

Le tendon est dans la continuité du muscle, organe intermédiaire entre le muscle et l'insertion osseuse nommée enthèse.
Il est blanc, plus gros et plus élastique que le ligament mais il n'est pas contractile. Il subit d'importantes contraintes d'étirements lors du mouvement passif et actif par la contraction musculaire.
Le tendon est constitué de 20% de cellules fibroblastes qui fabriquent des fibres collagènes en grand nombre, très rigides et des fibres élastines en plus petit nombre. Les 80% restants constituent une matrice extracellulaire composée de 30% d'éléments solides dont les fibres fabriquées par les fibroblastes et de 70% d'eau[1].

Le tendon est donc très hydraté, vous devinez les dégâts que peut créer une déshydratation de ce tissu !

Mais des contraintes mécaniques exacerbées et répétées sur un tendon fragile peuvent également provoquer des lésions tendineuses qui peuvent plus ou moins bien cicatriser.

Comment éviter de souffrir de ses tendons ?

Il y a encore plusieurs réponses à cette question.

Il faut évidemment éviter un « stress » métabolique. Les rôles de l'alimentation et de l'hydratation vous sont particulièrement bien expliqués par Erwann.

L'axe du mouvement peut considérablement faire varier les contraintes sur les fibres tendineuses. Nous revenons à la problématique biomécanique déjà citée précédemment. Si vous respectez l'axe du mouvement, vous augmenterez les chances que les contraintes exercées sur vos articulations et sur vos tendons soient bien tolérées. Mais pour cela il faut bien percevoir le mouvement ; j'introduis une fois de plus le chapitre suivant, il est proche !

Par chance, il existe un moyen de stimuler la fabrication de fibres par les fibroblastes et ainsi d'« épaissir » son tendon pour qu'il ait une meilleure capacité à subir les contraintes.

Il est nécessaire d'expliquer au préalable les différents modes de contraction musculaire[2] :

- **Le mode isométrique :** le muscle se contracte mais n'occasionne pas de mouvement. Imaginez une résistance égale à la force de contraction de votre biceps brachial, votre bras ne fléchira pas et ne se tendra pas.

- **Le mode concentrique :** le muscle se contracte et sa force est supérieure à la résistance, les fibres musculaires se raccourcissent. Reprenons notre exemple, dans ce cas le coude va se fléchir.

- **Le mode excentrique :** le muscle se contracte mais la résistance est supérieure à la force que développe votre muscle. Les insertions musculaires s'éloignent et le muscle s'étire tout en se contractant. Ce dernier mode de contraction exerce beaucoup de contraintes sur le tendon et la jonction myo-tendineuse. Et comme nous l'avions expliqué précédemment, le corps réagit toujours à une sollicitation mécanique répétée.

Il y a deux sous-modes au travail musculaire excentrique :

L'excentrique infra maximal, utilisé en rééducation, où le muscle freine une charge modérée, qu'il aurait la capacité de vaincre en concentrique.

L'excentrique supra maximal, utilisé en musculation pour augmenter sa force maximale. Le muscle résiste à une force bien supérieure à sa force maximale. Ce dernier mode est extrêmement contraignant et demande un corps très athlétique.

Le Dr Stanish, médecin de l'équipe Canadienne aux JO de 1984 et 1988 a créé un protocole de rééducation[3], destiné initialement aux tendinopathies (pathologies des tendons) patellaire (genou) et d'Achille.

Ce protocole débute par des étirements sans mouvement.

Puis, il demande de réaliser des séries de contractions excentriques infra-maximales en augmentant progressivement la vitesse et la charge de travail. Enfin chaque séance se termine de nouveau par des étirements et du glaçage.

Ce protocole demande 3 séries de 10 répétitions par jour pendant 6 semaines.

Le travail musculaire excentrique permet une invasion du tissu tendineux par des fibroblastes qui vont fabriquer des fibres en grande quantité. Le fait de stimuler le muscle et le tendon dans le sens des contraintes permet un bon alignement de ces toutes nouvelles fibres au sein du tendon. Par conséquent le tendon devient plus épais et plus résistant aux contraintes qui lui sont soumises.

Je vous ai embêté avec ces histoires de rééducation mais vous pouvez utiliser ces informations lorsque vous pratiquerez de nombreux exercices de musculation de la méthode Fitnext Bodyweight.
C'est très simple, contractez rapidement, de manière explosive, dans le mode concentrique puis ralentissez considérablement le mode de contraction excentrique. Par exemple, dans un squat, explosez dans l'extension et freinez la flexion. Vous pourrez accélérer progressivement au cours de vos séries.
Après quelques semaines, vous aurez probablement amélioré l'état de vos tendons !
N'oubliez pas de coupler ces exercices à des étirements.

[1] P. Prevost : *Le tendon à la loupe*. Sport. Santé et préparation Physique n°5 mars [illegible]

[2] R. Deslandes et coll : *Principes du renforcement musculaire applications chez le sportif*. EMC 26-055-A-10.

[3] Stanish W. Eccentric exercise in chronic tendinitis. Clin Orthop Rel Res 1986 Jul;208:65-8.

La commande neurologique et la sensorialité

Nous savons désormais que la justesse du mouvement se fait grâce à l'exacte collaboration entre la contraction des petits muscles toniques qui positionnent et orientent les articulations du corps et la contraction des grands muscles phasiques qui font bouger.
Vous prenez certainement conscience de l'importance que nous devons accorder au renforcement et à la perception de la contraction des muscles toniques.
La méthode Pilates[1] s'intéresse tout particulièrement au renforcement de ces muscles par l'exécution de positions maintenues, ce qui correspond à un mode de contraction isométrique maintenue.
Certains exercices de **Yoga** ont exactement la même vertu.
Vous reconnaîtrez également dans la méthode d'Erwann des exercices soit concentrés essentiellement sur le recrutement des muscles toniques, soit mixtes.

La posturologie clinique[2] est une science qui s'intéresse particulièrement aux muscles toniques.
Il me semble intéressant de vous expliquer l'enjeu de cette science un peu complexe !

Un corps asymétrique provoquera des contraintes également asymétriques sur les articulations, sur les tendons et sur les os. Avec le temps, cela peut occasionner des pathologies.
La posturologie recherche pourquoi un corps peut être « tordu » et aussi pourquoi un mouvement peut être « désaxé ».

Imaginez que les petits muscles toniques de votre hémicorps droit se contractent sensiblement plus que les muscles gauches. En conséquence, votre corps sera asymétrique debout et bougera de façon asymétrique. La plupart du temps, vous ne le percevrez pas et vous n'aurez pas de douleur. Mais, lors de la pratique d'une activité physique, la majoration des contraintes peut occasionner des pathologies du squelette cohérentes avec l'asymétrie biomécanique.

Comprenez que si ces muscles sont exagérément toniques, c'est parce que le système nerveux qui les commande est très légèrement déréglé.
En amont de ce système nerveux moteur, plusieurs informations sensorielles sont intégrées pour effectuer une commande appropriée aux muscles.
Ces informations sensorielles proviennent de nombreux récepteurs, des « capteurs » de la position du corps et de la tension des muscles.

Les propriocepteurs informent par exemple sur les postures internes du corps. Le vestibule situé dans notre oreille interne est un autre type de récepteur impliqué dans l'équilibre et le maintien de la posture. Nous possédons enfin des extérocepteurs qui permettent de situer le corps par rapport à des éléments extérieurs ; la vue est un bon exemple d'information sensorielle extéroceptive.
Il serait hors sujet de détailler davantage ces notions mais vous pouvez désormais deviner que si un groupe de capteurs ne fonctionne pas convenablement, l'information sensorielle sera erronée et la commande motrice qui en découle sera également sensiblement altérée.

Vous comprenez pourquoi le tonus de nos petits muscles peut être déréglé ; ce qui induit une posture et un mouvement déséquilibrés.
Le système postural d'aplomb est en effet très complexe. Nos informations sensorielles sont en permanente compétition et se compensent. Ce système s'adapte sans cesse à une faille sensorielle pour maintenir une position debout en équilibre.
J'espère ne pas vous avoir trop égaré, mais je ne pense pas car les lecteurs d'Erwann deviennent, comme lui, très curieux !

[1] R. Isacowitz, K. Kippinger : *Pilates – anatomie et mouvements.* Vigot (2012).

[2] PM Gagey, B. Weber : *Posturologie: Régulation et dérèglements de la station debout.* Masson (2005).

Revenons un instant sur les propriocepteurs. Ils font partie des capteurs que nous venons de citer et sont présents au sein de nos muscles et de nos articulations. Nous pouvons les éduquer ou les rééduquer en cas de blessure récente d'un muscle ou d'une articulation.
Pour cela, il faut bouger et essayer de percevoir le mouvement, il faut se positionner et essayer de percevoir sa position.
Erwann insiste sur la première phase de proprioception lors de l'apprentissage d'un mouvement de musculation. C'est essentiel.

Même avant de débuter l'apprentissage des mouvements de musculation, ou de façon concomitante, je vous propose quelques exercices assez simples qui peuvent considérablement améliorer votre proprioception.

Pour la pratique de ces exercices, l'idéal est d'avoir au départ un œil extérieur qui vérifiera la bonne position de votre corps. Encore une fois, de nombreux patients ne perçoivent pas leur asymétrie posturale ou gestuelle. Je vous conseille de vous faire aider par un ami ou, pourquoi pas, de vous filmer.

Les membres s'observent de face et la colonne vertébrale davantage de profil.

Pour la pratique de ces exercices, l'idéal est d'avoir au départ un œil extérieur qui vérifiera la bonne position de votre corps. Encore une fois, de nombreux patients ne perçoivent pas leur asymétrie posturale ou gestuelle

Pour le membre inférieur :

- Tenez-vous à cloche- pied.
- Exécutez plusieurs flexions/extensions très lentes en essayant de conserver une flexion axée (le genou doit « pointer » vers le deuxième orteil).
- Ne regardez pas votre genou ou votre pied, maintenez votre regard sur un point fixe loin devant vous.

Pour cet exercice comme pour les suivants, nous pouvons augmenter la difficulté en supprimant l'aide d'autres capteurs sensoriels : fermez les yeux ! Vous pouvez aussi faire l'exercice sur un oreiller ou sur votre lit, vous supprimerez considérablement une autre information sensorielle, la perception des pressions que vous exercerez sous votre sole plantaire.
Desserrez vos dents. Relâchez-vous, percevez !

N'hésitez pas à y prendre goût ! Brossez-vous les dents les yeux fermés sur une jambe !

Pour le membre supérieur :

- Écartez vos bras comme un oiseau et fermez les yeux.
- Fléchissez un coude et touchez votre nez avec l'index.
- Alternez lentement le bras droit et le bras gauche.
- Terminez l'exercice en essayant de toucher devant vous vos deux index les bras tendus et faites quelques lents allers/retours en changeant éventuellement de doigts.

Vos épaules doivent rester basses, au même niveau pendant toute la durée de cet exercice.

Pour le rachis :

Dans tous les exercices de musculation, il est important de respecter les courbures normales de votre colonne vertébrale.
La colonne lombaire est légèrement cambrée (lordose).
La colonne dorsale est légèrement courbée (cyphose).
La colonne cervicale est légèrement cambrée (lordose).

Les blessures rachidiennes concernent majoritairement le rachis lombaire et le rachis cervical.

Si vous répétez des mouvements en accentuant la cambrure lombaire ou cervicale (hyperlordose), vous risquez de faire souffrir vos articulations postérieures vertébrales.

Inversement, si vous répétez des mouvements en exagérant la flexion lombaire ou cervicale, vous risquez de faire souffrir votre disque intervertébral[1].

Vous devinez qu'aucun de ces deux cas n'est souhaitable, il faut par conséquent maintenir une position de la colonne vertébrale relativement neutre, y compris dans les exercices précédents sur les membres !

Vous pouvez débuter des squats à vide, lentement et les yeux fermés. Réalisez également des petits sauts et soignez la position rachidienne à la réception. Multipliez les mouvements avec le même objectif.

Ces exercices vont améliorer considérablement votre proprioception et vous serez prêt à affronter l'apprentissage de vos mouvements de musculation.

Pour chaque mouvement, Erwann n'est pas avare d'explications et je complète également ses consignes par des conseils qui me semblent importants.

Rien ne remplace l'expérience de la pratique. N'hésitez pas à vous soumettre au regard d'autres pratiquants. Il faut vaincre votre timidité, vous verrez que les meilleurs pratiquants aiment partager leur savoir faire.

Comme tout professionnel soignant, je ne peux m'empêcher d'écrire les quelques lignes qui vont suivre. Ne prenez pas cela pour une leçon de morale, mais plutôt comme un encouragement car pour les blessés que j'ai souvent suivis en consultation, fort heureusement, ça se termine souvent bien.
Si malgré toute l'attention que vous porterez à la phase proprioceptive, vous ressentez une douleur articulaire ou musculo-tendineuse, ou si une tierce personne vous informe que vous réalisez votre mouvement de façon asymétrique ou encore que votre posture est asymétrique, n'hésitez pas à consulter.

Un médecin pourra porter un diagnostic sur une éventuelle lésion, éviter qu'elle ne s'aggrave et la traiter de façon appropriée. De nombreux outils thérapeutiques sont à la disposition de la médecine, pas seulement la prise de médicaments. Certains auront par exemple besoin d'une physiothérapie, d'une rééducation pro-

[1] I.A Kapandji : *Physiologie articulaire - tome 3, tronc et rachis.* Maloine (2007).

prioceptive ou musculaire ciblée auprès d'un kinésithérapeuthe.

Un ostéopathe pourra vous aider à obtenir une bonne mobilité articulaire, musculaire (ou encore d'autres tissus !). Cet équilibre est absolument indispensable à la réalisation d'un mouvement libre et approprié.

Enfin un professionnel de santé formé à la posturologie clinique pourra vérifier le juste fonctionnement des capteurs sensoriels nécessaires à un maintien de la posture équilibrée et à une juste exécution du mouvement. Chaque déficit sensoriel se corrige, par exemple par de la rééducation de l'œil ou par des lunettes, par une visite chez un dentiste ou par une paire de semelles orthopédiques…

Fort heureusement vous n'aurez probablement pas besoin d'autant d'interventions, mais vous disposez de nombreux recours et je suis persuadé que vous trouverez les bons interlocuteurs pour vous orienter.

En résumé, face à un symptôme de l'appareil locomoteur, il y a toujours une double démarche :

- une démarche médicale, symptomatique qui consiste à diagnostiquer et traiter la lésion responsable de votre douleur ;
- une démarche qui consiste à rechercher le mécanisme qui a pu favoriser la genèse de cette lésion. Cette deuxième démarche est indispensable si on souhaite éviter une récidive.

Malgré toute cette énergie dépensée à prévenir, une petite blessure peut arriver. Je ne vous le souhaite pas et je suis convaincu que vous saurez l'éviter.
Si vous vous blessez, ne vous découragez pas !
L'arrêt total de l'activité n'est pas forcément indiqué, le bon diagnostic d'une lésion permet d'établir une conduite à tenir.
L'équipe médicale et paramédicale est là pour vous aider à rapidement prendre le dessus.
En attendant ralentissez votre activité, n'ignorez pas la douleur et suivez un excellent conseil qui ne vient pas de moi :
« Récupérez et prenez le contrôle de votre alimentation, tout va rentrer dans l'ordre. »

En conclusion, j'espère vous avoir été utile en introduisant ces notions anatomo-physiologiques.
Tout comme moi, je pense que vous commencez à être convaincu que l'état des tissus de votre système musculo-squelettique dépend de vous, des exercices physiques que vous allez pratiquer mais aussi d'autres facteurs comme votre alimentation, votre sommeil et votre capacité à récupérer.
Tout cela s'apprend et, s'il vous faut un guide, je pense qu'Erwann va s'y employer !

III. LES PROTOCOLES D'ENTRAÎNEMENT

Cette phase est primordiale pour ceux qui se remettent au sport après une longue période d'arrêt, ou pour ceux qui n'ont jamais fait de sport.
Et dans cette seconde catégorie j'inclus les personnes qui ont un passé sportif remontant à leur jeunesse.

Avant de vous lancer dans un des trois cycles, faites un test d'évaluation pour déterminer votre niveau.

Deux exercices de base sont à effectuer :

des pompes et des squats.

Je vais vous demander d'enchaîner un maximum de répétitions de pompes et de squats sur une minute. Pour les femmes, les pompes peuvent être faites sur les genoux.

Si vous enchaînez une pompe complète toutes les 5 secondes, soit dix en 1 minute, idem pour les squats, vous êtes débutant.

Si vous enchaînez une pompe complète toutes les 4 secondes, soit quinze en 1 minute, idem pour les squats, vous êtes débutant intermédiaire. Débutants et débutants intermédiaires commencent impérativement par la phase de conditionnement.

Pour les femmes qui parviennent à effectuer 10 pompes complètes (c'est-à-dire en touchant le sol avec la poitrine) et sans les genoux, vous passez directement en phase de reconditionnement.

Si vous enchaînez une pompe complète toutes les 3 secondes, soit vingt en 1 minute, idem pour les squats, vous êtes au niveau intermédiaire. Et vous pouvez démarrer directement à la phase de reconditionnement.

Si vous enchaînez une pompe complète toutes les 2 secondes, soit trente en 1 minute, idem pour les squats vous êtes au niveau sportif. Les intermédiaires et les sportifs peuvent démarrer directement la phase 2, au niveau du reconditionnement.

Si vous enchaînez plus de trente pompes complètes en une minute (idem pour les squats), vous êtes un expert. Vous passez directement au niveau 3 et à la phase d'athlétisation.

NIVEAU 1
LE CONDITIONNEMENT

Ce n'est pas parce qu'on a été compétiteur entre 13 et 20 ans, qu'on est un sportif si on a arrêté de faire du sport régulièrement depuis. Assurément, après dix ans sans activité physique, vous êtes à la même enseigne que tous ceux qui n'en ont vraiment jamais fait !
Je l'ai signalé dans l'introduction, on va y aller progressivement.

Pour commencer, je vous encourage également à ne pas vous lancer sans avoir vu votre médecin et avoir passé un test d'effort pour valider que vous êtes bien apte.
Cette méthode est universelle. Elle s'adresse donc à tous même si on est en surpoids. Au cours du déroulé de cette phase, des séances aménagées pour les personnes concernées seront indiquées.
Cette phase de huit semaines se décompose en deux cycles.

Je vous propose deux options : un nombre de séances minimum pour garantir un résultat.

À savoir :

- 3 séances / semaines
  2 bodyweight + 1 cardio

Tableaux des pages 56, 57.

Pour les plus pressés ou les plus déterlinés :

- 5 séances / semaines
  4 bodyweight + 1 cardio

Tableaux des pages 58, 59.

Cycle 1 : cycle de proprioception. Semaines 1, 2, 3.

C'est une étape d'apprentissage des mouvements sur quatre semaines. Elle est cruciale parce qu'il va s'agir «d'imprimer» les 17 exercices de base de la méthode Fitnext Bodyweight niveau 1, à raison de deux séances hebdomadaires (minimum) + un footing par semaine.

Au cours de ces trois semaines, on va prendre son temps ! C'est important de se laisser la latitude d'intégrer les 17 exercices de base (voir le descriptif plus loin).

La contrainte va être de se réserver **deux séances de musculation** dans son planning de la semaine **+ une séance cardio au minimum**. L'essentiel c'est de bien exécuter les huit exercices à effectuer au cours de chaque séance, donc on y mettra de la rigueur et pas de précipitation.
Il faudra veiller à espacer les séances de musculation et de cardio (exemple : lundi et jeudi musculation, samedi cardio).

Le temps de récupération au cours des trois premières semaines.

Il est variable suivant les personnes.
Afin de déterminer le temps de récupération nécessaire en fonction du surpoids, une méthode très fiable existe dans les pays anglo-saxons. Elle consiste à diviser le tour de taille par la taille. Ainsi, nous pourrons avoir un temps de récupération en fonction du surpoids.

Voici les ratios :

RATIO TOUR DE TAILLE/TAILLE
TR = Temps de récupération

>0,5-0,55 TR:20" 0,55-0,65 TR:45" >0,65 TR:60"

Semaine 1 : 10 minutes sous forme alternance footing en endurance ou trot et marche rapide 5 x 1 minute footing / 1 minute marche.

Semaine 2 : 20 minutes sous forme alternance footing en endurance ou trot et marche rapide 5 x 2 minutes footing / 2 minutes marche.

Semaine 3 : 30 minutes sous forme alternance footing en endurance ou trot et marche rapide 5 x 3 minutes footing / 3 minutes marche.

Semaine 4 : 40 minutes sous forme alternance footing en endurance ou trot et marche rapide 5 x 4 minutes footing / 4 minutes marche.

Semaine 5 et 6 : 45 minutes sous forme de 3X10 minutes avec 5 minutes de marche rapide entre chaque séquence.

Cycle 2 : cycle d'intensification. Semaines 4, 5, 6.

Ce cycle démarre quand on maîtrise parfaitement les exercices de base. À ce stade, on a aussi acquis un fond physique qui va permettre de monter en intensité. Là encore, on va rester sur trois séances hebdomadaires (minimum) : deux séances de musculation et une séance cardio.

Pour les personnes en surpoids, les séries de répétitions et les exercices seront les mêmes que pour les autres. Ce qui va changer c'est le temps de récupération entre les séries. Et la durée de la séance cardio.
Néanmoins au bout de ce premier cycle de huit semaines, il y aura un résultat manifeste sur la balance ! La perte de poids risque d'être conséquente... D'autant qu'on ne se lance pas dans le programme sans adopter de nouvelles habitudes alimentaires.
Pour ceux qui recherchent un gain de masse musculaire, les résultats seront déjà significatifs. La prise de volume et le dessin des muscles seront bien visibles. En bonus, vous gagnerez en endurance, en résistance, bref en condition physique.

BODYWEIGHT CONDITIONNEMENT - CYCLE PROPRIO - 3 SÉANCES / SEMAINE 1, 2, 3

2 séances BW (5 x 3 répétitions / exercice) + 1 séance cardio

	Séance 1	Séance 2	Séance cardio
1	Roulette (1)	Gainage sur les mains (6)	Semaine 1 : **20 minutes**
2	Abdos cyclistes (3)	Enroulement vertébral (2)	Semaine 2 : **30 minutes**
3	Pompes inclinées (12)	Pompes genoux (11)	Semaine 3 : **30 minutes**
4	Fentes avant (9)	Fentes arrière (10)	
5	Dips jambes pliées (7)	Gainage latéral (4)	
6	Squat (15)	Dips jambes tendues (8)	
7	Gainage coude (5)	Squat du prisonnier (16)	
8	Chaise (14)	Pompes (13)	

Déroulé des séances de musculation.
Pour chaque exercice on va faire une série de trois répétitions du mouvement cinq fois de suite avec un temps de récupération entre chaque séquence de trois répétitions. Pourquoi partir sur trois répétitions d'un mouvement ? Parce que lorsqu'on ne maîtrise pas le geste, il a été démontré qu'au-delà de trois enchaînements on ne maîtrise plus ce que l'on fait, que l'exécution se dégrade. Or, le principe du cycle de proprioception consiste à prendre le temps d'imprimer correctement le mouvement. On ne vise qu'une chose : l'exécution parfaite.

BODYWEIGHT CONDITIONNEMENT - CYCLE INTENSIFICATION - 3 SÉANCES / SEMAINE 4, 5, 6

2 séances BW (en circuit 3-4-5 x 8 x 30 secs) + 1 séance cardio

	Séance 1	Séance 2	Séance cardio
1	Roulette (1)	Gainage sur les mains (6)	Semaine 4 : **40 minutes**
2	Abdos cyclistes (3)	Enroulement vertébral (2)	Semaine 5 : **50 minutes**
3	Pompes inclinées (12)	Pompes genoux (11)	Semaine 6 : **1 heure**
4	Fentes avant (9)	Fentes arrière (10)	
5	Dips jambes pliées (7)	Gainage latéral (4)	
6	Squat (15)	Dips jambes tendues (8)	
7	Gainage coude (5)	Squat du prisonnier (16)	
8	Chaise (14)	Pompes (13)	

Temps de récupération.
Après avoir enchaîné une séquence de 8 x 30 secondes (ou 9 x 30 secondes), on s'arrête 1 minute avant de repartir pour une nouvelle séquence.
Pour les personnes en surpoids dont le ratio TT : H est supérieur à 0,55 et qui n'arrivent pas à enchaîner les exercices en continu, ils pourront dans un premier temps prendre 15 secondes de repos entre chaque exercice exécuté sur 30 secondes. Le but pour les personnes concernées sera d'arriver à la fin de ce cycle d'intensification à enchaîner les mouvements sur 30 secondes sans s'arrêter avant de prendre une minute de repos. Et de recommencer.

BODYWEIGHT CONDITIONNEMENT - CYCLE PROPRIO - 5 SÉANCES / SEMAINE 1, 2, 3

4 séances BW (5 x 3 repétitions / exercice) + 1 séance cardio

	Séance 1	Séance 2	Séance 3	Séance 4	Séance cardio
1	Roulette (1)	Gainage sur les mains (6)	Gainage coude (5)	Jumping jack (17)	Semaine 1 : **20 minutes**
2	Abdos cyclistes (3)	Enroulement vertebral (2)	Abdos cyclistes (3)	Gainage sur les mains (6)	Semaine 2 : **30 minutes**
3	Pompes inclinées (12)	Jumping jack (17)	Pompes inclinées (12)	Squat (15)	Semaine 3 : **40 minutes**
4	Fentes avant (9)	Fentes arrière (10)	Fentes avant (9)	Roulette (1)	
5	Dips jambes pliées (7)	Pompes sur les genoux (11)	Gainage latéral (4)	Dips jambes tendues (8)	
6	Squat (15)	Jumping jack (17)	Dips jambes pliées (7)	Fentes arrière (10)	
7	Gainage coude (5)	Dips jambes tendues (8)	Chaise (14)	Jumping jack (17)	
8	Chaise (14)	Squat du prisonnier (16)	Pompes (13)	Pompes sur les genoux (11)	

Déroulé de la séance de footing.
On continue sur la lancée du cycle 1 en augmentant la durée de course chaque semaine jusqu'à arriver à 1 heure de footing.
Et à 45 minutes pour les personnes en surpoids.

BODYWEIGHT CONDITIONNEMENT - CYCLE INTENSIFICATION - 5 SÉANCES / SEMAINE 4, 5, 6

4 séances BW (en circuit 3-4-5 x 8 x 30 secs) + 1 séance cardio

	Séance 1	Séance 2	Séance 3	Séance 4	Séance cardio
1	Roulette (1)	Gainage sur les mains (6)	Gainage coude (5)	Jumping jack (17)	Semaine 4 : **40 minutes**
2	Abdos cyclistes (3)	Enroulement vertebral (2)	Abdos cyclistes (3)	Gainage sur les mains (6)	Semaine 5 : **50 minutes**
3	Pompes inclinées (12)	Jumping jack (95)	Pompes inclinées (12)	Squat (15)	Semaine 6 : **1 heure**
4	Fentes avant (9)	Fentes arrière (10)	Fentes avant (9)	Roulette (1)	
5	Dips jambes pliées (7)	Pompes sur les genoux (11)	Gainage latéral (4)	Dips jambes tendues (8)	
6	Squat (15)	Jumping jack (17)	Dips jambes pliées (7)	Fentes arrière (10)	
7	Gainage coude (5)	Dips jambes tendues (8)	Chaise (14)	Jumping jack (17)	
8	Chaise (14)	Squat du prisonnier (16)	Pompes (13)	Pompes sur les genoux (11)	

À un ratio supérieur à 0,65 de surpoids, on va aménager cette séance autrement :
Semaine 1 : 10 minutes de **footing** en endurance fondamentale et 5 minutes de **marche**
Semaine 2 : 20 minutes de **footing** avec 3 minutes de **marche** toutes les 5 minutes.
Semaine 3 : 30 minutes de **marche** avec 3 minutes de **marche** après la 10e et la 20e minute.
Semaine 4 : 40 minutes de **footing** avec 2 minutes de **marche** à la 10e minute, à la 20e minute, et à la 30e minute.

NIVEAU 2
LE RECONDITIONNEMENT

Cette phase s'adresse à ceux qui ont terminé le cycle de conditionnement, et qui souhaitent accéder à un niveau qui va leur permettre de potentialiser leurs acquis. Quant à ceux qui étaient déjà sportifs, qui ont le niveau intermédiaire, ils peuvent démarrer directement à ce stade et y trouver le plaisir d'améliorer encore leur condition physique. Et entretenir leur capital.

Encore une fois, on va s'assurer que les filières nerveuses et musculaires sont bien en place et connectées. On va donc, sur ces deux premières semaines, répéter les exercices inscrits dans le cycle 1 de la phase de conditionnement.

Je vous propose là encore 2 options :

un nombre de séances minimum pour garantir un résultat significatif.

à savoir :
• 3 séances / semaine
2 bodyweight + 1 cardio
Tableaux des pages 62 à 67.

Pour les plus guerriers ou guerrières :

• 5 séances / semaines
4 bodyweight + 1 cardio
Tableaux des pages 68 à 73.

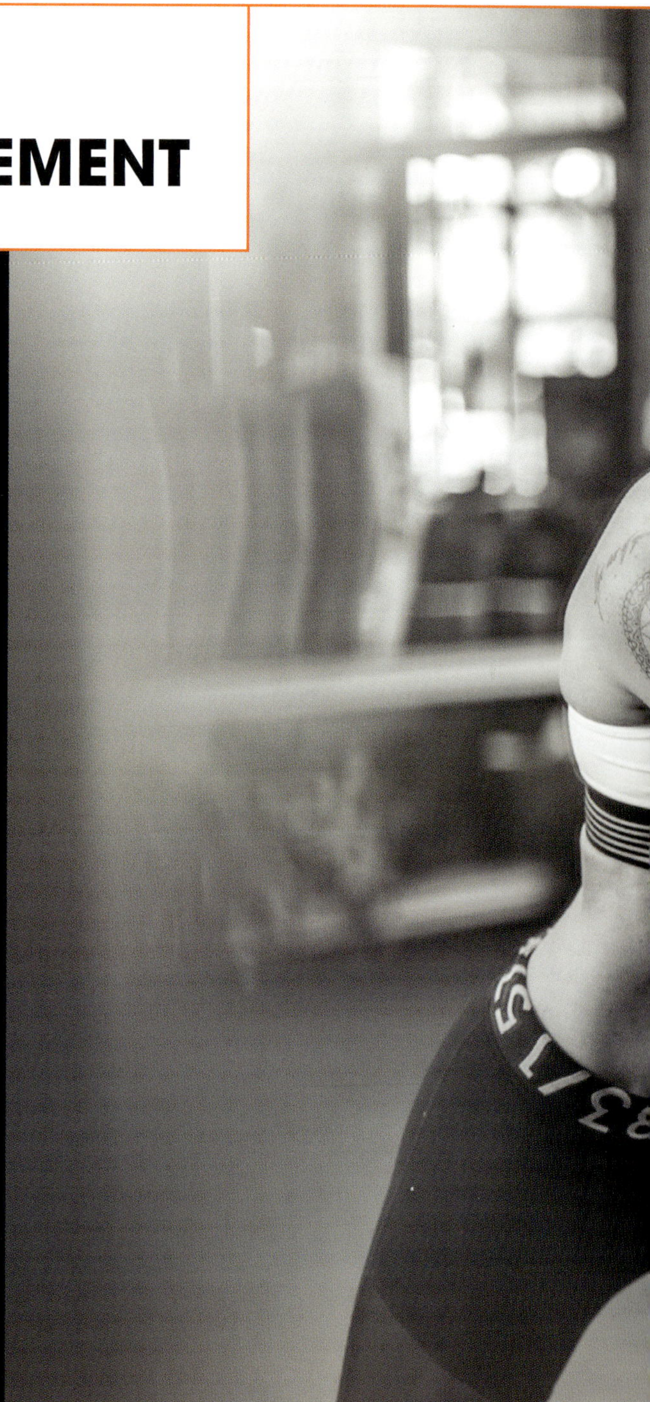

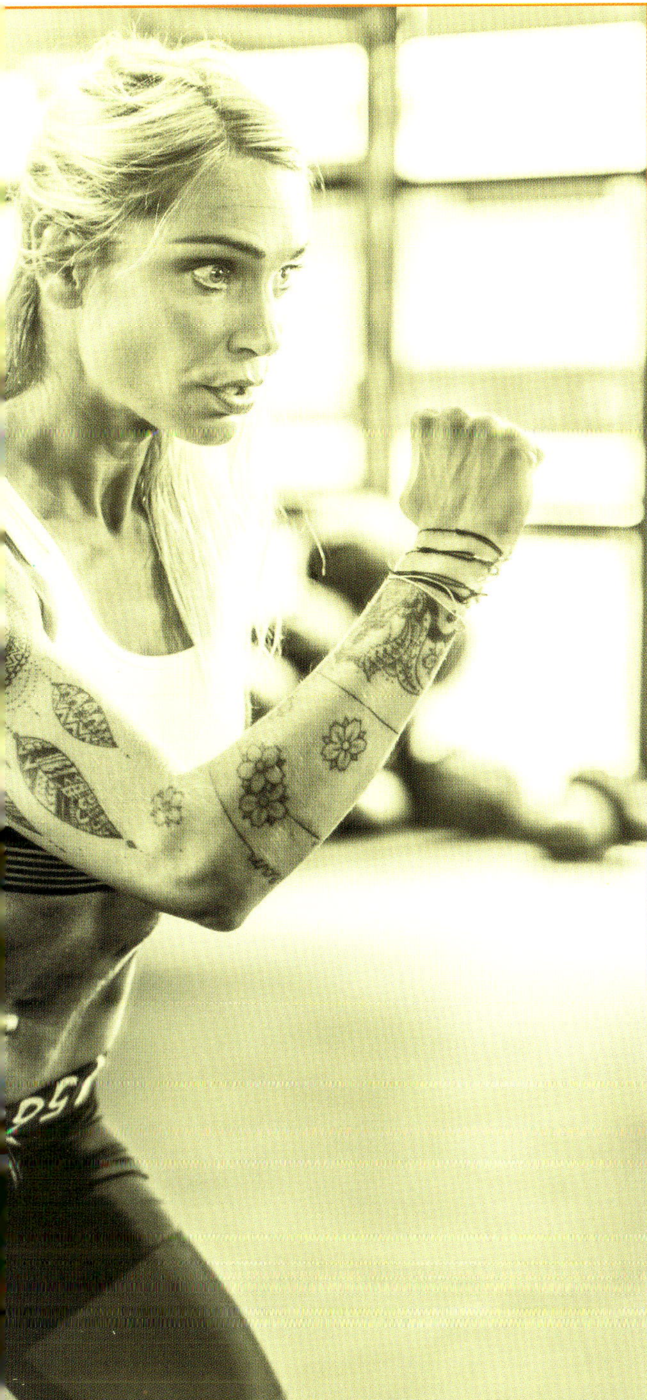

Cycle 2. Semaines 4 à 6. Travail de conditionnement physique.

Attention pour les personnes à un indice supérieur à 0,65 de surpoids on va rester à 3 x 8 et 9 x 30 secondes au long des semaines 5, 6 et 7.

Pour la semaine 8 ceux qui sont concernés devront être capables d'effectuer 5 rounds de 8 et 9 exercices x 30 secondes.

Mais entre chaque exercice de 30 secondes ils pourront prendre 5 secondes de récupération. Et une minute entre chaque round.

+ la séance de footing... de 1 heure désormais pour tous, sauf pour les personnes en surpoids qui doivent arriver à 45 minutes de course sans s'arrêter à ce stade.

SEMAINE 1

BODYWEIGHT RECONDITIONNEMENT - CYCLE PROPRIO - 3 SÉANCES

2 séances BW (en circuit 5 x 5 reps x 8 exercices) + 1 séance cardio

	Séance 1	Séance 2	Séance cardio
1	Roulette (1)	Jumping jack (17)	Semaine 1 : **30 minutes**
2	Abdos cyclistes (3)	Gainage sur les mains (6)	
3	Pompes inclinées (12)	Enroulement vertébral (2)	
4	Fentes avant (9)	Pompes sur les genoux (11)	
5	Dips jambes pliées (7)	Fentes arrière (10)	
6	Squat (15)	Gainage latéral (4)	
7	Gainage coude (5)	Dips jambes tendues (8)	
8	Chaise (14)	Squat du prisonnier (16)	
9		Pompes (13)	

Déroulé des séances de musculation pour les deux premières semaines.
Pour ceux qui démarrent à ce stade, il va être nécessaire de passer par une phase proprioceptive. C'est l'objet de ces deux semaines où il s'agira de s'approprier les 17 exercices du niveau 2. Chaque exercice devra être exécuté cinq fois de suite avant de prendre une minute de récupération. Puis de recommencer ce circuit encore deux fois. Pour les personnes en surpoids, une fois le mouvement exécuté cinq fois, on s'arrête pour une pause de 15 secondes avant d'enchaîner le mouvement suivant. Et il faudra recommencer le même circuit encore deux fois.

SEMAINE 2

BODYWEIGHT RECONDITIONNEMENT - CYCLE PROPRIO - 3 SÉANCES

2 séances BW (en circuit 5 x 5 reps x 8 exercices) + 1 séance cardio

	Séance 1	Séance 2	Séance Cardio
1	Jumping jack (17)	Demi-burpee (20)	Semaine 2 : **40 minutes**
2	Abdos enroulement + Twist (21)	Gainage sur les mains (6)	
3	Pompes larges (27)	Enroulement vertébral (2)	
4	Fentes avant (9)	Pompes sur les genoux (11)	
5	Dips jambes pliées (7)	Fentes arrière (10)	
6	Squat Sumo (19)	Gainage latéral (4)	
7	Gainage coude (5)	Dips jambes tendues (8)	
8	Chaise (14)	Squat petite amplitude (18)	
9		Pompes (13)	

Déroulé de la séance cardio.
Il s'agit d'un simple footing en endurance fondamentale. Cela signifie à un rythme tranquille. Vous devez être capable de discuter sans être essoufflé.

SEMAINE 3

BODYWEIGHT RECONDITIONNEMENT - CYCLE INTENSIFICATION - 3 SÉANCES

2 séances BW (en circuit 3 x 30 secs x 8 exercices) + 1 séance cardio

	Séance 1	Séance 2	Séance cardio
1	Roulette (1)	Burpee old-school (29)	Semaine 3 : **50 minutes**
2	Abdos cyclistes (3)	Gainage jambe levée + nez genoux (23+33)	
3	Pompes inclinées (12)	Abdos battement pieds (22)	
4	Fentes avant (9)	Pompes pieds croisés (28)	
5	Dips jambes pliées (7)	Fentes arrière (10)	
6	Squat (15)	Gainage latéral (4)	
7	Gainage coude (5)	Dips jambes tendues (8)	
8	Chaise (14)	Squat du prisonnier (16)	
9		Pompes (13)	

Déroulé des séances de muscu semaine 3.
On va enchaîner **3 circuits de 8 (ou 9)** mouvements x 30 secondes
+ 1 minute de récupération.
Et ceci trois fois.
Cela donne donc **3 fois 8 x 30 secondes.**

SEMAINE 4

BODYWEIGHT RECONDITIONNEMENT - CYCLE INTENSIFICATION - 3 SÉANCES

2 séances BW (en circuit 4 x 30 secs x 8 exercices) + 1 séance cardio

	Séance 1	Séance 2	Séance cardio
1	Jumping jack (17)	Burpee sans pompe (30)	Semaine 4 : **50 minutes**
2	Abdos enroulement + Twist (21)	Gainage jambe levée (23)	
3	Pompes isométrique (25)	Traction pronation iso (38)	
4	Fentes avant (9)	Relevé ciseaux (31)	
5	Dips jambes pliées (7)	Pompes sur les genoux (11)	
6	Squat Sumo (19)	Fentes iso (24)	
7	Breakdance (26)	Gainage latéral (4)	
8	Chaise (14)	Pompes triceps (34)	
9		Squat petite amplitude (18)	

Déroulé des séances de muscu semaine 4.
On pousse encore son effort en effectuant **4 rounds x 8 (ou 9)** mouvements x 30 secondes.
+ 1 minute de récupération entre chaque round.

SEMAINE 5

BODYWEIGHT RECONDITIONNEMENT - CYCLE INTENSIFICATION - 3 SÉANCES

2 séances BW par semaine (en circuit 5 séries de 30s par exercice) + 1 séance cardio

	Séance 1	Séance 2	Séance cardio
1	Roulette (1)	Burpee old-school (29)	Semaine 5 : **1 heure**
2	Abdos cyclistes (3)	Gainage jambe levée + nez genoux (33)	
3	Pompes inclinées (12)	Abdos battement pieds (22)	
4	Fentes avant (9)	Pompes pieds croisés (28)	
5	Pompes triangle (35)	Fentes arrière (10)	
6	Squat (15)	Gainage latéral (4)	
7	Gainage coude (5)	Dips jambes tendues (7)	
8	Chaise (14)	Squat du prisonnier (16)	
9		Pompes (13)	

Déroulé des séances de muscu semaine 5.
5 rounds x 8 (ou 9) mouvements effectués **x 30 secondes.**
+ 1 minute de récupération entre chaque round.

SEMAINE 6

BODYWEIGHT RECONDITIONNEMENT - CYCLE INTENSIFICATION - 3 SÉANCES

2 séances BW par semaine (en circuit 5 séries de 30s par exercice) + 1 séance cardio

	Séance 1	Séance 2	Séance Cardio
1	Jumping jack (17)	Burpee sans pompe (30)	Semaine 6 : **1 heure**
2	Abdos enroulement + Twist (21)	Gainage 1 jambe levée (23)	
3	Pompes isométrique (25)	Traction pronation iso (36)	
4	Fentes avant (9)	Relevé ciseaux (31)	
5	Pompes triangle (35)	Pompes sur les genoux (11)	
6	Squat Sumo (19)	Fentes iso (24)	
7	Breakdance (26)	Gainage latéral (4)	
8	Chaise (14)	Pompes triceps (34)	
9		Squat petite amplitude (18)	

Déroulé des séances de muscu semaine 6.
5 rounds x 8 (ou 9) mouvements effectués **x 30 secondes**.
+ 45 secondes de récupération entre chaque round.

SEMAINE 1

BODYWEIGHT RECONDITIONNEMENT - CYCLE PROPRIO - 5 SÉANCES

4 séances BW par semaine (en circuit 5 séries de 5 reps par exercice) + 1 séance cardio

	Séance 1	Séance 2	Séance Cardio	Séance 3	Séance 4
1	Roulette (1)	Jumping jack (17)	Semaine 1 : **30 minutes**	Roulette (1)	Jumping jack (17)
2	Abdos cyclistes (3)	Gainage coude (5)		Gainage sur les mains (6)	Gainage sur les mains (6)
3	Pompes inclinées (12)	Demi-burpee (20)		Enroulement vertébral (2)	Demi-burpee (20)
4	Fentes avant (9)	Fentes avant (9)		Pompes sur les genoux (11)	Fentes avant (9)
5	Dips jambes pliées (7)	Pompes sur les genoux (11)		Fentes avant (9)	Pompes inclinées (12)
6	Squat (15)	Chaise (14)		Gainage latéral (4)	Squat (15)
7	Gainage coude (5)	Roulette (1)		Dips jambes tendues (8)	Roulette (1)
8	Chaise (14)	Squat petite amplitude (18)		Squat du prisonnier (16)	Chaise (14)
9				Pompes (13)	

Déroulé des séances de muscu semaine 7.
5 rounds x 8 (ou 9).
+ 30 secondes de récupération entre chaque round.

SEMAINE 2

BODYWEIGHT RECONDITIONNEMENT - CYCLE PROPRIO - 5 SÉANCES

4 séances BW par semaine (en circuit 5 séries de 5 reps par exercice) + 1 séance cardio

	Séance 1	Séance 2	Séance Cardio	Séance 3	Séance 4
1	Jumping jack (17)	Demi-burpee (20)	Semaine 2 : **40 minutes**	Demi-burpee (20)	Roulette (1)
2	Abdos enroulement Twist (21)	Gainage sur les mains (6)		Gainage coude (5)	Gainage sur les mains (6)
3	Pompes larges (27)	Roulette (1)		Enroulement vertébral (2)	Jumping jack (17)
4	Fentes avant (9)	Fentes avant (9)		Pompes inclinées (12)	Fentes avant (9)
5	Dips jambes pliées (7)	Pompes sur les genoux (11)		Fentes arrière (10)	Pompes sur les genoux (11)
6	Squat Sumo (19)	Chaise (14)		Gainage latérale (4)	Squat (15)
7	Gainage coude (5)	Jumping jack (17)		Dips jambes tendues (8)	Demi-burpee (20)
8	Chaise (14)	Squat petite amplitude(18)		Squat petite amplitude (18)	Chaise (14)
9				Pompes (13)	

Déroulé des séances de muscu semaine 8.
5 rounds x 8 (ou 9).
+ 15 secondes de récupération entre chaque round.

SEMAINE 3

BODYWEIGHT RECONDITIONNEMENT - CYCLE INTENSIFICATION - 5 SÉANCES / SEMAINE

4 séances BW par semaine (en circuit 5 séries de 5 reps par exercice) + 1 séance cardio

	Séance 1	Séance 2	Séance cardio	Séance 3	Séance 4
1	Roulette (1)	Jumping jack (17)	Semaine 3 : **50 minutes**	Burpee old-school (29)	Demi-burpee (20)
2	Abdos cyclistes (3)	Gainage sur les mains (6)		Gainage jambe levée genou (33)	Gainage coude (5)
3	Pompes inclinées (12)	Demi-burpee (20)		Abdos battement pieds (22)	Jumping jack (17)
4	Fentes avant (9)	Fentes arrière (10)		Pompes inclinées (12)	Fentes avant (9)
5	Dips jambes pliées (7)	Pompes (13)		Fentes arrière (10)	Pompes pieds croisés (28)
6	Squat (15)	Chaise (14)		Gainage latérale (4)	Squat (15)
7	Gainage coude genou (5)	Roulette (1)		Dips jambes tendues (8)	Roulette (1)
8	Chaise (14)	Squat petite amplitude(18)		Squat du prisonnier (16)	Chaise (14)
9				Pompes (13)	

SEMAINE 4

BODYWEIGHT RECONDITIONNEMENT - CYCLE INTENSIFICATION - 5 SÉANCES / SEMAINE

4 séances BW par semaine (en circuit 4 séries de 30s par exercice) + 1 séance cardio

	Séance 1	Séance 2	Séance cardio	Séance 3	Séance 4
1	Jumping jack (17)	Roulette (1)	Semaine 4 : **50 minutes**	Burpee sans pompe (30)	Demi-burpee (20)
2	Abdos enroulement + Twist (21)	Enroulement vertébral (2)		Gainage jambe levée (23)	Gainage coude genou (32)
3	Pompes isométrique (25)	Squat (15)		Traction pronation iso (38)	Fentes arrière (10)
4	Fentes avant (9)	Pompes (13)		Relevé ciseaux (31)	Pompes (13)
5	Dips jambes pliées (7)	Burpee old-school (29)		Pompes sur les genoux (11)	Jumping jack (17)
6	Squat Sumo (19)	Fentes arrière (10)		Fentes iso (24)	Roulette (1)
7	Breakdance (26)	Gainage latéral (4)		Gainage latéral (4)	BreakDance (26)
8	Chaise (14)	Pompes triangle (35)		Pompes Triceps (34)	Chaise (14)
9				Squat petite amplitude (18)	

SEMAINE 5

BODYWEIGHT RECONDITIONNEMENT - CYCLE INTENSIFICATION - 5 SÉANCES / SEMAINE

4 séances BW par semaine (en circuit 5 séries de 30s par exercice) + 1 séance cardio

	Séance 1	Séance 2	Séance cardio	Séance 3	Séance 4
1	Roulette (1)	Jumping jack (17)	Semaine 5 : **1 heure**	Burpee old-school (29)	Demi-burpee (20)
2	Abdos cyclistes (3)	Gainage sur les mains (6)		Gainage jambe levée genou (33)	Gainage jambe levée (23)
3	Pompes inclinées (12)	Burpee sans pompe (30)		Abdos battement pieds (22)	Jumping jack (17)
4	Fentes avant (9)	Fentes arrière (10)		Pompes pieds croisés (28)	Fentes avant (9)
5	Pompes triangle (35)	Pompes isométrique (36)		Fentes arrière (10)	Pompes pieds croisés (28)
6	Squat (15)	Chaise (14)		Gainage latéral (4)	Squat (15)
7	Gainage coude genou (32)	Roulette (1)		Dips jambes tendues (8)	Roulette (1)
8	Chaise (14)	Squat petite amplitude (18)		Squat du prisonnier (16)	Chaise (14)
9				Pompes (13)	

SEMAINE 6

BODYWEIGHT RECONDITIONNEMENT - CYCLE INTENSIFICATION - 5 SÉANCES / SEMAINE

4 séances BW par semaine (en circuit 5 x 30 secs x 8 exercices) 1 séance cardio

	Séance 1	Séance 2	Séance cardio	Séance 3	Séance 4
1	Jumping jack (17)	Roulette (1)	Semaine 6 : **1 heure**	Burpee sans pompe (30)	Demi-burpee (20)
2	Abdos enroulement + Twist (21)	Enroulement vertébral (2)		Gainage jambe levée (23)	Gainage jambe levée genou (33)
3	Pompes isométrique (25)	Squat (15)		Traction pronation iso (36)	Fentes arrière (10)
4	Fentes avant (9)	Pompes (13		Relevé ciseaux (31)	Pompes (13)
5	Pompes triangle (35)	Burpee old-school (29)		Pompes sur les genoux (11)	Jumping jack (17)
6	Squat Sumo (19)	Fentes arrière (10)		Fentes iso (24)	Roulette (1)
7	Breakdance (26)	Gainage latéral (4)		Gainage latéral (4)	Breakdance (26)
8	Chaise (14)	Pompes triangle (35)		Pompes triceps (34)	Chaise (14)
9				Squat petite amplitude (18)	

Conclusion :

En montant ainsi progressivement en intensité les séances hebdomadaires ne durent que 20 ou 30 minutes à la fin.
Vous devez avoir bien maigri si c'était votre objectif, et vous êtes désormais en pleine possession d'un schéma corporel harmonieux, tonique. Bref vous devez être en forme à tous les points de vue !
Et après ? Après pour optimiser encore ce que vous avez acquis, je vous propose de passer sur le site Fitnext et de bénéficier d'un suivi personnalisé.

NIVEAU 3
L'ATHLÉTISATION

Pour qui ?

Il faut avoir déjà **un niveau d'expert**. Ne pas être du tout en surpoids, avoir déjà une belle musculature, une bonne résistance, une **excellente condition physique**, une **parfaite maîtrise gestuelle** et une **bonne coordination**.
Cette phase est donc destinée à tous ceux qui veulent se préparer pour des **compétitions amateurs ou professionnelles**, que ce soit en sports collectifs ou individuels.

De quoi s'agit-il ?

C'est une phase de **préparation physique générale** qui permet d'affûter l'individu pour le préparer musculairement et cardiaquement à la compétition.
Chaque discipline a ses propres spécificités. C'est indispensable de les travailler mais c'est aussi un piège car elles mènent à l'hyperspécialisation. Et c'est là où on se fragilise. Parce qu'on hypertrophie des muscles aux dépens d'autres qu'on atrophie.
Il faut donc se ménager entre six et douze semaines dans l'année pour préparer globalement son corps. Ce travail général va fournir le socle permettant ensuite de se spécialiser sans risquer de se blesser.
Il faudra essayer de maintenir au moins une séance d'environ **30 à 40 minutes par semaine** (quelle que soit sa discipline) pour maintenir le fond qu'on aura acquis durant la phase de préparation physique générale. Comme une séance de rappel.
Lorsqu'un athlète se spécialise dans une discipline, il sollicite toujours les mêmes muscles, c'est ce qui lui permet de maîtriser parfaitement son geste sportif. Donc il les développe mais en même temps il en laisse plein d'autres quasiment inactifs. Comme ils

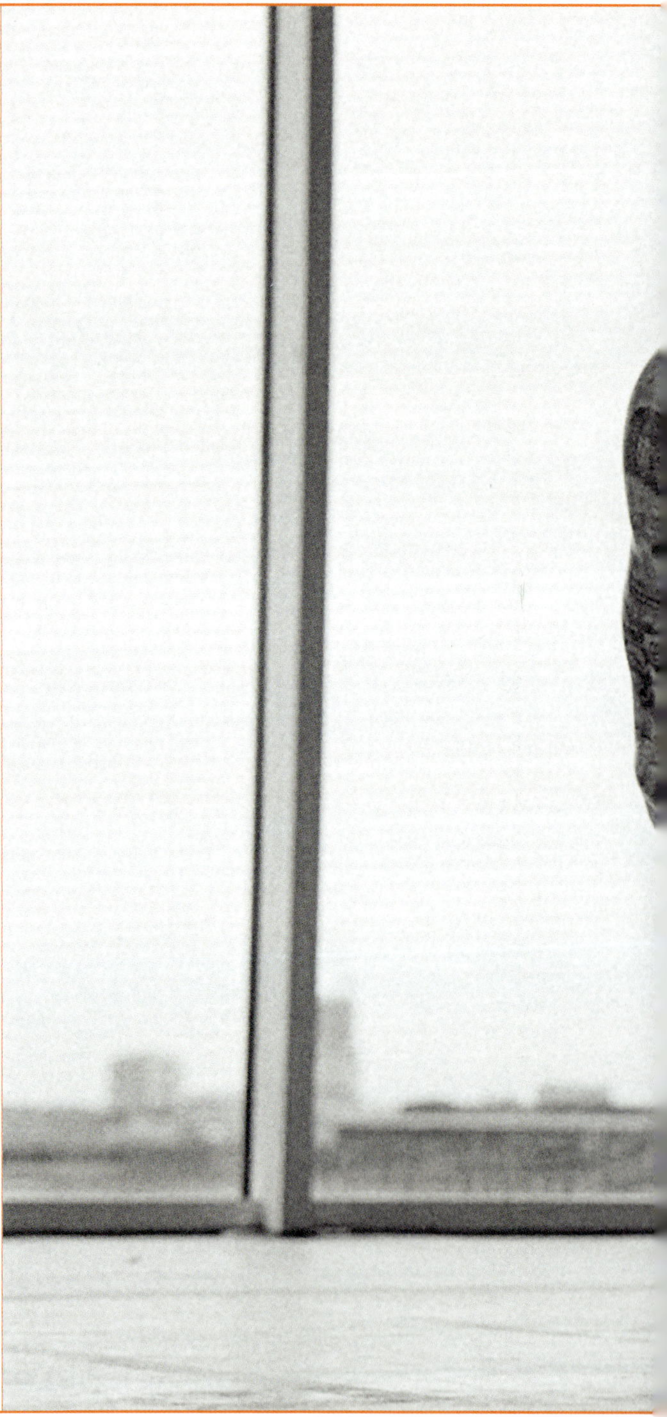

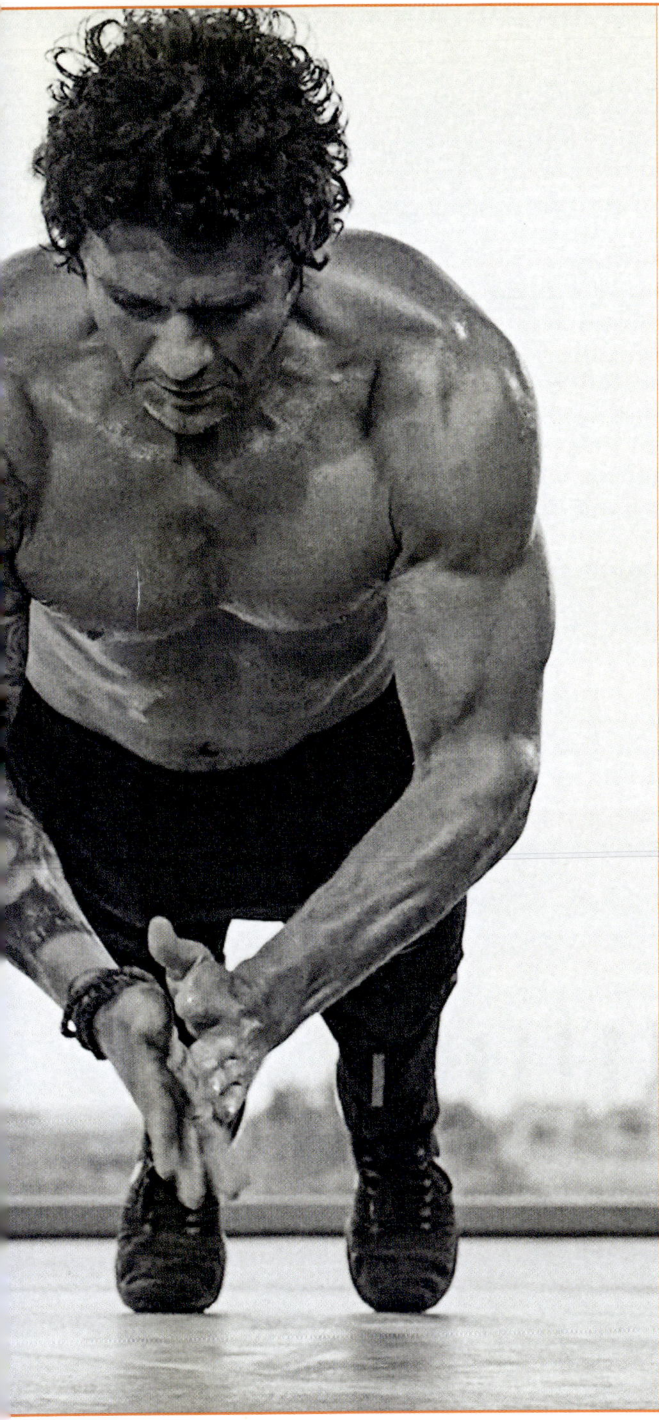

sont sous-sollicités, ils s'atrophient. La phase d'athlétisation consiste donc à exécuter des exercices qui vont mobiliser ces muscles « abandonnés », sans pour autant contrarier la parfaite exécution qu'on aura développée en se spécialisant dans sa discipline. Au contraire. En continuant à faire travailler les autres muscles qui ne sont pas habituellement mobilisés, notamment les muscles profonds, on va gagner en puissance musculaire. On aura plus de gaz et on préviendra les risques de blessure.

Je l'ai moi-même expérimenté lorsque j'étais coureur cycliste.

En arrivant dans une équipe italienne, fin 1995, on m'a demandé de faire un mois et demi de préparation physique générale intense. Je n'avais jusque-là jamais pratiqué de telles séances. C'était déstabilisant. Je découvrais de nouveaux appuis sur le vélo, une nouvelle façon de pédaler, j'ai constaté un énorme gain de puissance et une capacité à enchaîner de violentes accélérations comme jamais auparavant.

Les années 1996 et 1997 ont été celles où j'ai été le plus affûté, maigre (64 kg pour 1,83 m) et pourtant ultra-puissant. Alors qu'avant lorsque j'étais dans cet état qu'on appelle « la grande forme », je me sentais fragile et vulnérable, toujours sur le point de tomber malade.

Là, pour la première fois je me trouvais en pleine possession de mes moyens, en pleine confiance, dans mon corps et dans mon mental.

Conclusion : on ne devrait jamais faire l'impasse sur la préparation physique générale quel que soit son sport !

Sur le site **fitnext.com**, vous découvrirez des **programmes d'athlétisation** spécialement conçus en fonction de votre niveau et de votre discipline.

Mais déjà l'ensemble des exercices proposés dans ce livre, par leur quantité et leur variété, offre une **bonne base de préparation physique générale**.

IV. L'ALIMENTATION BODYWEIGHT

Pour préserver sa santé, perdre du gras, développer harmonieusement sa masse musculaire et garantir une bonne condition physique, voici des idées de menus. Du petit déjeuner au dîner en passant par les collations, ces recettes vous aideront à adopter des habitudes alimentaires idéales pour tout bodyweighter. Et pas que...

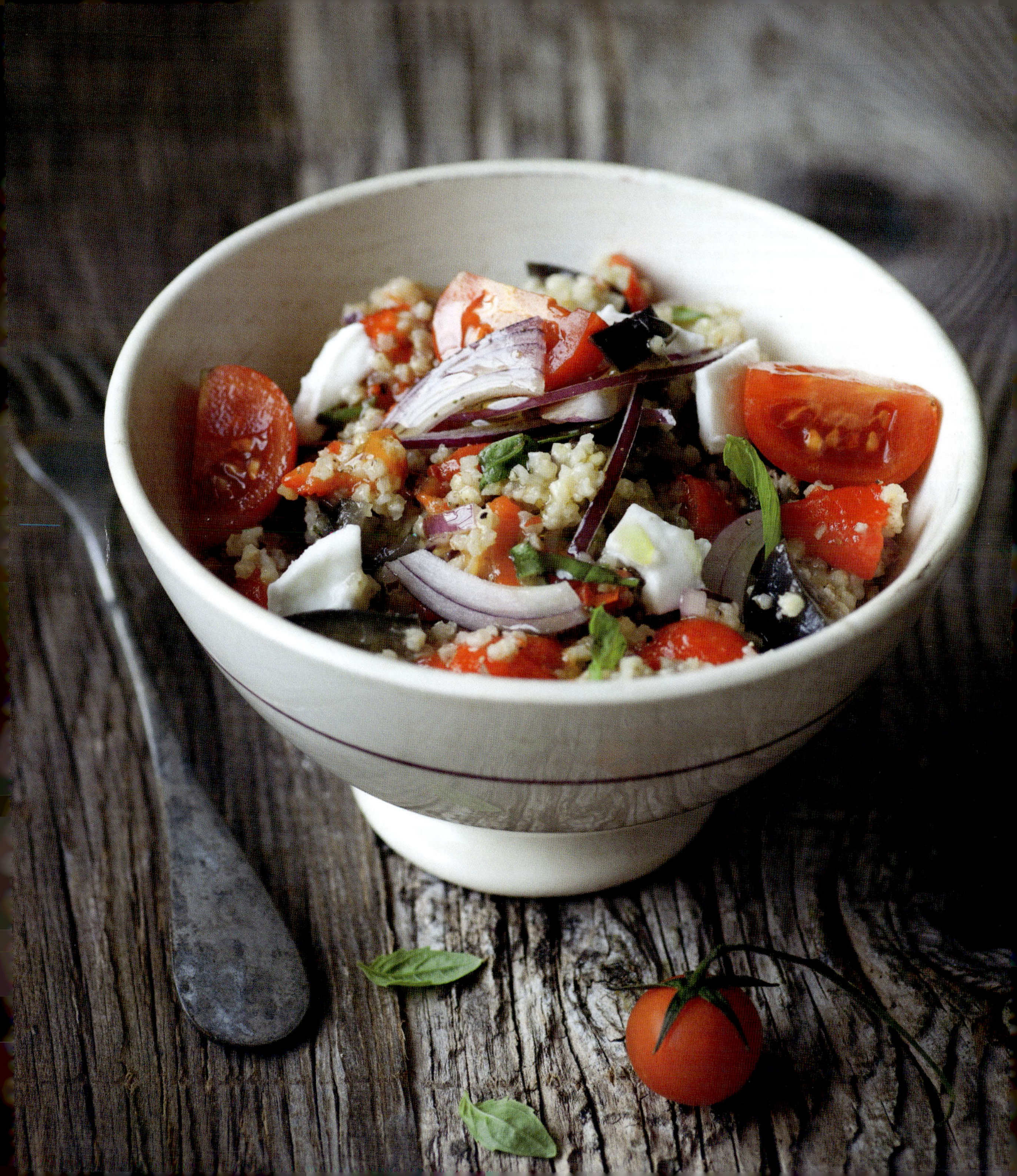

L'ALIMENTATION BODYWEIGHT

Qu'est-ce qu'on mange ?

C'est une question importante quand on se lance dans une pratique sportive aussi exigeante que le bodyweight.
Pas question de donner n'importe quoi à son corps si on veut progresser, perdre du poids, et renouer avec son équilibre naturel.
La pratique physique à poids de corps c'est plus qu'un sport, c'est un style de vie. Quand on est un « bodyweighter » on adopte assez rapidement un mode alimentaire qui peut surprendre car il s'organise non pas autour de trois repas par jour mais de cinq à six prises alimentaires quotidiennes. Soit une collation environ toutes les trois heures. C'est plutôt idéal et pas seulement pour ces sportifs, pour tout un chacun en réalité.
Les repas étant plus nombreux et répartis sur la journée, on n'a jamais faim. Premier avantage.
Deuxième bénéfice, comme les portions sont moins importantes, on fatigue moins son organisme, et notamment le système hépatobiliaire d'autant qu'on va ventiler et dissocier les aliments (par exemple, on va manger un poisson avec une portion de légumes et pas avec un féculent type riz ou pâtes) pour permettre de mieux les métaboliser. Et puis il va s'agir de bannir tous les produits transformés, ce qui va nous protéger contre des substances toxiques et embarrassantes pour notre corps. Personnellement, je suis devenu végétarien et j'encourage ceux qui me lisent à arrêter toute consommation de viande, surtout si celle-ci est issue de la filière industrielle. L'élevage intensif implique l'utilisation de pesticides, d'OGM pour nourrir les bêtes, d'antibiotiques aussi. Autant de produits néfastes et polluants pour notre microbiote et qui impactent notre immunité, contribuant à la prévalence de toutes les maladies inflammatoires chroniques que l'on rencontre aujourd'hui.

Si vous souhaitez continuer à manger de la viande, au moins assurez-vous de la qualité de leur origine, et de la façon dont les bêtes sont élevées et soignées. Une option intéressante est peut-être de diminuer sa consommation de viande notamment rouge et devenir ce qu'on appelle aujourd'hui « flexitarien ».

Ne pas manger de la viande quand on fait un sport qui demande beaucoup d'engagement n'est pas un problème si on continue à prendre des protéines par ailleurs. Les œufs, le poisson font très bien l'affaire et puis on peut complémenter ces apports avec des protéines végétales comme le soja par exemple.

Être vigilant sur la qualité de son alimentation quand on fait un sport exigeant c'est se soigner soi-même. Les exercices de la méthode à poids de corps vont occasionner des microlésions au niveau des tissus. Pour aider l'organisme à se réparer et à se renforcer, on a tout intérêt à se nourrir avec des apports biologiques et de belles origines, en évitant tout ce qui peut être toxique comme les colorants, les additifs, les éléments de synthèse. On évitera aussi la surconsommation de céréales, et de lait de vache que notre organisme métabolise avec difficulté parce qu'il n'est pas conçu pour un régime alimentaire trop riche de ces ingrédients.

Ce n'est pas qu'une démarche politique ou philosophique, cela va donner aussi au corps des bottes de 7 lieues en terme de marge de progression et de récupération.

Concrètement donc on va passer à six prises alimentaires, progressivement. Néanmoins le changement démarre dès le début du protocole d'entraînement. Et même juste avant.

Avant de rentrer dans le programme, il va falloir assainir son organisme, son terrain pour aider son corps à entrer dans le vif du sujet en forme ! Avant la toute première séance de sport (quel que soit le niveau) qu'on démarre au niveau du conditionnement ou du reconditionnement, on va donc faire une MONODIÈTE (voir page 27). C'est-à-dire que durant les trois jours qui précèdent on va manger un seul aliment, des pommes par exemple.

Autre principe à respecter par la suite : deux fois par semaine, toujours les jours d'entraînement, on fera un dîner 100% végétarien (les autres soirs on mangera normalement. Vous découvrirez grâce à l'abonnement gratuit de deux semaines les types de repas idéaux). On pourra manger tous les légumes que l'on veut cuits ou crus. En privilégiant les racines type carotte, pomme de terre, navet… Ces aliments contiennent et nous fournissent des bactéries qui vont reconstituer le microbiote et tamponner l'acidité produite dans nos tissus par les séances d'entraînement.
Enfin on va s'habituer à prendre une collation dans les quarante minutes suivant chaque séance. Cela correspond à une fenêtre métabolique très intéressante : le corps durant cette période ne stocke pas les nutriments qu'on lui donne, il les utilise immédiatement pour réparer les petits traumatismes qu'il a subis pendant l'effort. Mais attention pas question de lui donner n'importe quoi.

Pas de viande, un choix éthique

C'est le mien. Pour des raisons éthiques déjà. Le bien-être animal est une des causes qui me préoccupent. Et l'élevage et l'abattage des bêtes viennent heurter cette sensibilité. Par ailleurs, il s'agit d'une question de santé publique. La consommation de viande a considérablement augmenté au cours des quarante dernières années, et l'OMS a bien souligné qu'une exposition fréquente à la viande rouge et aux charcuteries est cancérigène (au même titre que l'amiante…). Enfin dernier argument, et pas des moindres en période de crise, on économise jusqu'à 30 % sur son budget alimentation à l'année si on supprime la viande. Et je ne parle même pas du bénéfice écologique. À titre indicatif, il faut savoir que manger un steak de 200 g a demandé 10 000 litres d'eau pour le produire. Du gâchis, non ?

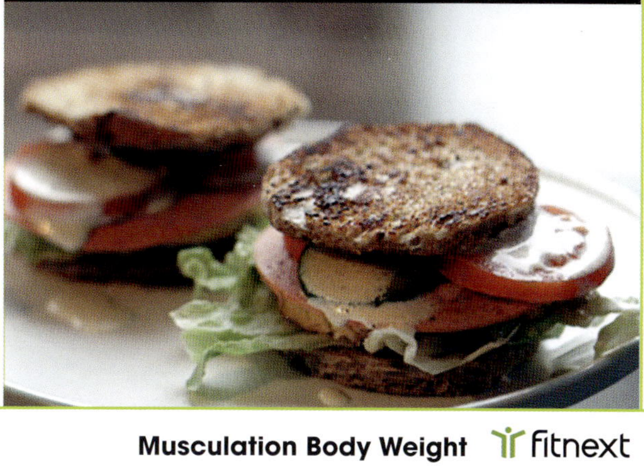

Le principe c'est de manger à ce moment :

- une protéine animale type œuf et un féculent naturel (pomme de terre ou patate douce).
- soit un fruit (une banane bien mûre) et une poignée d'oléagineux (amandes).

Parmi les collations que je recommande ? Des bonnes choses comme un milk-shake au lait végétal cacahuètes/bananes, ou bien deux œufs en omelette ou durs. Moins glamour peut-être mais très efficace : deux patates douces. Vous trouverez dans un chapitre dédié des recettes qui n'oublieront pas d'être malignes et gourmandes, je vous le promets ! Vous voilà prêt à démarrer l'aventure...

Le microbiote qu'est-ce que c'est ?

Notre intestin est un vaste monde. Sachez que si on l'aplatissait il occuperait une surface d'environ 400 m^2. Pour tenir dans notre corps, il se plie en une infinité de villosités (replis de la muqueuse). C'est là qu'a lieu le processus de tri et de répartition du matériel nutritionnel. On y trouve aussi les cellules de l'immunité intestinale (cellules épithéliales et les lymphocytes).

Enfin, y vivent et prospèrent une extraordinaire armée de bactéries, de virus, de levures qui forment ce que l'on appelle le microbiote. Ce qui fait de nous des êtres plus « bactériens » que « cellulaires ».

Ces micro-organismes nous sont propres même si certains sont communs à tous les êtres humains. En soi, ils pourraient faire fonction de carte d'identité.

À quoi sert notre microbiote ?

À digérer.
Après avoir été mastiqués, puis concassés dans notre estomac, les aliments passent dans notre intestin et ces millions de replis où chaque élément est trié.
Ceux qui sont utiles au fonctionnement de notre corps sont traités et métabolisés puis répartis dans tout notre organisme.
Les autres sont promis à l'élimination.

À nous protéger.
Le microbiote nous défend des millions de bactéries, virus, agents pathogènes qui pourraient passer la barrière de la muqueuse intestinale et migrer vers notre système ORL, urogénital, la peau ou encore les articulations.
On sait aujourd'hui que certaines maladies psychiatriques dépendent directement de la quantité et de la variété des bactéries constituant le microbiote.
Il constitue 70% de notre immunité et il conditionne la prévalence de toutes les maladies inflammatoires, cancers, obésité, diabète, maladies auto-immunes, Alzheimer, etc.
D'où la nécessité de rester vigilant sur la qualité de notre alimentation dont va dépendre la santé de nos intestins et donc notre immunité.

De manière générale tout ce qui va déséquilibrer notre flore intestinale (constituée notamment de levures et de bactéries) induit un dysfonctionnement intestinal qui se manifeste par une sensibilité, des intolérances ou des allergies alimentaires.
Le stress, les exotoxiques (pesticides, perturbateurs endocriniens, antibiotiques, hydrocarbures, etc.), une trop grande consommation de protéines animales et de sucres déclenchent un phénomène de fermentation, dont va résulter une prolifération de mauvaises bactéries (putrescines et cadavérines, par exemple) et par voie de conséquence une inflammation de l'intestin.

Smoothie bowl Fitnext

10 min

Ingrédients
- 1 banane
- 1 poire
- ½ avocat
- 5 branches de menthe
- 100 ml de lait végétal
- ½ citron vert
- 1 cuillère à soupe de pistaches concassées
- poudre de thé vert Matcha
- gomasio

Préparation : 10 min

Passez au blender les 5 premiers ingrédients (banane, poire, avocat, branches de menthe, jus de citron vert).

Versez le tout dans un bol, puis parsemez le reste des ingrédients sur le dessus.

Pancake à la banane et sirop de grenade

30 min

Ingrédients
- 1 banane bien mûre
- 2 œufs
- huile de coco (pour la poêle)
- 1 cuillère à café de miel brun liquide
- 3 grosses grenades
- jus de citron

Préparation : 30 min

Réalisez un jus de grenade avec votre extracteur en prenant soin de passer aussi la pulpe blanche à l'extracteur.

Dans une casserole, portez les jus (grenade et citron) à frémissement. Poursuivez la cuisson sur feu doux tout en remuant régulièrement. Au bout de 5 minutes, ajoutez le miel brun liquide puis continuez de remuer jusqu'à ce que le mélange commence à napper la cuillère. Pendant ce temps, vous pouvez préparer les pancakes.

Préparation de la recette pancake à la banane

Mixez ensemble les œufs et la banane jusqu'à obtenir un mélange homogène.

Faites chauffer la poêle en la huilant légèrement entre chaque tournée de pancakes.

Faites cuire vos pancakes sur feu doux en les retournant à mi cuisson.

Servez chaud accompagné du sirop de grenade.

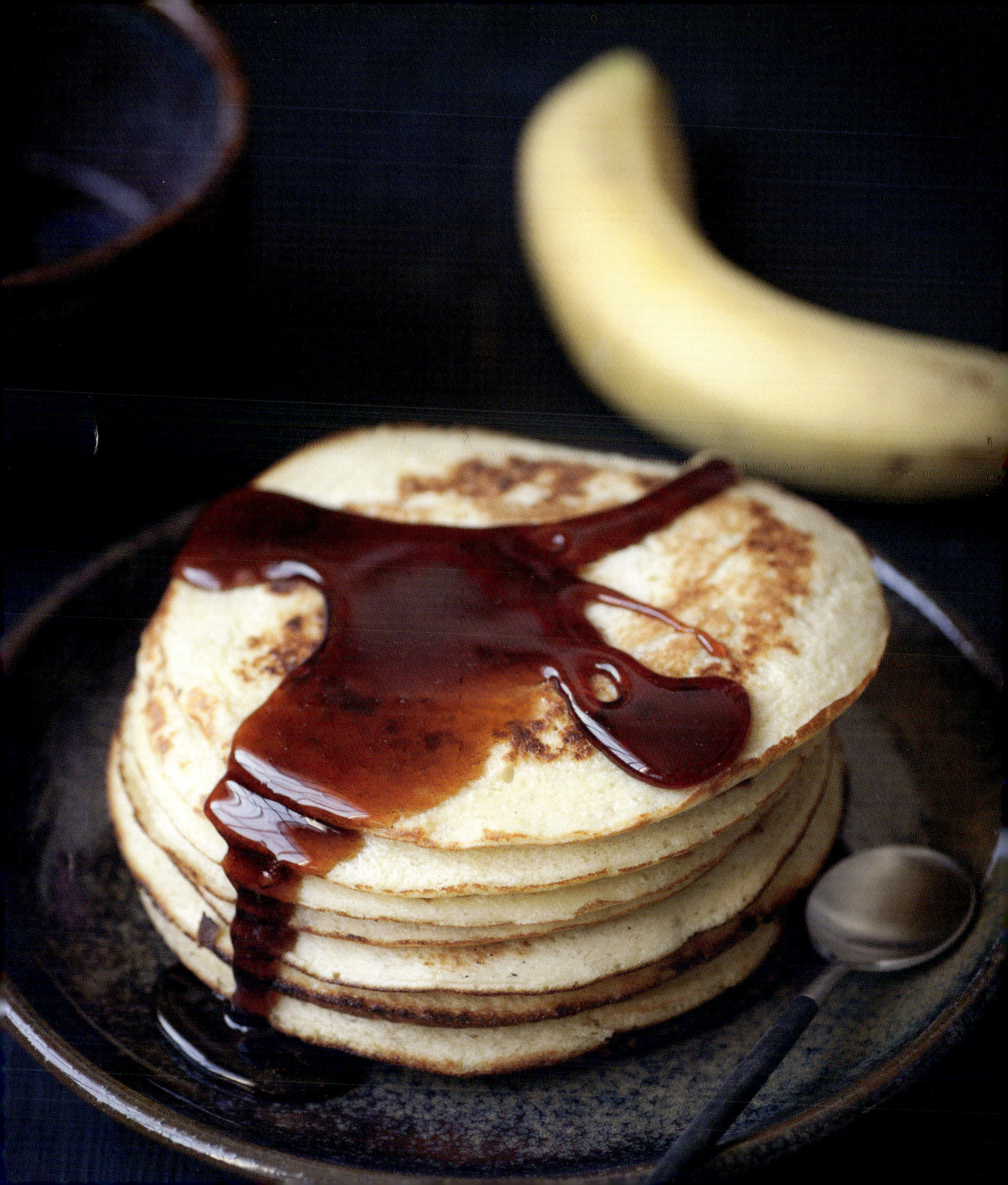

5 min

Ingrédients

- 1 œuf
- ½ avocat
- 1 muffin complet ou 2 tranches de pain (kamut) au levain
- curry
- gomasio et graines germées (décoration nutritionnelle)

Egg muffin à l'avocat

Préparation : 5 min
Cuisson : 5 min

Faites cuire votre œuf à la poêle en veillant à garder le jaune liquide.

Pendant ce temps, ouvrez le muffin en deux et faites-le griller 3 minutes.

Préparez l'avocat : coupez-le en 2 puis écrasez la chair avec une pincée de curry.

Étalez la purée sur les tranches de muffin grillées. Déposez l'œuf sur une des tranches puis recouvrez de la tranche restante. Décorez éventuellement avec le gomasio et les graines.

5 min

Ingrédients

- 50 g de flocons de quinoa
- 2 cuillères à soupe de noix de coco râpée
- 1 cuillère à soupe de raisins secs
- des noix de cajou ou des pistaches concassées
- du lait de riz nature
- du gingembre

Muesli coco

Préparation : 5 min

Dans un bol, mélangez les flocons de quinoa, la noix de coco râpée et le lait de riz. Placez au réfrigérateur pendant 1h minimum.

Concassez grossièrement les noix de cajou dans un bol et mélangez avec les raisins secs.

Sortez le mélange de quinoa, coco et lait de riz du réfrigérateur et parsemez du mélange noix de Cajou et raisins secs.

Pour finir, saupoudrez avec un peu de gingembre.

15 min

Ingrédients

- 1 poignée de mélange de noix
- 1 poignée de mélange de graines
- 1 poignée de raisins secs
- 1 cuillère à café de noix de coco râpée
- 1 cuillère à café d'huile de noix de coco
- 1 cuillère à café de miel brun liquide
- ½ cuillère à café d'extrait de vanille
- Mélange d'épices pour pain d'épice

Granoladej

Préparation : 15 min

Faites préchauffer votre four à 180°C.

Hachez grossièrement les noix ainsi que les fruits secs, puis mélangez-les aux graines dans un grand bol.

Dans une casserole, ajoutez l'huile de noix de coco ainsi que l'extrait de vanille. Faites chauffer le tout à feu très doux tout en mélangeant 2 à 3 minutes avec le miel (le temps d'obtenir un liquide qui nappe votre cuillère).

Versez le tout dans le grand bol sur les noix puis mélangez à l'aide d'une cuillère en bois de manière à ce que tous les ingrédients soient bien enrobés

Sur une plaque recouverte de papier cuisson, étalez votre préparation puis enfournez 20 minutes minimum en mélangeant à mi-cuisson.

Laissez votre granola refroidir complètement.

15 min

Boulettes de quinoa et tofu, courgettes grillées à l'ail

Ingrédients
- 125 g de tofu
- 60 g de quinoa
- 1 courgette bio coupée en rondelles
- ½ oignon rouge
- 1 cm de gingembre frais râpé
- ½ bouquet d'estragon ou / et de coriandre
- ½ cuillère à café de poivre moulu ou 5 baies
- 1 cuillère à soupe de sauce soja Tamari
- 1 cuillère à café de fleur de sel rose d'Himalaya
- huile d'olive
- ½ bocal de sauce tomate
- 1 gousse d'ail
- 1 cuillère à café de miel brun liquide
- paprika

Préparation : 15 min
Cuisson : 20 min

Faites cuire le quinoa après l'avoir lavé sous l'eau froide, pendant le temps indiqué sur l'emballage.

Egouttez le quinoa et laissez-le refroidir.

Dans un mixeur ou un blender, versez le quinoa, l'oignon rouge, le tofu coupé en gros dés, le gingembre râpé, les herbes effeuillées, la sauce soja ou tamarin, le poivre, le sel, et l'huile d'olive. Mixez jusqu'à l'obtention d'une pâte assez épaisse.

Formez des boulettes de 30 g environ.

Versez 1 à 2 cuillerées à soupe d'huile d'olive dans une poêle et faites chauffer 3 minutes, puis déposer les boulettes et laissez-les dorer 8 à 10 minutes en les retournant de temps en temps avec une spatule en bois.

Pendant ce temps, versez une cuillerée à soupe d'huile d'olive dans une casserole et ajouter la gousse d'ail entière. Laissez rissoler l'huile et l'ail pendant 3 minutes, puis versez le coulis de tomate avec le miel, le paprika puis laissez mijoter.

Dans une autre petite poêle, versez encore une cuillerée à soupe d'huile d'olive puis laissez chauffer 2 minutes. Ajoutez les rondelles de courgette, poivrez, et mélangez souvent pendant 5 minutes pour bien les faire dorer.

Servez une à deux cuillerées à soupe de sauce tomate puis les boulettes par-dessus et les courgettes rôties.

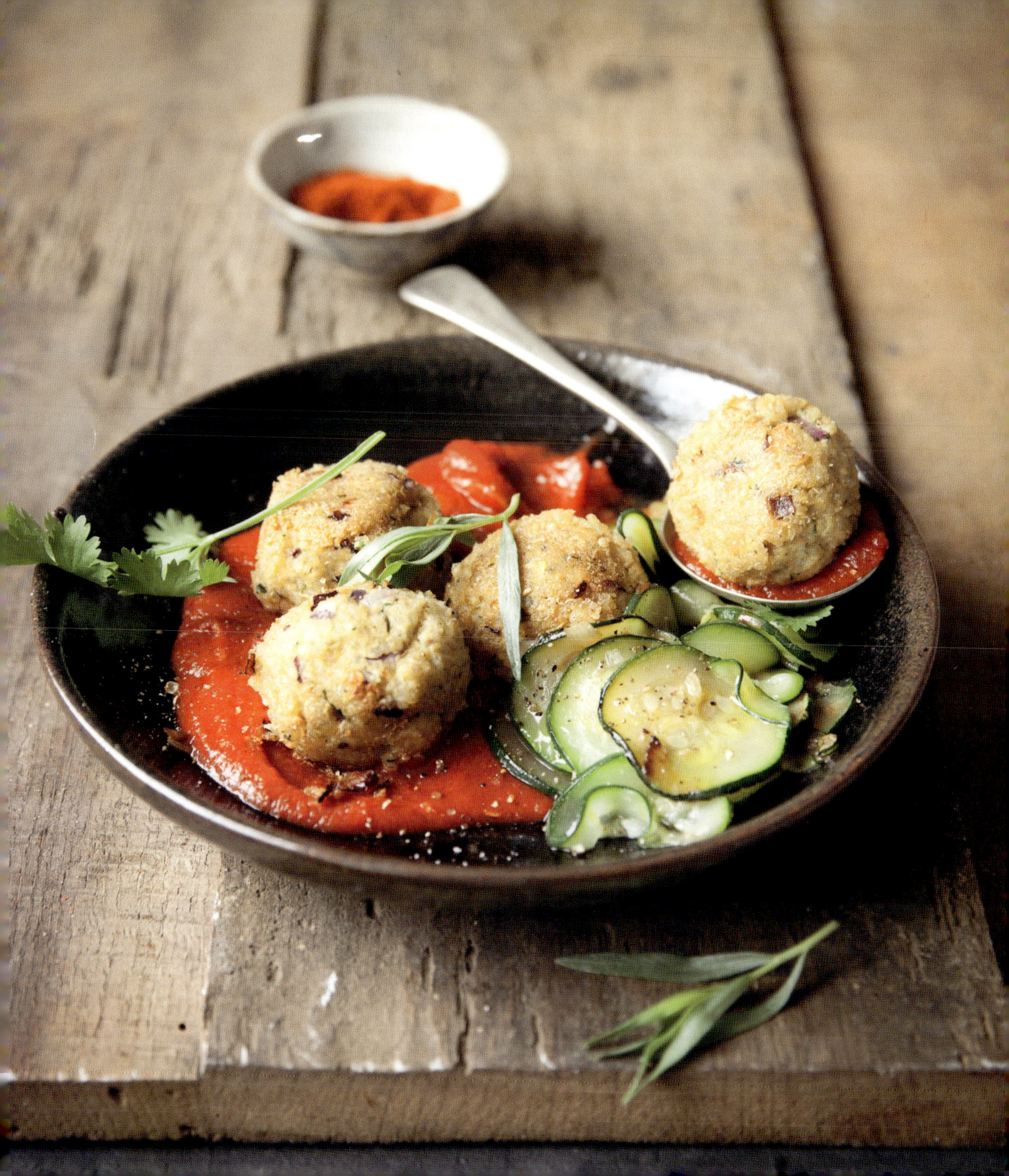

30 min

Ingrédients

- 60 g de protéines de soja
- 2 cuillères à soupe de carottes râpées
- 2 cuillères à soupe de courgettes râpées
- 1 gousse d'ail
- 1 brin de persil plat haché
- 1 cuillère à café de fécule de pomme de terre ou farine de maïs
- 2 cuillères à café d'huile d'olive
- 1 grosse tranche d'aubergines
- 1/2 oignon rouge
- 1 feuille de laitue ou feuilles de chêne
- 1 grande tranche de tomate type coeur de boeuf
- 1 gros champignon type Paris ou portobello
- 1 pain à burger complet

Sauce :

- 1 cuillère à café de moutarde
- 1 cuillère à café de concentré de tomate
- ½ cuillère à café de miel brun liquide
- ½ cuillère à café de vinaigre balsamique
- 1 cuillère à soupe de mayonnaise vegan

Burger végétal et aubergines rôties

Préparation : 30 min
Cuisson : 15 min

Faites tremper les protéines de soja dans un bol avec de l'eau chaude pendant 10 min, jusqu'à ce qu'elles soient bien ramollies.

Dans un saladier, mélangez les protéines de soja réhydratées et égouttées, avec carotte et courgette râpée, l'ail écrasé, la fécule de pomme de terre, le persil haché, salez et poivrez. Formez une pâte, puis faites des steak en forme de galettes !

Dans une poêle, faites revenir un peu d'huile d'olive, et déposez-les deux steaks de protéines de soja.

Laissez-les rissoler 5 minutes.

Faites rissoler les tranches d'aubergines dans l'huile d'olive restante, puis déposez les tranches sur du papier absorbant.

Pour la sauce, mélangez les ingrédients de la sauce dans un bol.

Composez le burger :

Déposez un peu de sauce sur le fond du pain, une feuille de salade, une tranche de tomate, le steak de protéine végétal, l'oignon rouge en tranches, la tranche d'aubergine rôtie. et des fines tranches de champignons.

Refermez avec le haut du pain tartiné de sauce.

Dégustez aussitôt !

Gnocchi de patates douce et fenouil braisé à l'orange

40 min

Ingrédients

- ½ patate douce
- 1 cuillère à soupe de farine de sarrasin
- 1 cuillère à soupe de maïzena
- 1 fenouil
- 100 ml de lait de coco
- 1 orange
- 1 gousse d'ail
- Huile d'olive
- quelques brins de coriandre ciselés
- épices (curry)
- gomasio, graines germées, algues...

Préparation : 40 min

Cuisson : 40 min

Pelez les patates douces, coupez-les en morceaux et faites-les cuire à la vapeur ou à dans de l'eau bouillante salée pendant 20 minutes.

Nettoyez bien l'orange et râpez le zeste de l'orange. Hachez la gousse d'ail puis mélangez avec le zeste, l'ail et l'huile d'olive. Réservez.

Émincez le fenouil finement et placez-le sur une plaque allant au four ou un plat à gratin. Verser de l'huile d'olive sur le fenouil et enfournez pour 30 minutes à 180°.

Égouttez la patate douce soigneusement et faites bouillir de l'eau salée dans une casserole pour la cuisson des gnocchis.

Écrasez les patates à la fourchette dans un saladier. Ajoutez la farine, la Maïzena, 1 pincée de sel puis formez une boule de pâte. Elle ne doit pas coller aux doigts (si besoin ajouter de la farine).

Divisez-la en quatre, saupoudrez de farine et rouler chaque part en boudins de 2 cm de diamètre environ. Coupez-les en tranches de 5 mm d'épaisseur. Façonnez-les de petites boules, farinez-les pour qu'elles ne collent pas entre elles et posez-les à plat.

Plongez les gnocchis dans l'eau bouillante pendant 5 minutes. Ils sont cuits dès qu'ils remontent à la surface. Égouttez-les et ajouter la crème de coco ou de soja puis le mélange orange / ail. Mélanger et servir avec le fenouil rôti sur le dessus.

20 min

Orecchiette et fondue de poireaux, crème de soja, tofu fumé et cresson

Ingrédients

- 100 g de pâtes type Orecchiette
- 1 petit poireau bio
- 1 cuillère à soupe d'huile d'olive ou de coco
- 50 ml de crème de soja cuisine
- 50 à 100 g de tofu fumé coupé en petits dés
- 1 demi-botte de cresson
- poivre

Préparation : 20 min
Cuisson : 10 min

Faites cuire les pâtes orecchiette comme indiqué sur l'emballage, puis égouttez-les et passez-les sous l'eau froide pour stopper la cuisson.

Huilez-les légèrement.

Coupez le poireau en petits tronçons de 1 cm.

Dans une sauteuse, versez 2 c. à s. d'huile d'olive ou de coco, faites chauffer 2 minutes puis ajoutez les poireaux, laissez les poireaux fondre pendant 5 minutes en remuant. Poivrez, ajoutez le tofu fumé coupé en dés, lorsque les poireaux sont bien tendres et légèrement dorés, ajoutez la crème de soja, les orecchiettes, puis le cresson en petits bouquets. Rectifiez l'assaisonnement, mélangez et servez aussitôt.

15 min

Risotto d'orge, tomates, et fromage de chèvre frais

Ingrédients

- 100 g de pâtes type Orecchiette
- 1 petit poireau bio
- 1 cuillère à soupe d'huile d'olive ou de coco
- 50 ml de crème de soja cuisine
- 50 à 100 g de tofu fumé coupé en petits dés
- 1 demi-botte de cresson
- poivre

Préparation : 15 min
Cuisson : 45 min

Rincez l'orge sous l'eau froide.

Émincez le fenouil puis coupez-le en petits dés, puis émincez les échalotes.

Versez l'huile dans une sauteuse, faites chauffer l'huile légèrement, et ajoutez l'orge, le thym, le zeste de citron.

Mélangez intimement, ajoutez les tomates et écrasez-les avec une fourchette, versez le bouillon progressivement lorsqu'il n'y en a plus dans la sauteuse.

Laissez cuire à feu doux, pendant 45 minutes.

Lorsque l'orge est cuit, il doit être tendre, mais pas trop mou, ni pâteux.

Ajoutez le fromage de chèvre au moment de servir.

Poivrez.

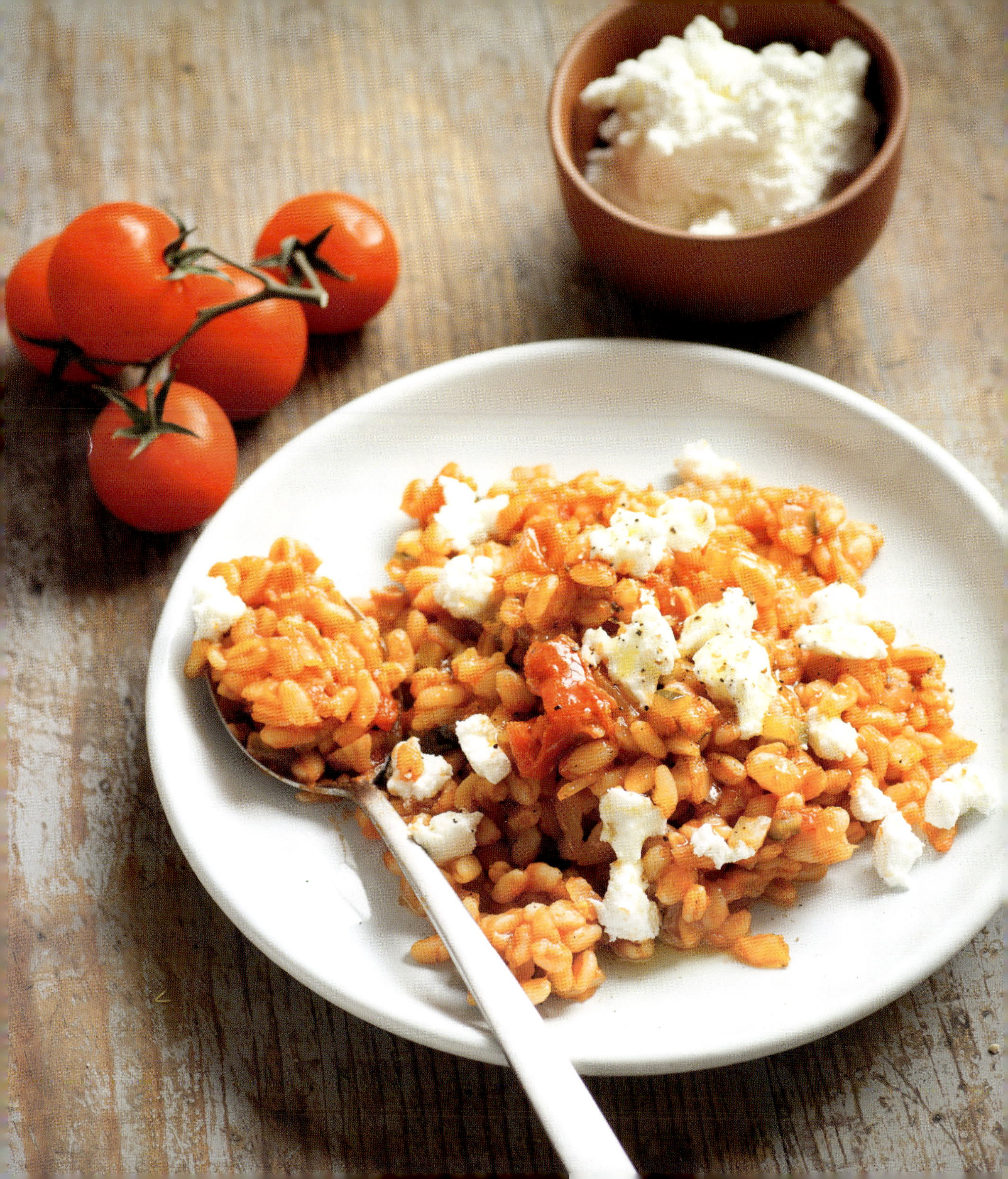

Pad-thaï Fit vegan

30 min

Préparation : 30 min
Cuisson : 15 min

Ingrédients

- 60 g de nouilles de riz plates
- 1 tasse de basilic frais
- 100 g de tofu découpé en dés
- 60 g de pousses de soja fraîches
- 1 gousse d'ail
- 1 oignon vert finement coupé
- feuilles de menthe
- 1 cuillère à soupe de sauce soja Tamari
- 1 cuillère à soupe d'arachides torréfiées
- 1 cuillère à café de vinaigre blanc
- 2 cuillères à café de coco
- 1 pointe de couteau de poudre de piment
- 1 pointe de couteau de paprika
- 1 pointe de couteau de mélange d'épices pour pain d'épices

Mettez les nouilles de riz à cuir conformément aux indications figurant sur l'emballage.

Faites chauffer un wok ou une grosse poêle.

Ajoutez 1 cuillerée d'huile, ajoutez le basilic, laissez-le frire pendant une minute.

Faites revenir les dés de tofu, ajoutez le paprika, faites cuire pendant 1 à 2 minutes.

Enlevez le tout et mettez dans un plat. Ajoutez la dernière cuillère d'huile dans la poêle. Mettez l'ail, le vinaigre le Tamari, puis laissez cuire pendant 2 minutes.

Ajoutez les nouilles dans cette sauce. Mettez le piment, les arachides,le tofu en dés et les légumes au tout et bien mélanger.

Mettez le tout dans un plat, saupoudrez d'épices pour pain d'épice, décorez avec le basilic, du gomasio et des tranches de citron.

Curry de chou-fleur aux pois chiches

15 min

Préparation : 15 minutes
Cuisson : 25 minutes

Ingrédients

- ¼ à ½ chou-fleur
- 125 g de pois chiches
- 5 tomates cerises
- 2 cuillère à soupe de lait de coco
- ½ citron
- 1 gousse d'ail
- 1 cuillère à soupe de curry
- 1 cuillère à soupe de gingembre en poudre ou fraîchement râpé
- coriandre fraîche
- huile d'olive
- gomasio, graines germées, algues...

Détaillez les tomates en deux ou en cubes. Pelez et hachez l'ail, râpez le gingembre.

Lavez le chou-fleur et détaillez-le en petits bouquets.

Dans une poêle avec 1 cuillerée à soupe d'huile d'olive, faites revenir l'ail haché et le gingembre puis ajoutez les cubes de tomate. Salez et poivrez, ajoutez le curry en poudre, les bouquets de chou-fleur, et un petit verre d'eau.

Couvrez et laissez mijoter sur feu moyen pendant 10 minutes.

Égouttez les pois chiches et ajoutez-les au reste de la préparation. Ajoutez le jus du citron. Laissez mijoter 10 minutes de plus à couvert.

Ajoutez le lait de coco et laissez réduire à découvert (5 min). La sauce doit napper les légumes.

Parsemez de coriandre ciselée.

Millet à l'italienne

20 min

Ingrédients

- 60 g de millet
- poivron rouge
- 1/3 aubergine
- ½ boule de mozzarella di Buffala
- quelques branches de basilic
- ½ oignon rouge
- 1 gousse d'ail
- ½ citron jaune
- huile d'olive
- sel et poivre

Préparation : 20 min

Cuisson : 60 min

Dans un four préchauffé à 200°, faites rôtir le poivron rouge entier pendant 20 minutes.

Une fois qu'il est cuit, placez-le directement dans un sac plastique fermé pendant 10 minutes. Cette technique vous facilitera ensuite l'opération de retirer la peau du poivron.

Pelez et coupez le poivron en morceaux. Découpez l'aubergine en dés, ciselez l'ail et faites revenir le tout dans une poêle avec de l'huile d'olive, du sel et du poivre. Au cours de la cuisson, ajoutez un peu de bouillon de légumes afin que l'aubergine soit bien tendre.Faites cuire le millet dans 2,5 fois son volume d'eau bouillante pendant environ 20-25 minutes. Quand il est cuit, égrainez-le à l'aide d'une fourchette et ajoutez un filet d'huile d'olive. Dans un plat, mélangez le millet, le poivron, l'aubergine avec les tomates cerises et la mozzarella préalablement coupés en morceaux, ainsi que l'oignon rouge finement émincé. Assaisonnez l'ensemble avec le jus du citron, le basilic émincé, et du poivre.

NB : Le millet est une céréale cultivée à l'origine en Asie et Afrique qui regorge de bienfaits. Sa teneur en minéraux lui permet d'entretenir la calcification osseuse et de réguler le rythme cardiaque. Le potassium, le zinc, le cuivre, le manganèse et le magnésium, qu'il contient renforcent aussi le système immunitaire. Mais c'est surtout une céréale sans gliadine, que les intolérants au gluten pourront donc consommer à leur guise !

Riz complet sauté aux épinards, noix de cajou

20 min

Ingrédients

- 100g de riz complet
- 1 poignée d'épinards frais
- 1 poignée de noix de cajou
- 150 ml de bouillon de légume
- 1 cuillère à soupe d'huile d'olives
- 1 gousse d'ail
- 1 cuillère à café de graines de cumin
- 1 cuillère à café de graines de coriandre en poudre
- ½ citron
- coriandre fraîche
- gomasio, poivre au moulin, graines germées, algues…

Préparation : 20 min
Cuisson : 20 min

Dans une poêle chaude, mais non fumante, faites griller le riz à sec pendant 1 à 2 minutes maximum à feu doux puis versez l'huile d'olive et mélangez. Ajoutez le bouillon, en remuant toujours. Dans une autre poêle, faites chauffer les graines de cumin, de coriandre, l'ail haché et les noix de cajou, pendant 3 minutes en remuant à feu moyen. Ajoutez les zestes de citron, et les épinards frais équeutés, coupés en lanières. Laissez fondre les épinards 3 minutes en remuant puis ajoutez le riz cuit. Rectifiez l'assaisonnement et mélangez le tout. Servez aussitôt, en parsemant de coriandre fraîche ciselée.

Nouilles de soba aux shiitaké, petits pois et pousses d'épinards

20 min

Ingrédients

- 100 g de pâtes type Orecchiette
- 1 petit poireau bio
- 1 cuillère à soupe d'huile d'olive ou de coco
- 50 ml de crème de soja cuisine
- 50 à 100 g de tofu fumé coupé en petits dés
- une demi-botte de cresson
- poivre

Préparation : 20 min
Cuisson : 10 min

Faites cuire les nouilles Soba dans une grande quantité d'eau salée, pendant le temps indiqué sur l'emballage.

Égouttez-les et passez-les sous l'eau froide pour stopper la cuisson, et les huiler légèrement pour ne pas qu'elles se collent.

Dans une poêle, faites chauffer une à deux cuillerées à soupe d'huile d'olive ou de coco, puis ajoutez les champignons en lamelles, laissez-les dorer et rôtir en les mélangeant de temps en temps pendant 5 à 10 minutes, ajoutez les petits pois frais et poursuivez la cuisson 1 à 2 minutes en retournant le tout.

Ajoutez les nouilles soba et les épinards, mélangez le tout et versez aussitôt dans des bols.

Pendant ce temps, préparez la sauce, mixez ou mélangez au fouet le miso et le jus de citron, le tahini et l'eau, ajoutez enfin le soja cuisine.

Servez les nouilles Soba avec la sauce.

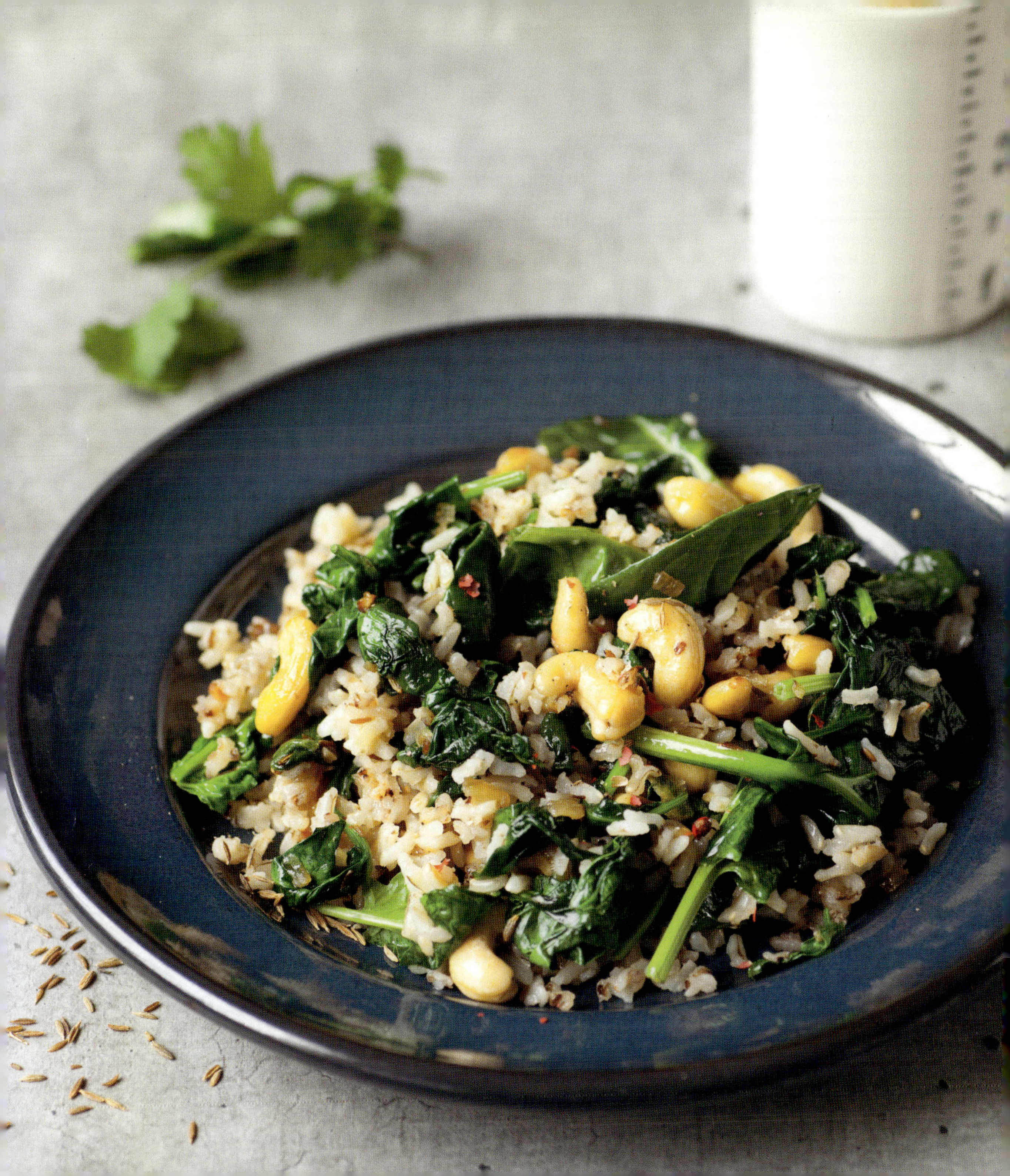

5 min

Ingrédients

- 1 banane bien mûre
- 1 cuillère à café bombée de purée de cacahuète
- 250 ml de lait de soja vanillé
- 1 pointe de couteau de cannelle
- 4 glaçons

La banacahuète

Préparation : 5 min

Découpez la banane en 8 morceaux puis placez-la dans le mixeur avec les glaçons.

Ajoutez la purée de cacahuètes, le lait de soja vanillé et la cannelle.

Mixez le tout, et le tour est joué !

20 min

Ingrédients

- 100 g de noix de cajou
- 150 g dattes dénoyautées
- 2 cuillères à soupe. de raisins secs
- 2 cuillères à soupe de poudre de cacao crue
- 1 cuillère à café d'épices pour pain d'épices

Fitbarre choCajou

Préparation : 20 minutes

Dénoyautez les dattes et réservez.

Mélangez les noix de cajou dans le bol d'un robot et mixez rapidement pour les briser grossièrement.

Ajoutez les autres ingrédients.

Mixez de nouveau 2 minutes.

Raclez les parois et mixez 30 secondes.

Versez sur du papier sulfurisé et formez un (ou plusieurs) rectangle(s) d'épaisseur moyenne, enveloppez puis tassez bien.

Laissez au réfrigérateur au moins 2 h.

Coupez ensuite des barres de la taille qui vous convient.

Conservez au réfrigérateur.

15 min

Ingrédients
pour 4 portions

- 100 g de noix de cajou
- 50 g d'abricot secs
- 50 g de dattes sèches
- 20 g de graines de sésame blanc grillées
- 2 cuillères à soupe de gingembre frais pelé et râpé
- 0.5 cuillère à café de quatre-épices ou de mélange pour pain d'épices
- 1 cuillère à soupe de miel brun liquide

Fitballs power

Préparation : 15 min

Détaillez les tomates en deux ou en cubes. Pelez et hachez l'ail, râpez le gingembre.

Lavez le chou-fleur et détaillez-le en petits bouquets.

Dans une poêle avec 1 cuillerée à soupe d'huile d'olive, faites revenir l'ail haché et le gingembre puis ajoutez les cubes de tomate. Salez et poivrez, ajoutez le curry en poudre, les bouquets de chou-fleur, et un petit verre d'eau.

Couvrez et laissez mijoter sur feu moyen pendant 10 minutes.

Égouttez les pois chiches et ajoutez-les au reste de la préparation. Ajoutez le jus du citron. Laissez mijoter 10 minutes de plus à couvert.

Ajoutez le lait de coco et laissez réduire à découvert (5 min). La sauce doit napper les légumes.

Parsemez de coriandre ciselée.

MENU BREAKFAST

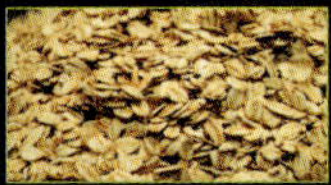
Flocons d'avoine

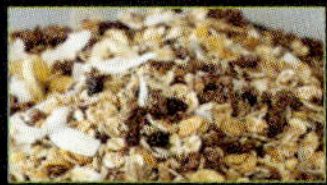
Muesli

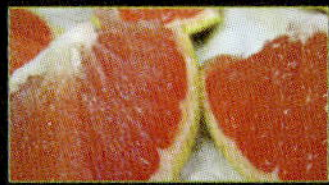
Pamplemousse

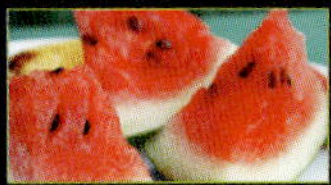
Pastèque

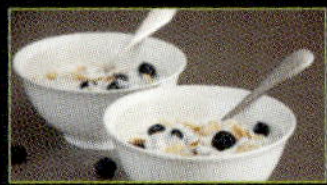
Yaourt végétal grec

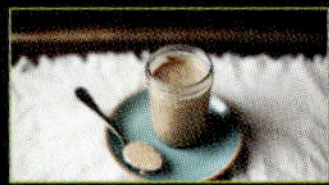
Beurre d'amandes

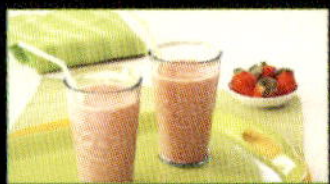
Smoothies lait végétal

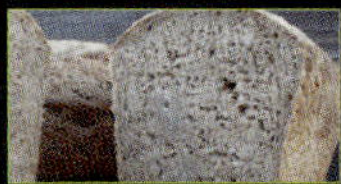
Pain complet

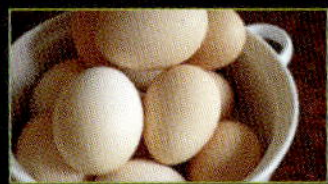
Œufs

MENU DINNER

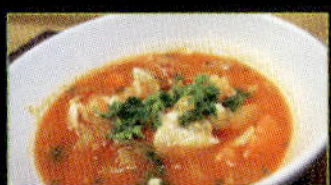
Soupe

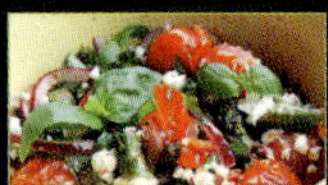
Salade

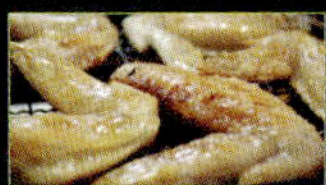
Poulet grillé

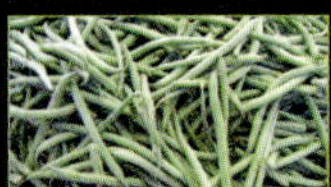
Légumes verts

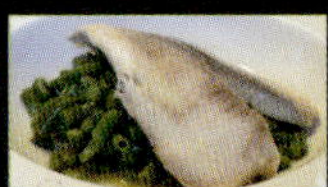
Poisson

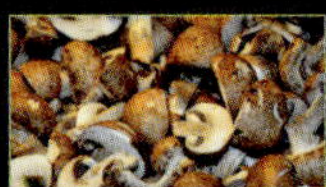
Champignons

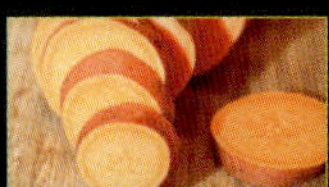
Patates douces

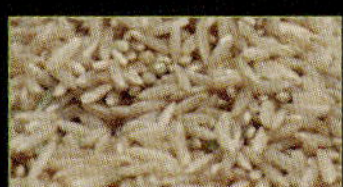
Riz complet

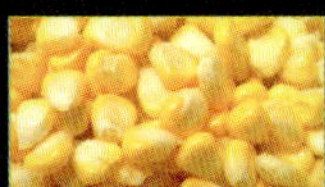
Maïs

MENU SNACK

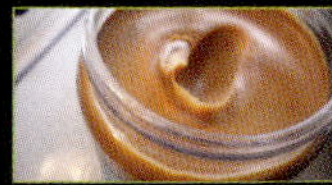
Pain complet et beurre de cacahuètes

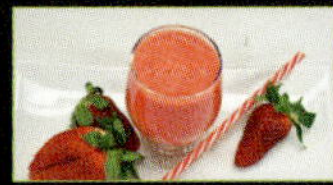
Smoothies aux fruits

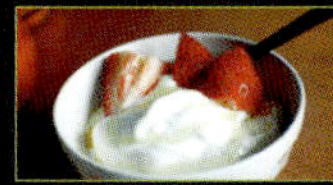
Yaourt végétal, fruits & miel

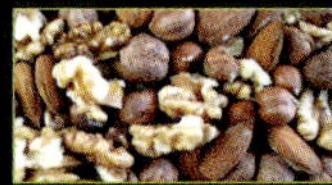
Fruits secs

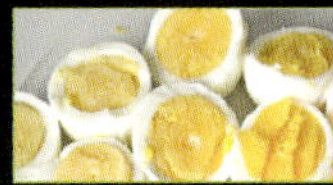
Œufs durs

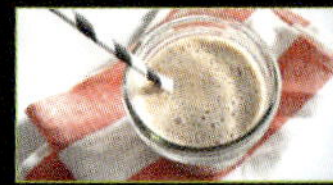
Lait végétal chocolat

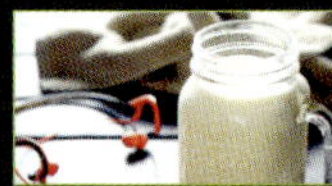
Lait végétal protéiné

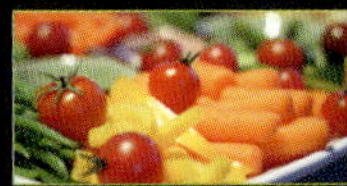
Légumes à croquer

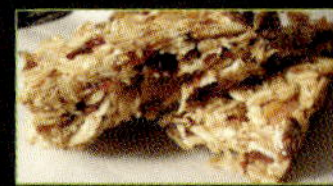
Barres au granola

MENU LUNCH

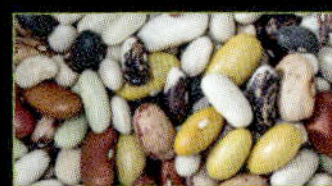
Haricots secs

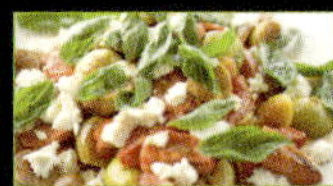
Salade

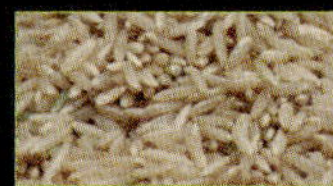
Riz complet

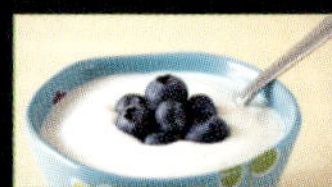
Yaourt végétal

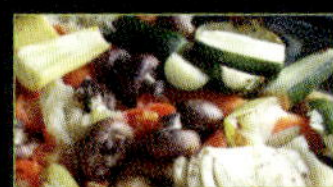
Légumes à l'eau

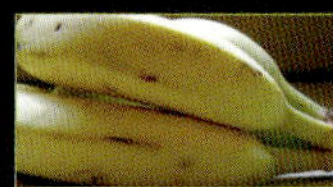
Bananes

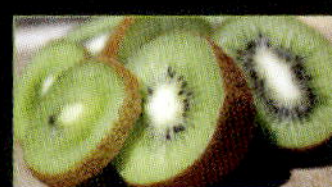
Kiwi

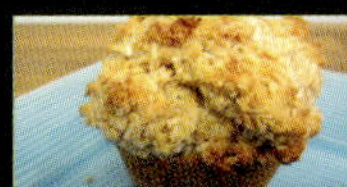
Muffins complets

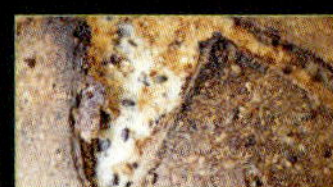
Pain complet

MENU PROTÉINES VÉGÉTALES

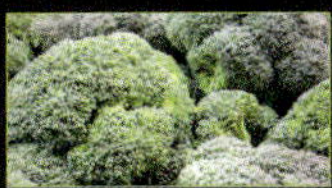
Brocoli

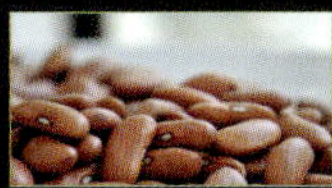
Légumineuses

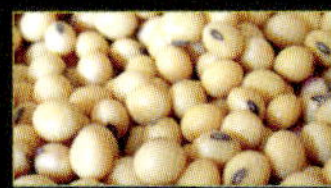
Graines de soja

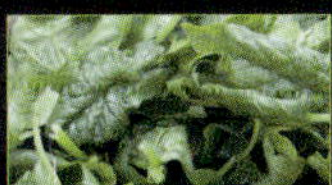
Épinards

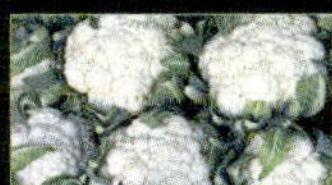
Chou-fleur

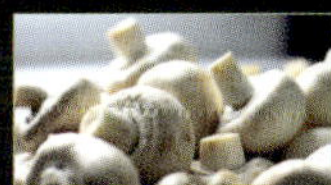
Champignons

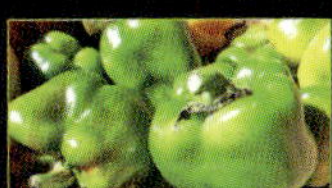
Poivrons verts

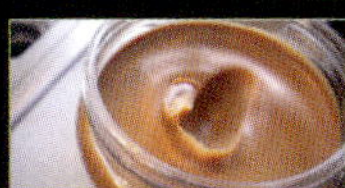
Beurre de cacahuètes

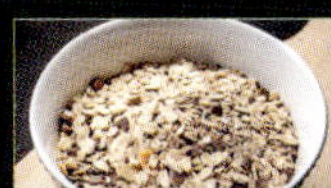
Flocons d'avoine

MENU GLUCIDES

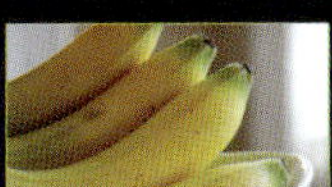
Bananes

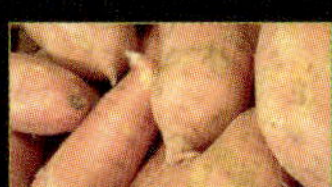
Patates douces

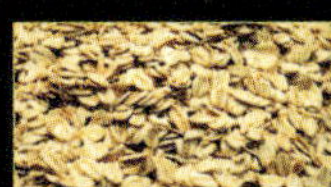
Avoine

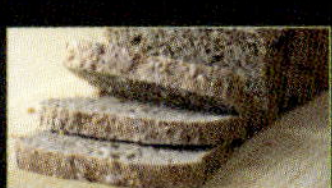
Pain complet

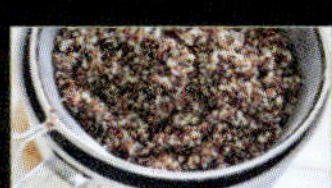
Quinoa

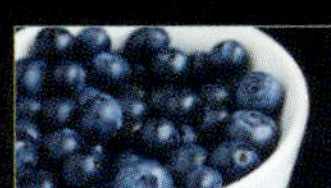
Myrtilles

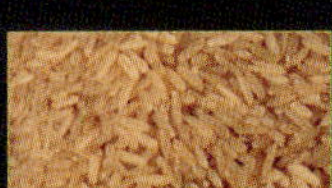
Riz brun

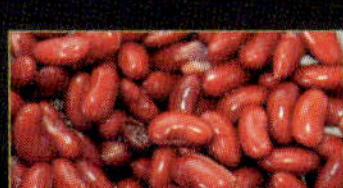
Haricots rouges

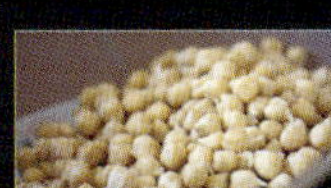
Pois chiches

MENU HYDRATATION

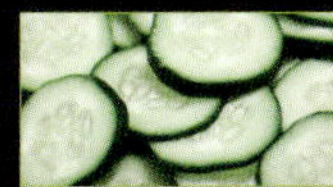
Concombre

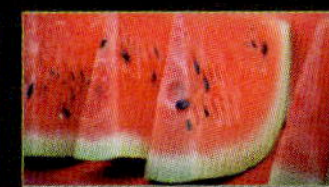
Pastèque

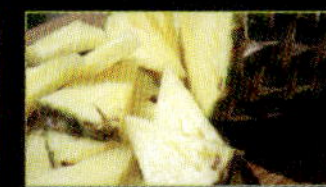
Ananas

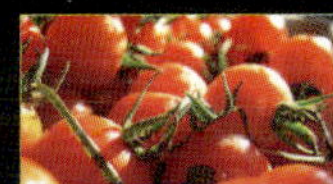
Tomate

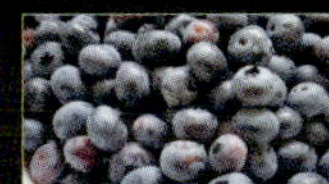
Myrtilles

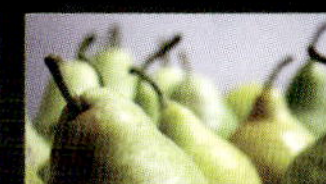
Poire

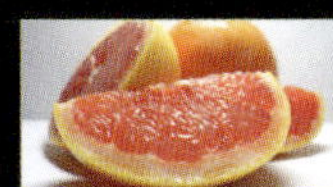
Pamplemousse

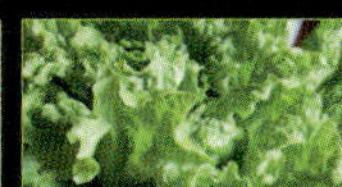
Laitue

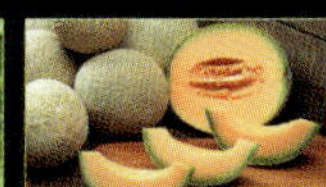
Melon

MENU LIPIDES

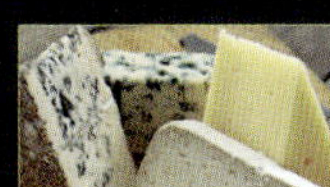
Fromages chèvre ou brebis

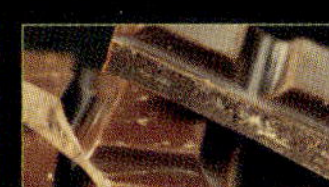
Chocolat noir

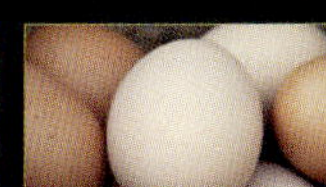
Œufs

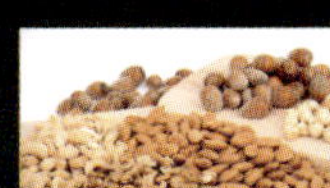
Fruits à coques

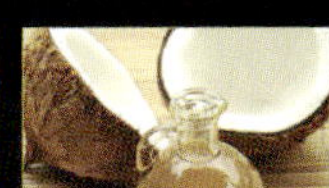
Huile et fruit de noix de coco

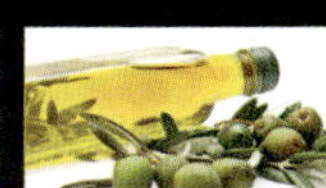
Huile d'olive

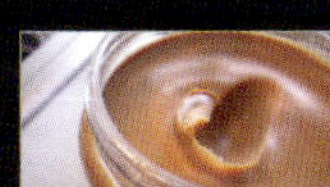
Beurre de cacahuètes

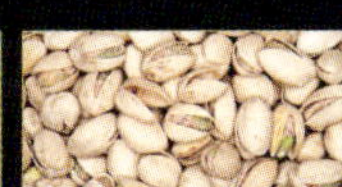
Pistaches

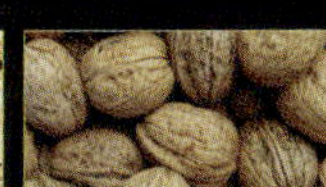
Noix

V. LES EXERCICES NIVEAU PAR NIVEAU

Vous trouverez 3 niveaux d'exercices du débutant jusqu'à l'athlète.

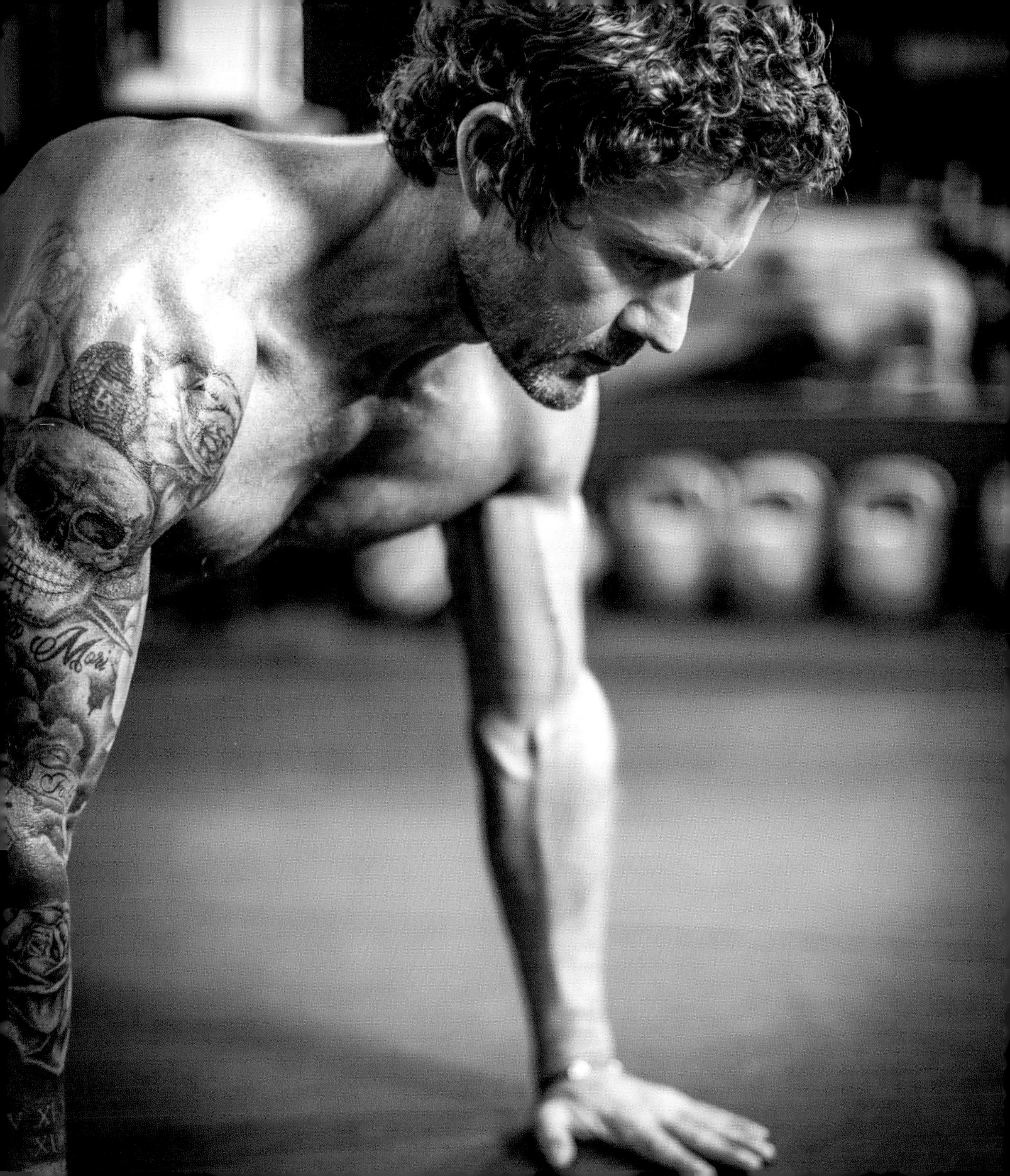
Mori

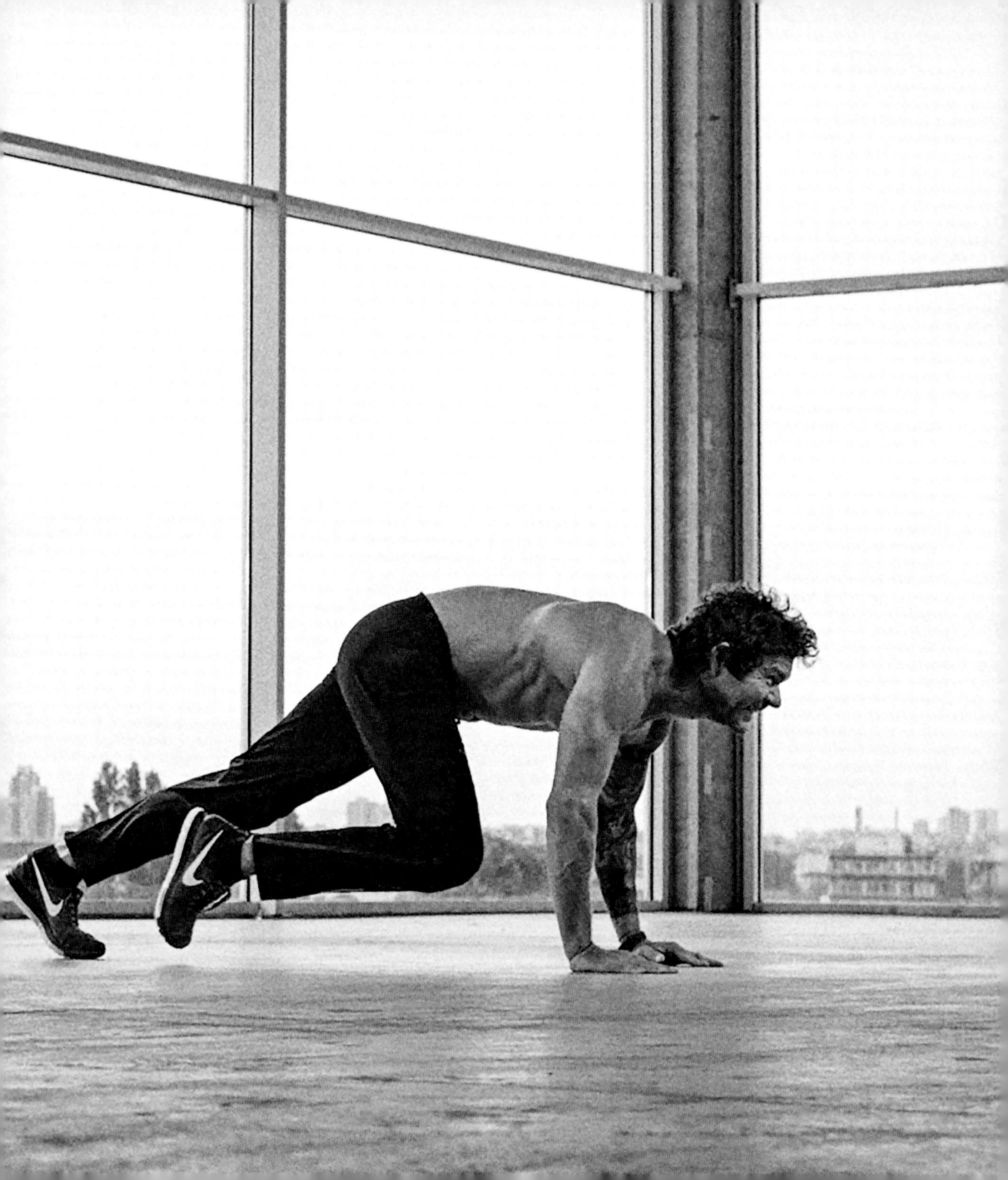

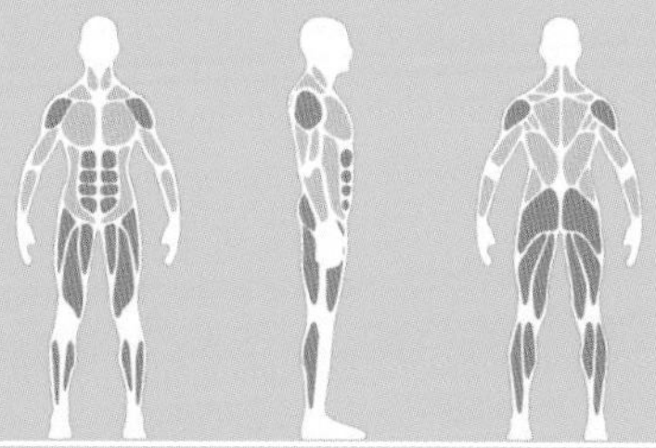

LES EXERCICES NIVEAU 1

Ces 17 premiers exercices sont incontournables. C'est le BA-ba de toute préparation physique. Grâce à eux vous serez en mesure de vous connecter à l'ensemble de vos chaînes musculaires et ostéo-tendineuses.

01

LA ROULETTE ALPINISTE

Cet exercice est impressionnant mais n'est pas vraiment dangereux.

Rachis lombaire. Normalement, la flexion de la jambe sous le tronc empêche l'hyperlordose lombaire. Pensez à rentrer le ventre et à maintenir votre bassin rétroversé en gardant votre pubis vers le haut.

Rachis cervical. Faites attention à votre cou, maintenez votre regard vers le sol, le menton légèrement rentré.

Cet exercice est dynamique. Expirez à chaque changement de jambe, mais si c'est trop rapide, inspirez tous les 3 ou 4 mouvements, puis expirez longuement en rentrant le ventre le plus possible. Vous solliciterez la partie profonde de vos abdominaux.

01

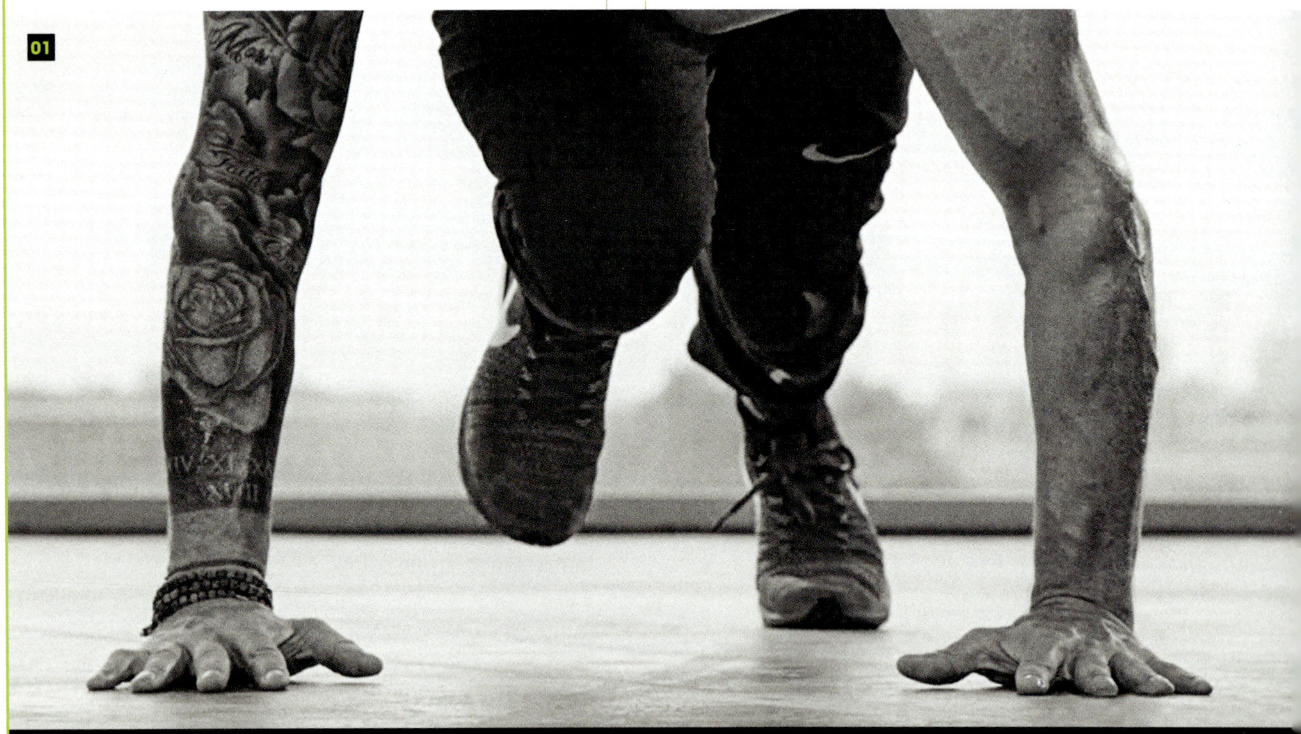

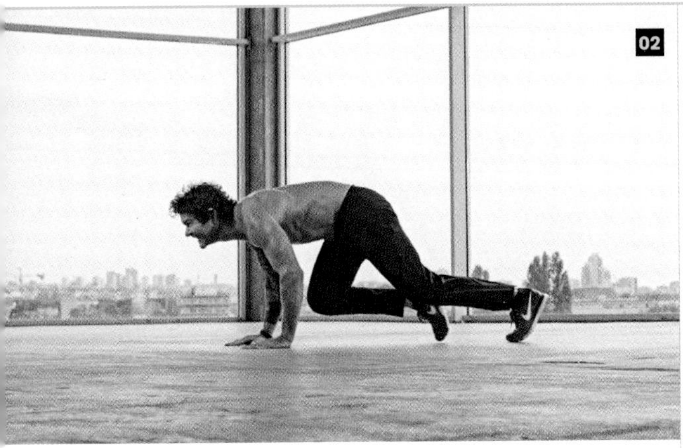

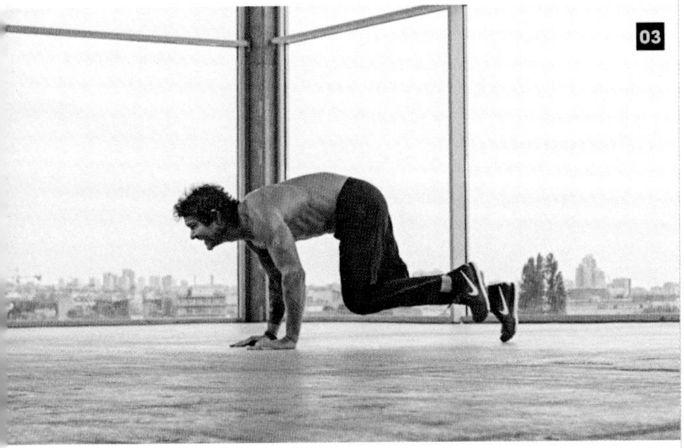

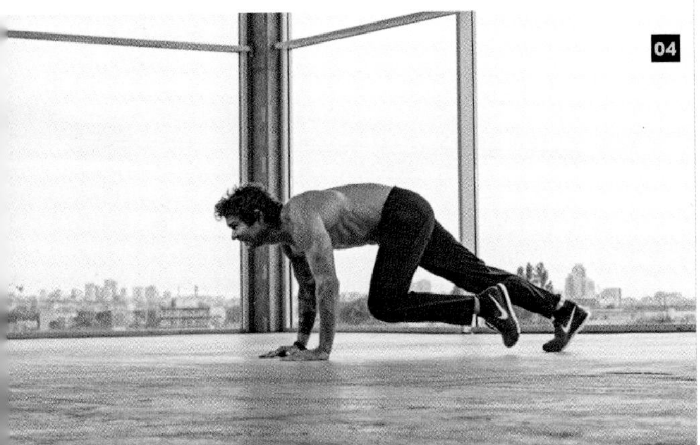

CONSIGNES

Avec un écartement des mains un peu plus large que la largeur des épaules, les cuisses dans le prolongement du buste, les abdominaux et les fessiers serrés (gainage), les bras sont tendus et les paumes des mains restent en contact avec le sol.

Gardez la tête dans l'alignement des courbures vertébrales.

Ramenez alternativement les genoux vers la poitrine en expirant.

POUR LES MOINS FORTS

Les remontées se font en maintenant le rythme pendant 30'.

POUR LES PLUS FORTS

Les remontées se font en sprint, tout en verouillant les bras, les pectoraux et le grand dorsal. Les jambes restent en permanence en suspension.

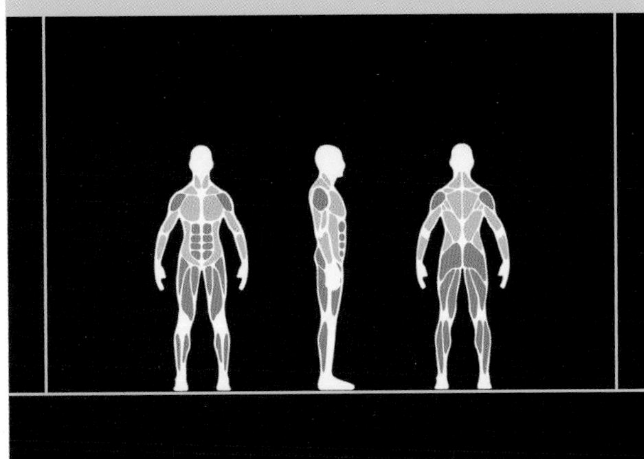

02

L'ENROULEMENT VERTÉBRAL

Dans ce mouvement, il faut vraiment contrôler lentement la descente et maintenir le rachis lombaire plaqué au sol.
Pensez à recruter les abdos et uniquement les abdos, pas les muscles de la nuque. Il est toujours difficile de garder le haut du corps relâché.
Lorsque vous êtes allongé sur le sol, vous pouvez placer une serviette roulée sous la nuque.

Les abdos doivent toujours se travailler « poumons vides » avec des petites amplitudes ventilatoires et en contractant toujours en expiration. Cela permet de solliciter correctement le muscle transverse. N'hésitez pas à souffler bruyamment. Les mamans, jeunes et moins jeunes, peuvent essayer d'ajouter à l'effort de contraction du transverse une contraction du périnée en remontant l'anus et en serrant le vagin.

En résumé, peu importe la position. Pensez à souffler, à rentrer le ventre, à contracter le périnée. Puis exécutez les mouvements pour recruter les autres muscles abdominaux.
Essayez de ne pas bomber le ventre.

01

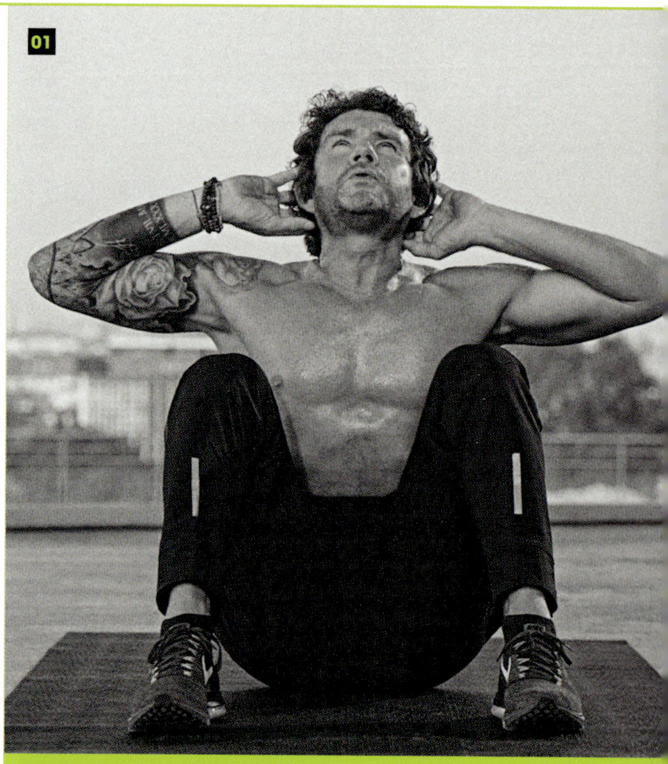

CONSIGNES

Position de départ allongé sur le dos, sur le sol ou sur un banc.

Les mains peuvent être placées sur la tête au niveau des tempes, sur la poitrine, ou encore le long du corps.

Les pieds peuvent être posés sur le sol, près des fesses, ou reposer sur un banc. On peut aussi placer les cuisses à la verticale, genoux fléchis et écartés, pieds croisés.

Enroulez le buste vers l'avant en contractant les abdominaux et en expirant.

Revenez à la position initiale en inspirant.

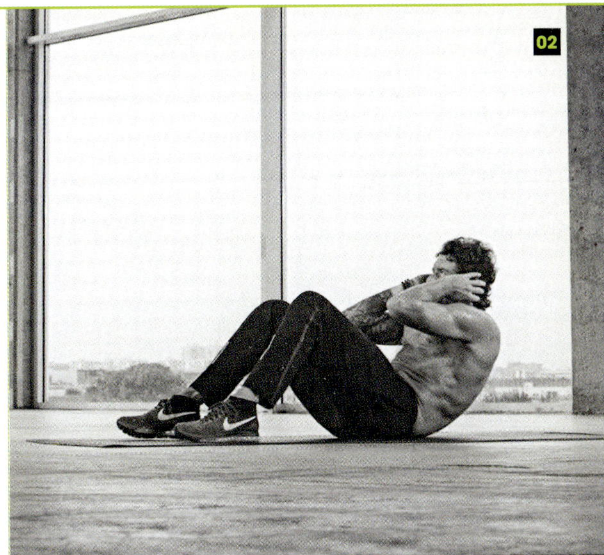
02

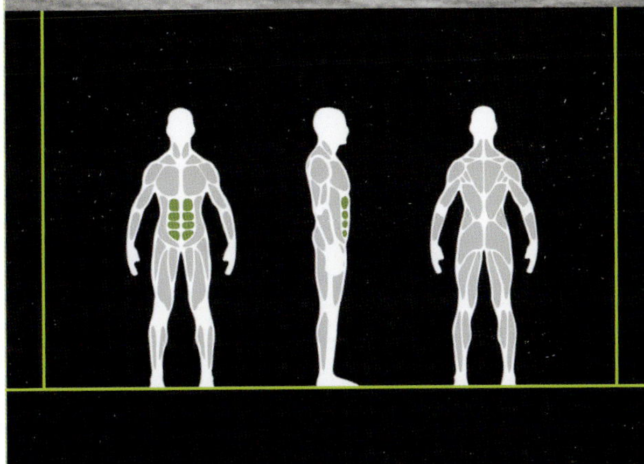

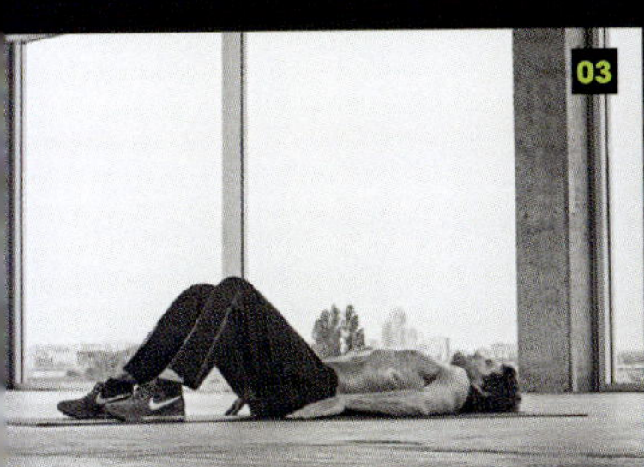
03

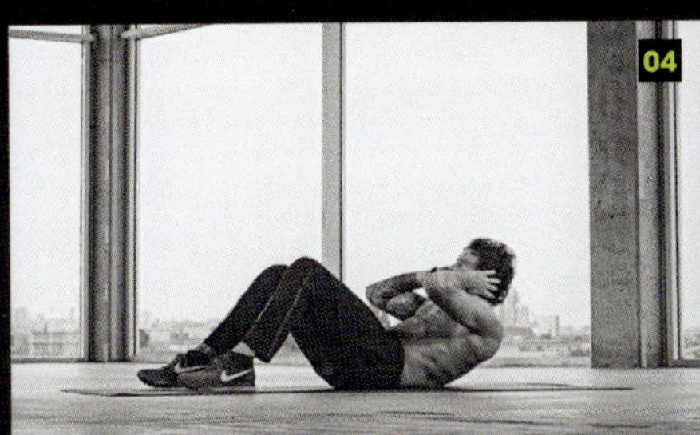
04

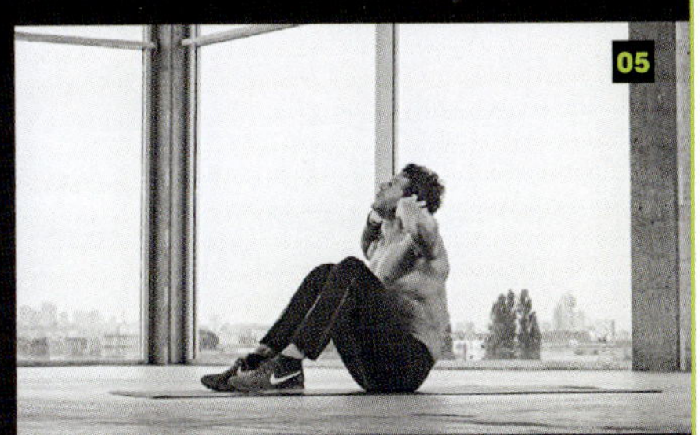
05

03

LES ABDOS CYCLISTES

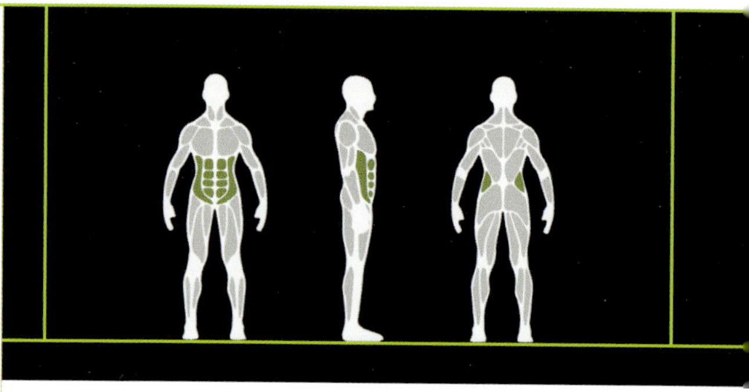

Un grand classique des abdos !
Et un très bon exemple de la double contraction :
- contraction continue du transverse au cours de l'exercice, en gainage.
- contractions alternées des obliques dans le mouvement de pédalage.

Soufflez en continu sur 4 à 6 mouvements de jambes et prenez une brève inspiration sans lâcher la contraction du transverse.
Essayez de rester relativement relâché au niveau de la nuque. Ne tirez pas dessus, soutenez-la !

01

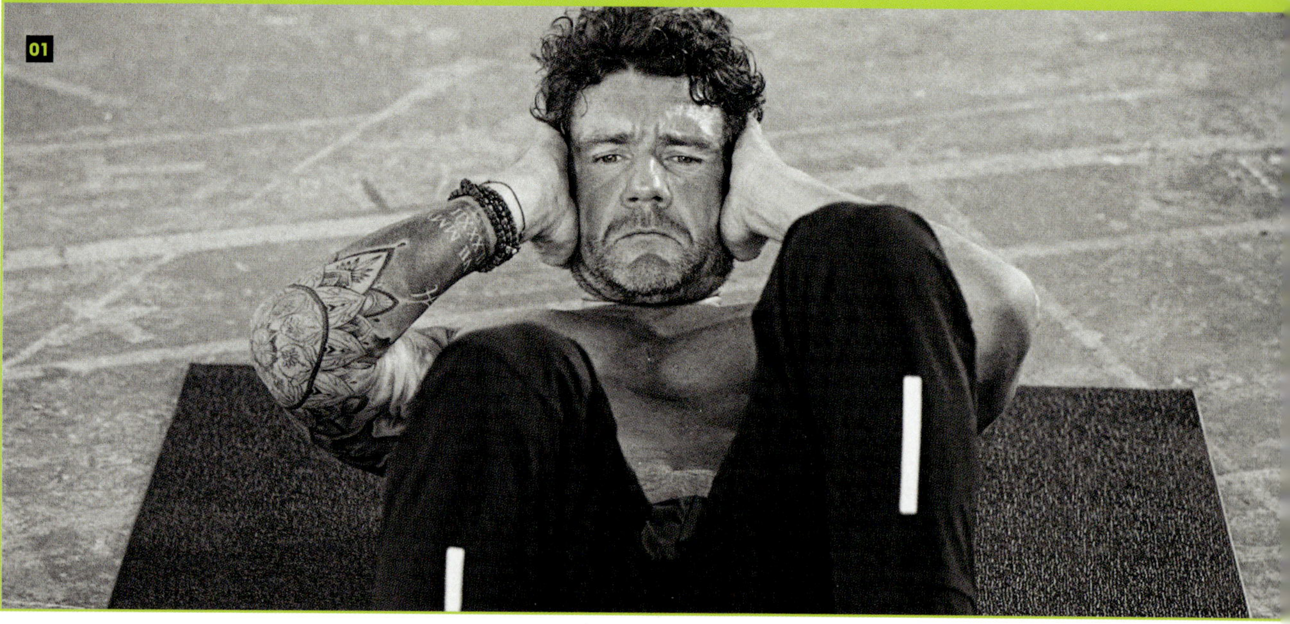

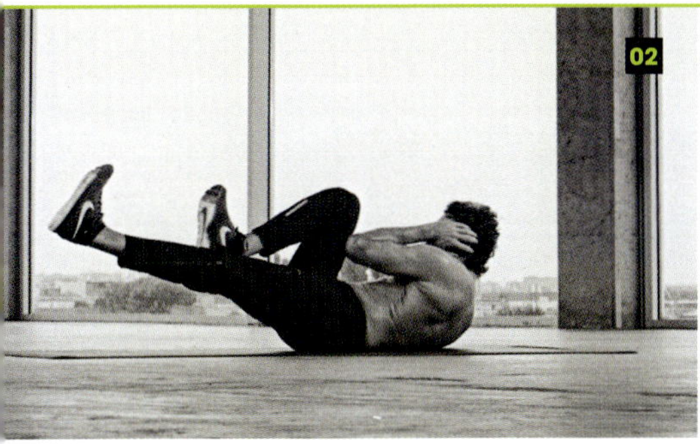

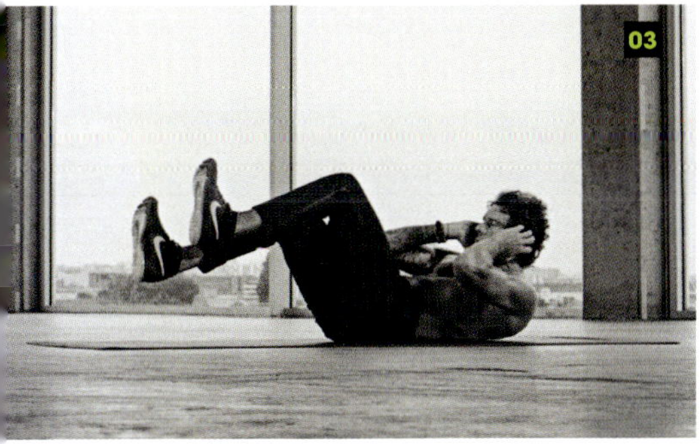

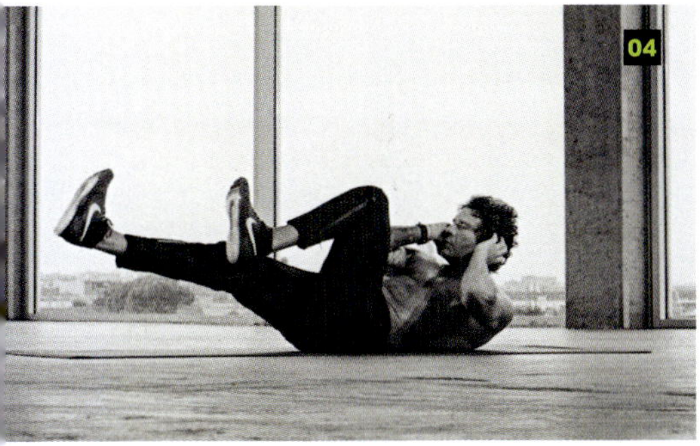

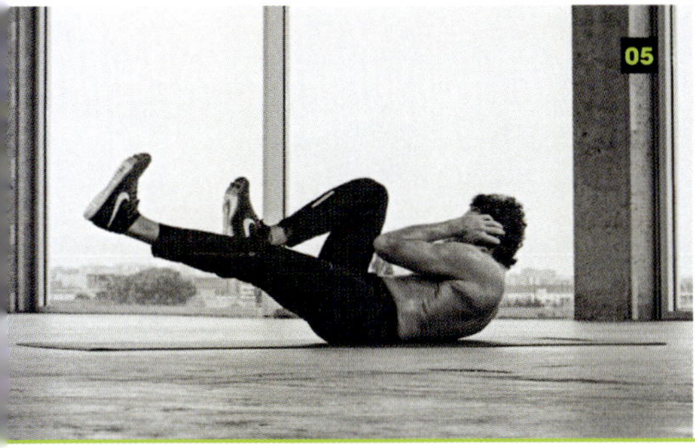

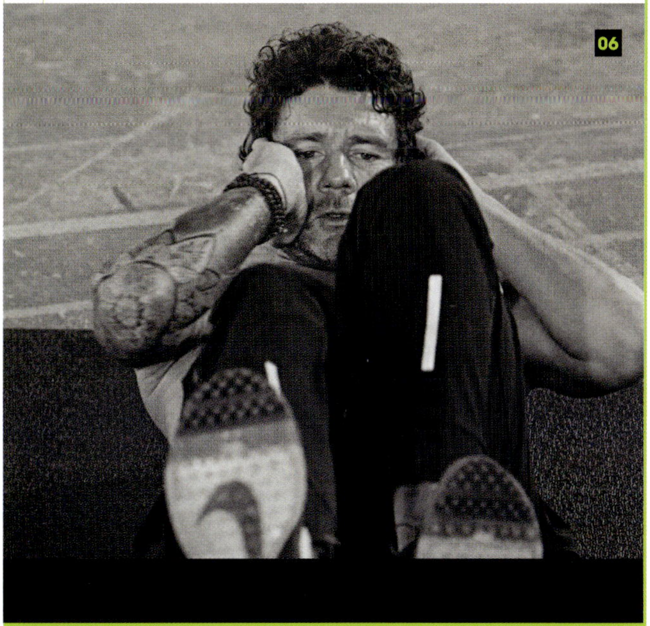

CONSIGNES

Position de départ : allongé sur le dos.

Placez les mains au niveau des tempes. Décollez les pieds en gardant les genoux fléchis.

Enroulez le buste vers l'avant en contractant les abdominaux et en expirant pour amener le coude sur le genou opposé.

Alternez coude gauche / genou droit et coude droit / genou gauche.

04

LE GAINAGE COUDES DE CÔTÉ

01

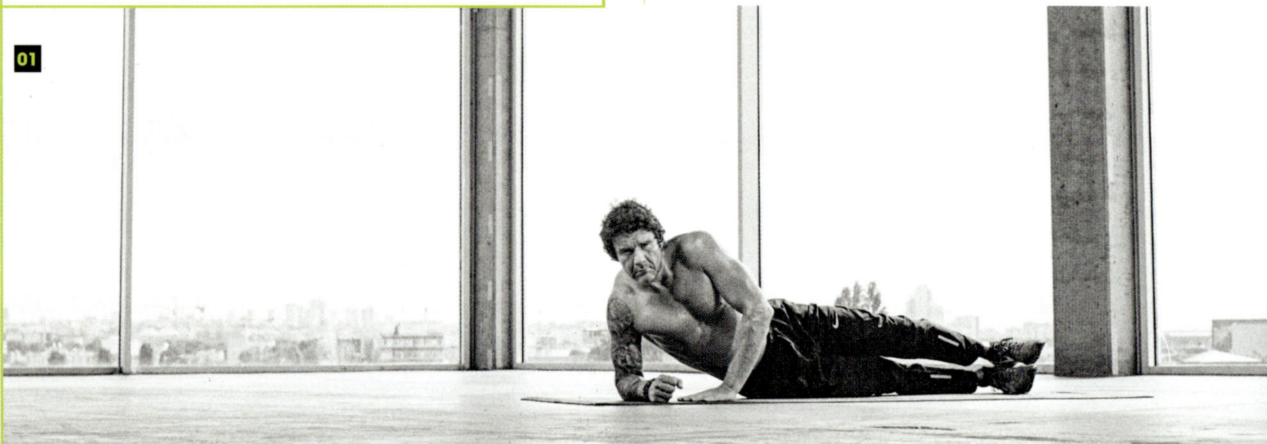

02

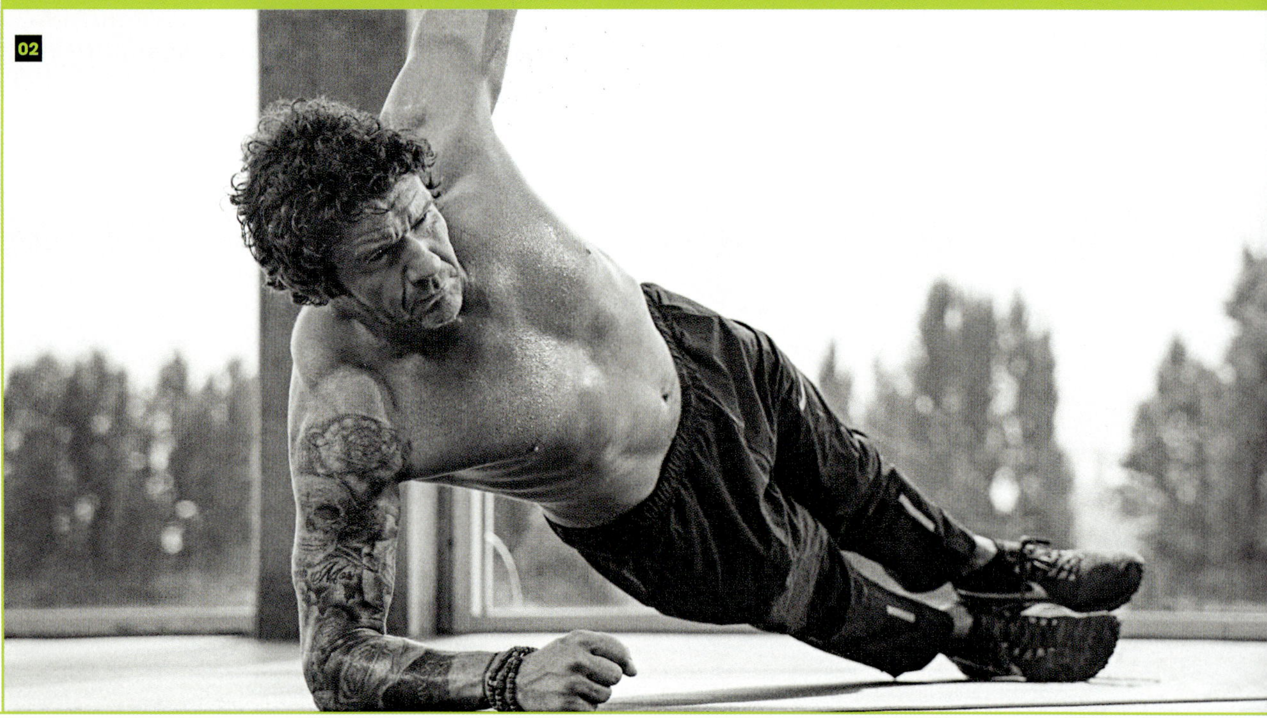

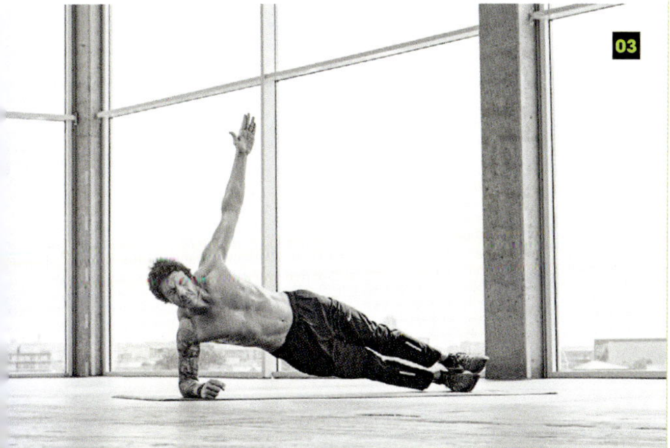

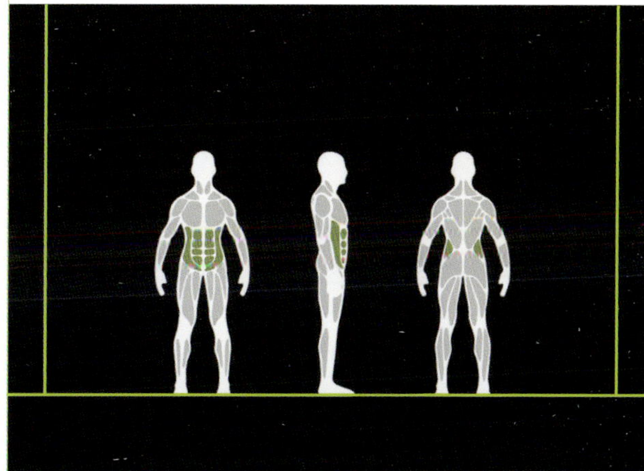

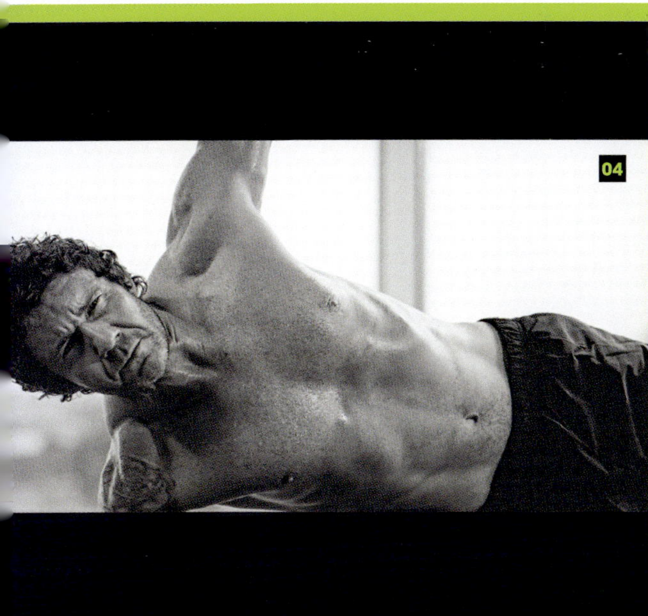

CONSIGNES

Placez-vous en appui latéral sur l'avant-bras.

Alignez votre buste et vos jambes sur le même plan.

Contractez les abdominaux en cherchant à les plaquer contre la colonne vertébrale en rentrant le ventre et en expirant fortement. Contractez les fessiers.

Conservez l'alignement des courbures vertébrales.

Changez de côté.

Pour plus de stabilité, tendez votre bras libre à la verticale.

Même sur le côté, faites attention à rétroverser le bassin et à rentrer un maximum le ventre sur de longues phases expiratoires pour renforcer les abdominaux profonds. Gardez les épaules basses et la tête dans l'axe du tronc. Recherchez le relâchement du haut du corps.

05

LE GAINAGE SUR LES COUDES

Rachis lombaire. Cet exercice peut provoquer une hyperlordose lombaire, c'est-à-dire augmenter votre cambrure et éventuellement occasionner des douleurs liées à la pression exacerbée sur le bas du dos. Pour éviter cela, serrez les fesses, remontez votre pubis vers le nombril sans anguler le tronc.

Rachis cervical. Faites attention à votre cou, maintenez votre regard vers le sol, le menton légèrement rentré.
Durant cet exercice, vous pouvez faire de longues expirations en essayant de rentrer de plus en plus le ventre, vous solliciterez le plan profond des abdominaux.

02

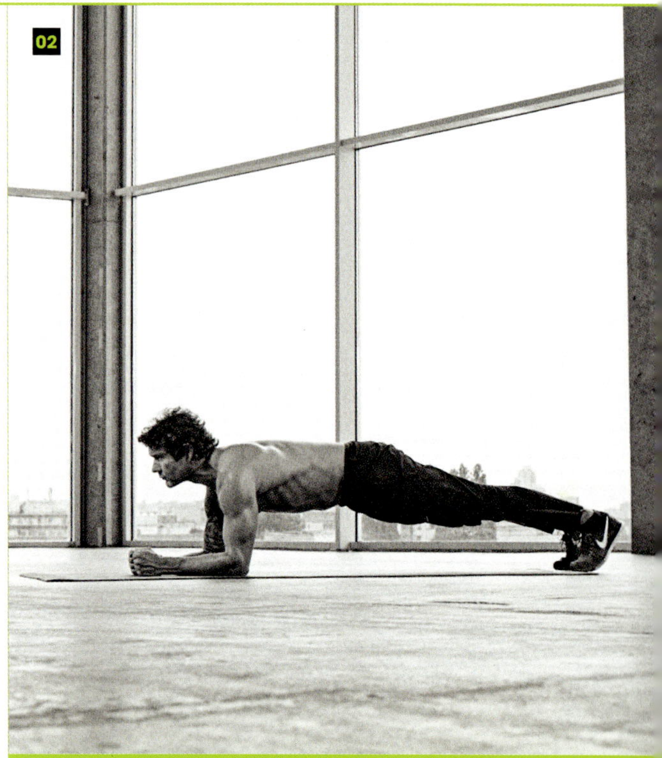

01

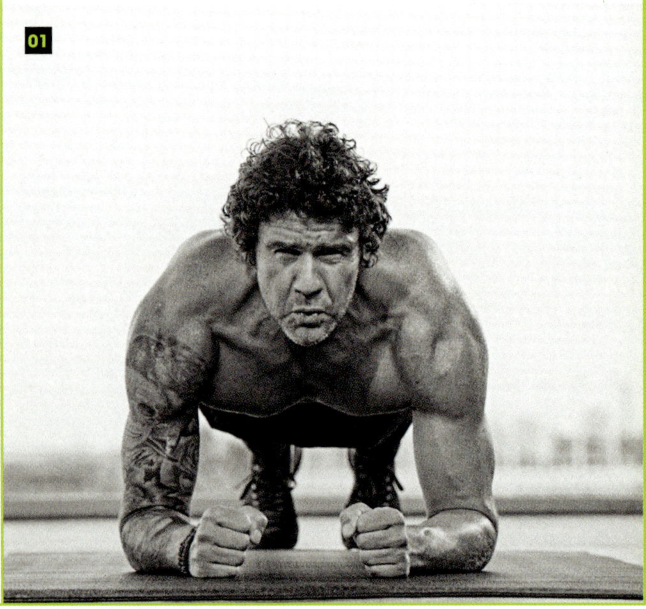

CONSIGNES

Placez-vous en position de pompes, mais en posant les avant-bras au sol.

Contractez les abdominaux, en cherchant à les plaquer contre la colonne vertébrale. Rentrez le ventre en expirant fortement. Contractez les fessiers.

Conservez l'alignement des courbures vertébrales.

06

LE GAINAGE SUR LES MAINS

CONSIGNES

Mains au sol, bras tendus, placez-vous en position de pompes.

Contractez les abdominaux, en cherchant à les plaquer contre la colonne vertébrale. Rentrez le ventre en expirant fortement. Contractez les fessiers.

Maintenez la position en expirant fortement.

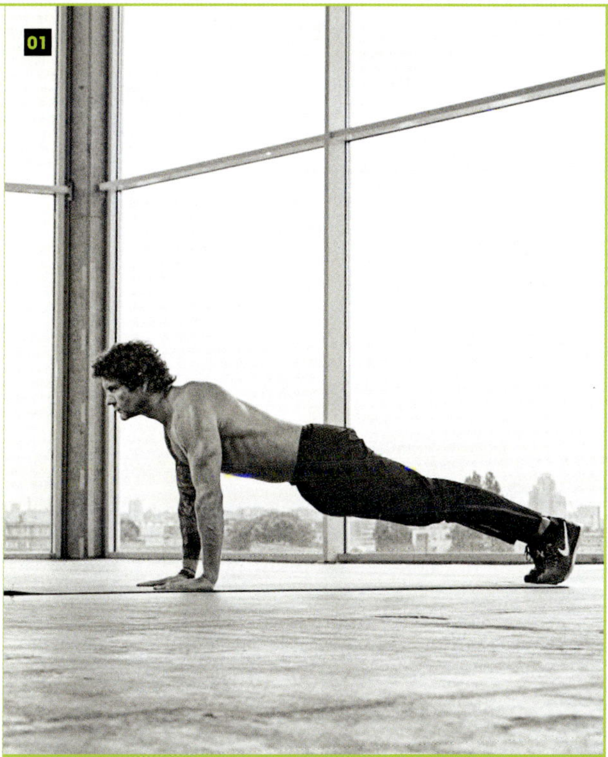

01

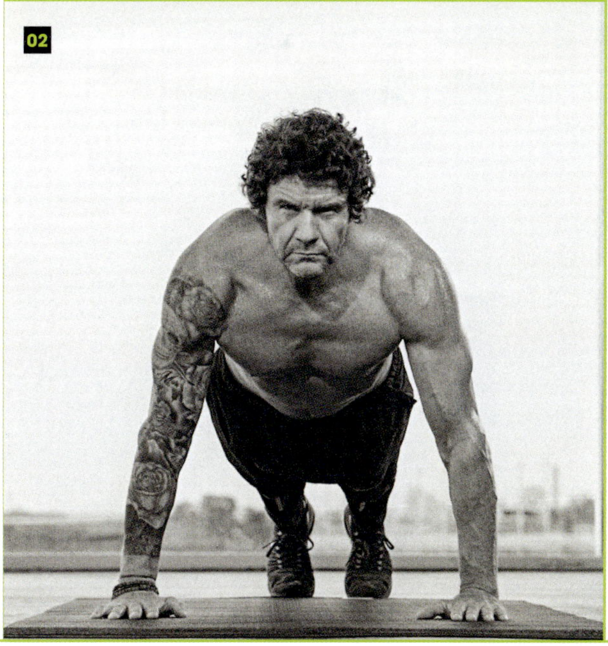

02

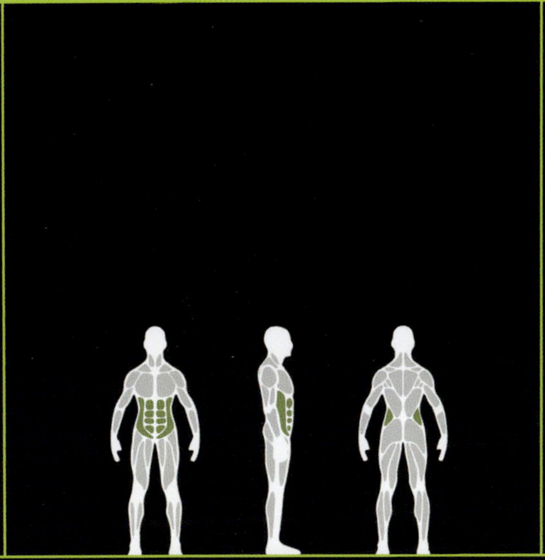

07

LES DIPS SUR UNE CHAISE JAMBES PLIÉES

Dans les dips, attention à ne pas éloigner le dos de la chaise, il faut glisser quasiment au contact du bord de l'assise, pour éviter de positionner l'épaule dans une amplitude extrême ce qui pourrait être traumatisant.
Pensez à conserver les épaules basses et bien en arrière.
Pas de précipitation, ralentissez la descente en inspirant, c'est ici aussi une contraction excentrique sous maximale.
Remontez en explosant et en soufflant.

CONSIGNES

Dos à une chaise ou un banc, pliez les genoux et venez placer les mains sur le rebord en gardant un écartement correspondant à la largeur des épaules. Cage thoracique sortie, veillez à conserver les omoplates rapprochées. Talons bien ancrés au sol et pointes de pied légèrement relevées.

Fléchissez lentement sur les bras en inspirant, jusqu'à amener le coude au moins à hauteur de l'épaule (bras parallèles au sol) puis poussez en expirant pour revenir, bras tendus, à la position initiale.

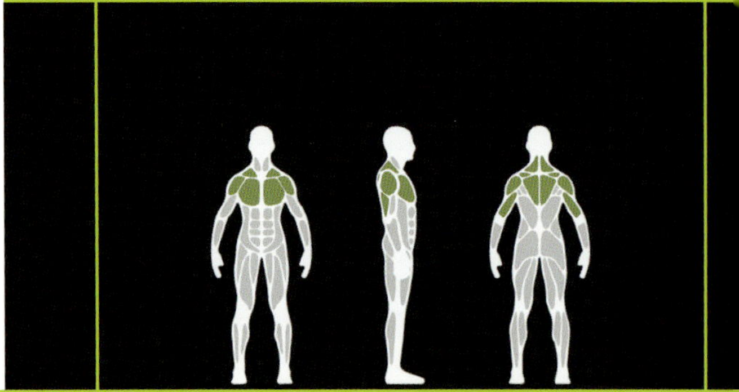

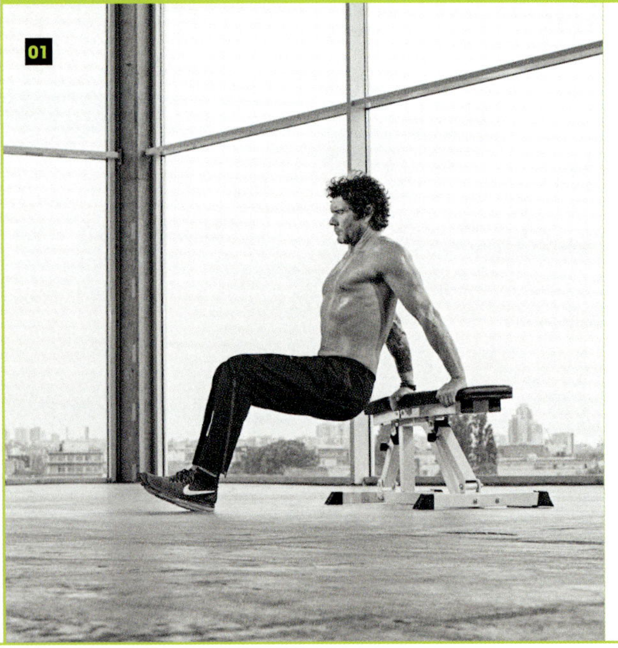

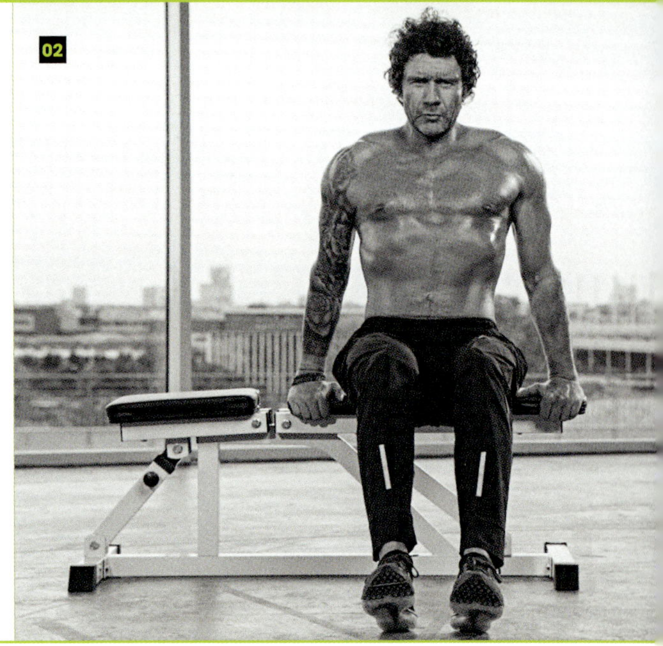

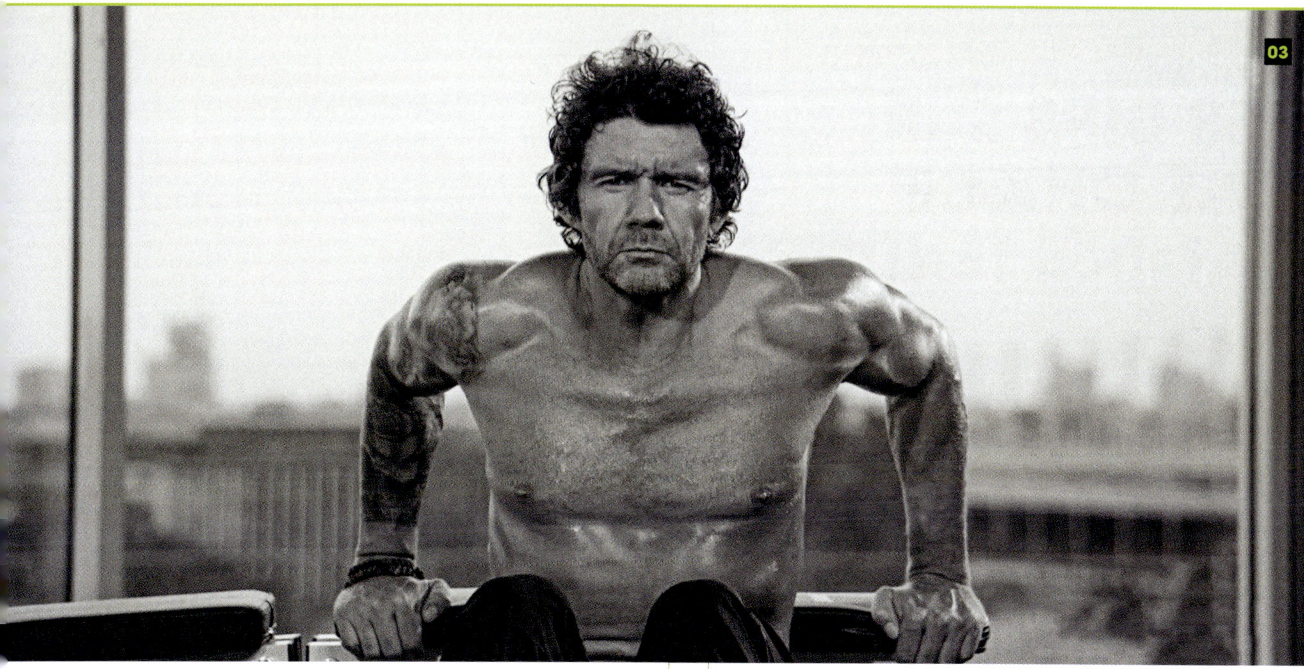
03

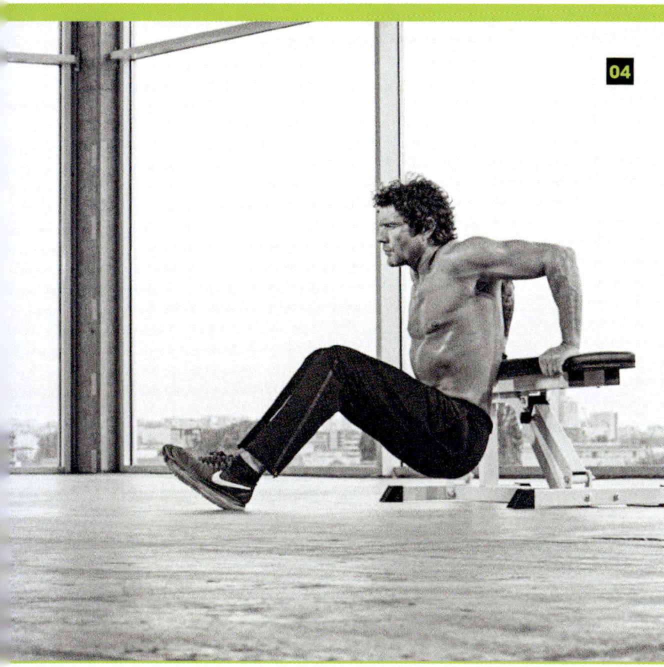
04

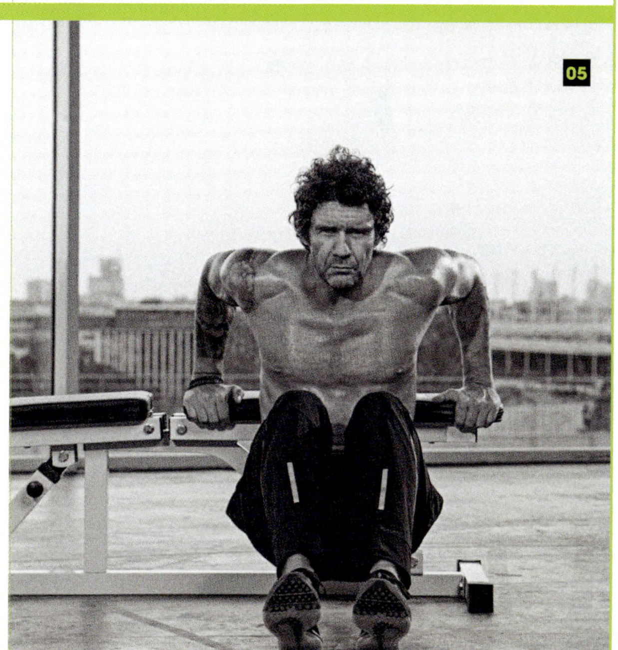
05

08

LES DIPS SUR UNE CHAISE JAMBES TENDUES

01

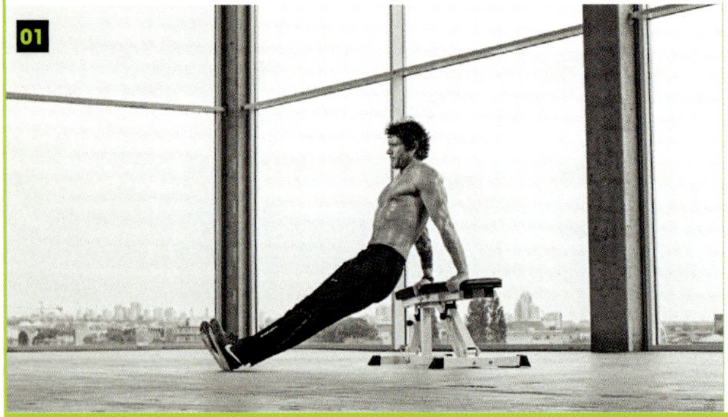

02

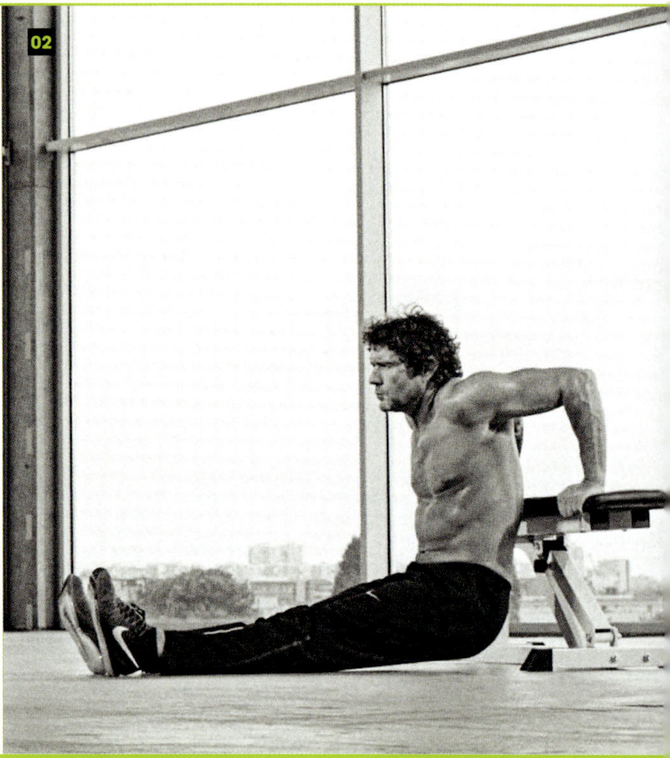

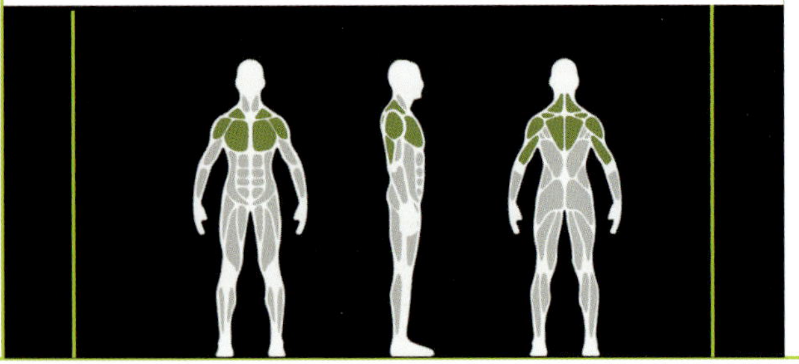

CONSIGNES

Position de départ : dos à un banc ou une chaise, asseyez vous au sol jambes allongées. Placez vos mains sur le rebord du siege en veillant à garder un écartement correspondant à la largeur des épaules. Tendez les bras, votre bassin se relève, gardez les pieds flex. Cage thoracique sortie et omoplates rapprochées.

Fléchissez lentement sur les bras en inspirant, jusqu'à amener le coude au moins à hauteur de l'épaule (bras parallèles au sol) puis poussez en expirant pour revenir bras tendus à la position initiale.

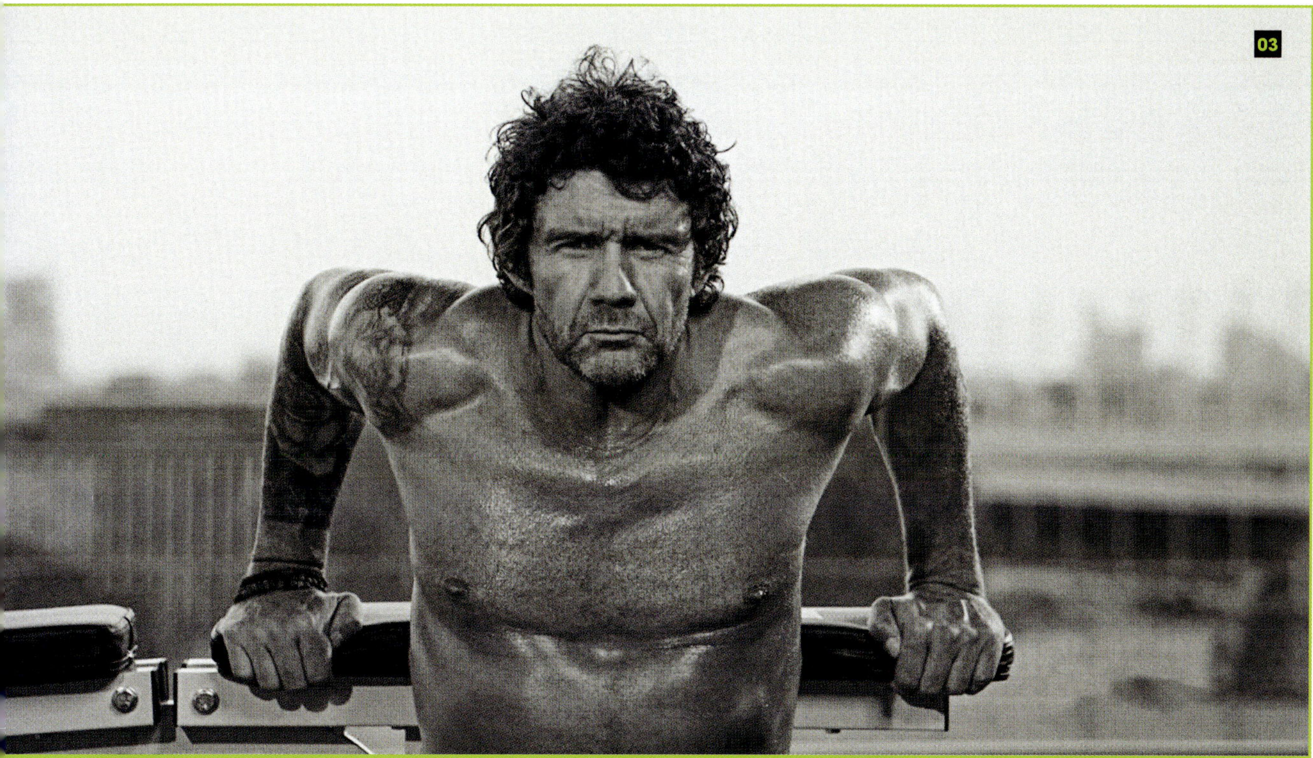
03

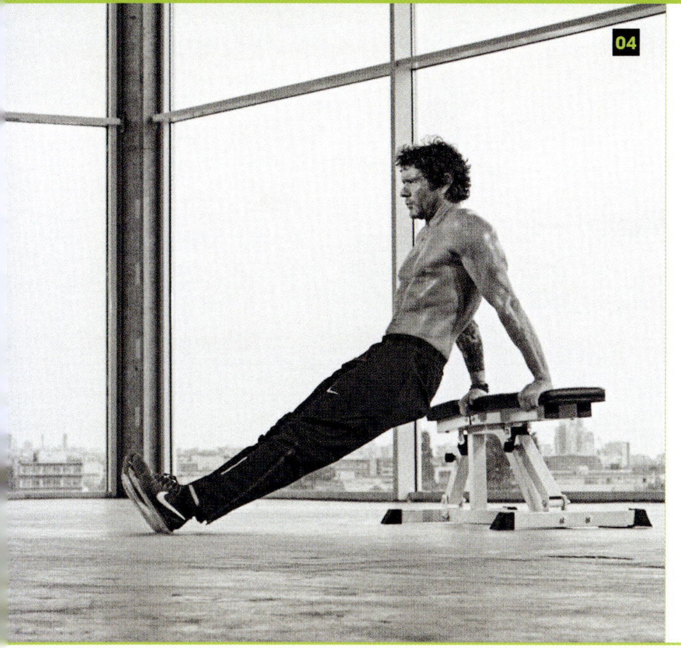
04

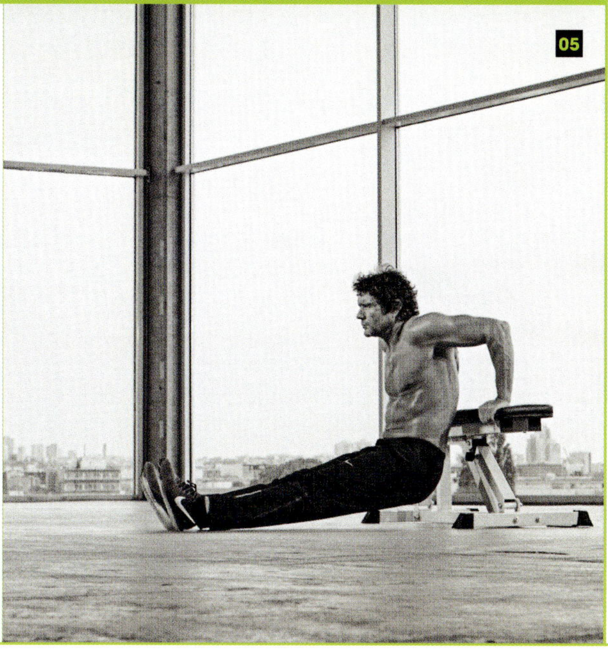
05

09

LES FENTES AVANT

Rachis lombaire. Lorsque vous pousserez sur vos jambes vous serez probablement tenté de vous pencher en avant. Cette tendance est à éviter. Gardez le tronc parfaitement vertical. Le bassin est légèrement rétroversé, rentrez le ventre !

Rachis cervical. Votre regard doit se porter loin à l'horizontale. Évitez les mouvements de tête pendant les fentes.

Genoux. Essayez de garder votre jambe avant bien verticale dans la flexion. Votre genou avant ne doit pas s'écarter vers l'intérieur ou vers l'extérieur. C'est aussi un travail d'équilibre, de proprioception.

Réalisez ce mouvement avec un contrôle visuel, face à un miroir ou à une vitre. Vous pouvez aussi tenter de le faire en fermant les yeux !

Essayez de ralentir la descente, la travail de contraction frénateur, qu'on peut appeler ici excentrique sous maximal, améliore considérablement l'état de vos tendons et leur capacité à résister à une contrainte. C'est un mode de contraction qui sollicite beaucoup la fibre musculaire et le tendon, les courbatures sont fréquentes !

Inspirez dans la flexion et soufflez dans l'extension.

01

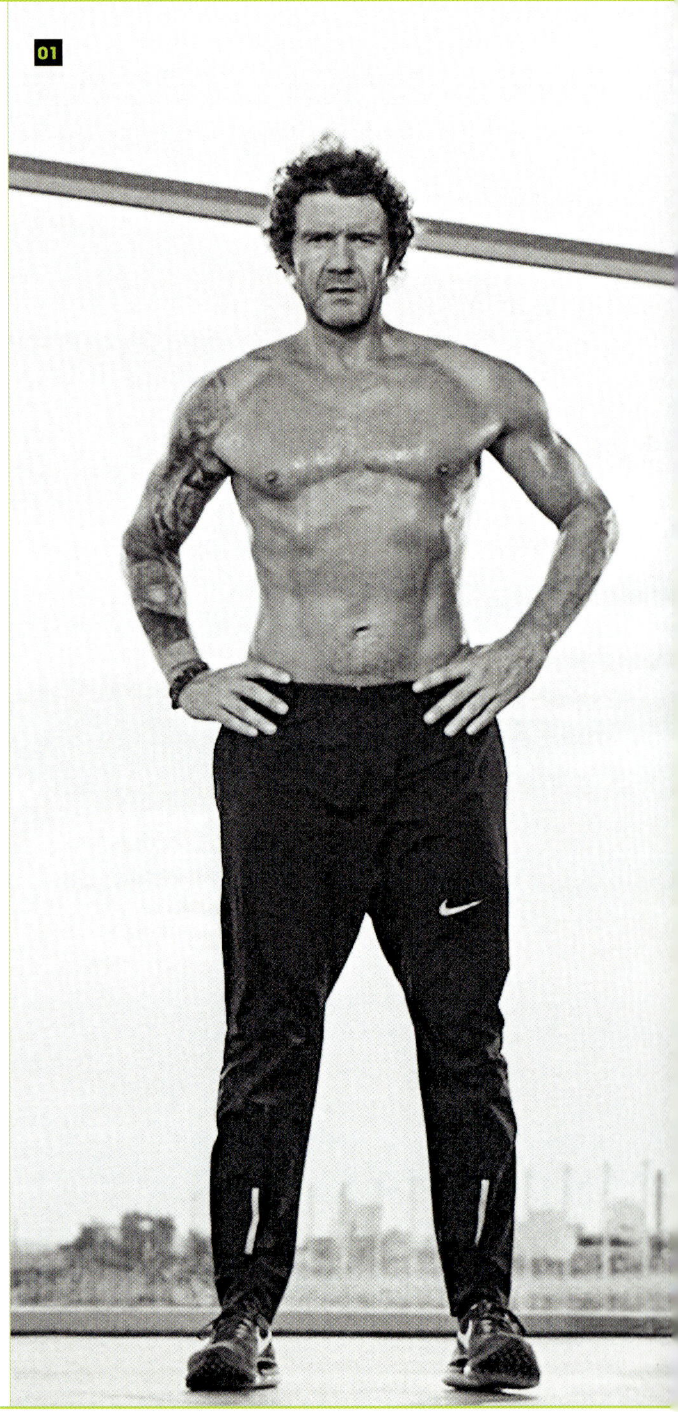

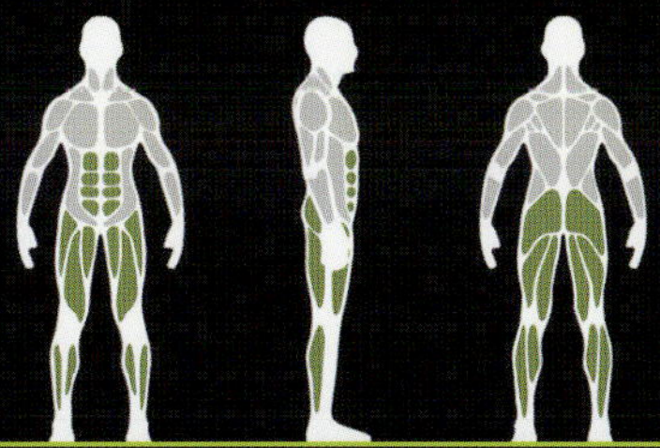

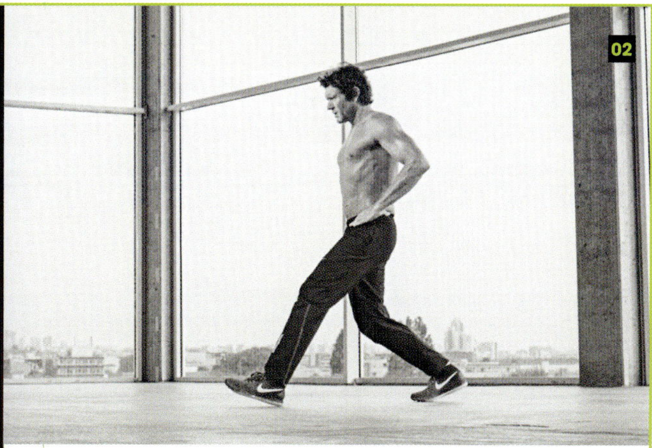

CONSIGNES

Debout, jambes écartées de la largeur du bassin, dos droit, les bras le long du corps ou les mains posées sur la taille.

Faites un grand pas vers l'avant, puis fléchissez les jambes sur un axe vertical, jusqu'à obtenir un angle de 90° au niveau du genou avant. Dans cette position, le talon est à l'aplomb du genou, la jambe arrière est parallèle au sol, en appui sur la pointe du pied. Repoussez le sol avec la jambe avant afin de revenir à la position de départ. Ensuite soit vous changez de jambe, soit vous réalisez à nouveau l'exercice du même côté.

Pour le fléchissement de la jambe avant veillez surtout à ce que la pointe du genou soit à l'aplomb de la pointe du pied (axe vertical).

Prenez au maximum appui sur votre talon de la jambe de devant.

Conservez le dos droit, sans pencher les épaules vers l'avant, et regardez en face de vous.

Inspirez à la descente, et expirez en poussant avec votre jambe.

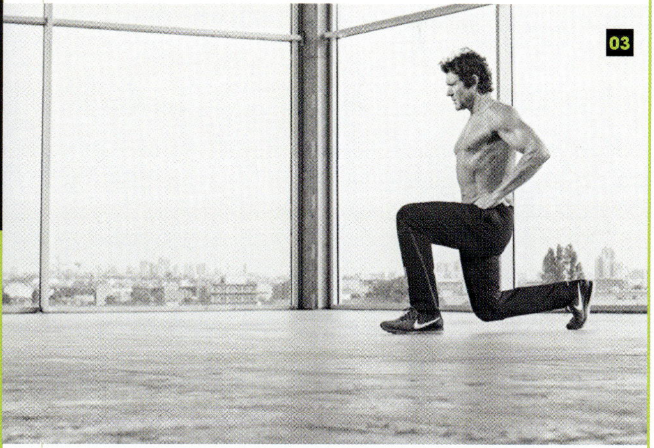

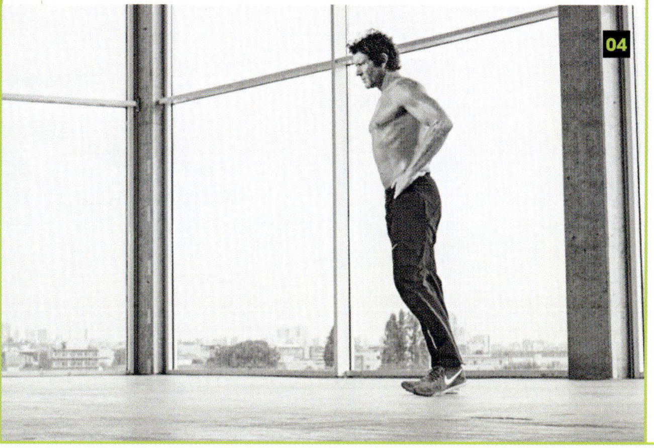

10
LES FENTES ARRIÈRE

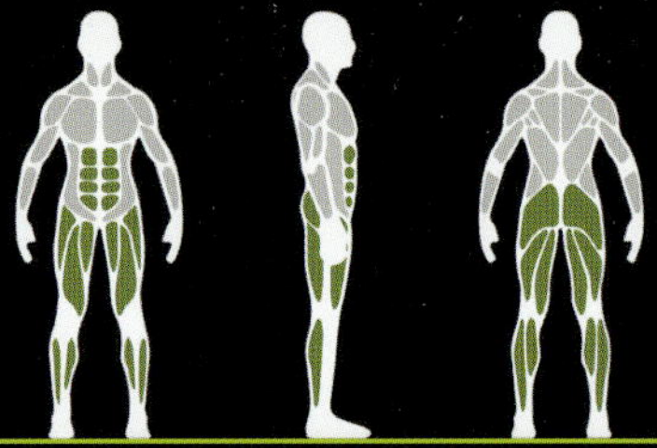

Ce mouvement n'est pas particulièrement risqué. Il s'agit de rester bien droit avec une lordose lombaire verrouillée (pour ne pas cambrer), y compris en fin de flexion lorsque le bassin aura tendance à se rétroverser.

01

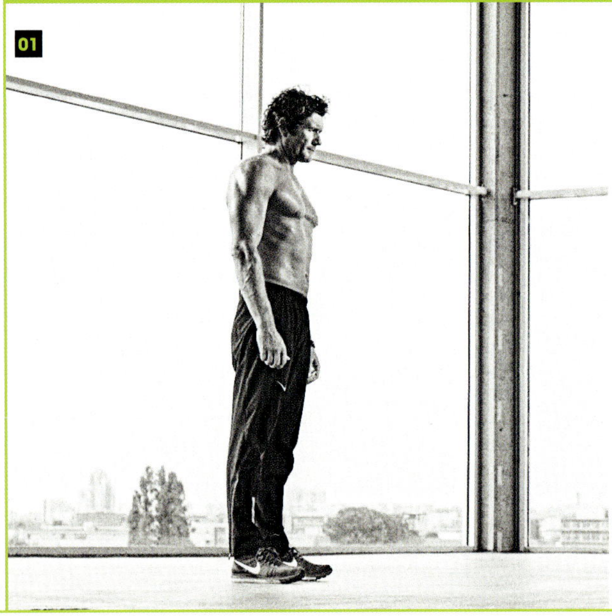

02

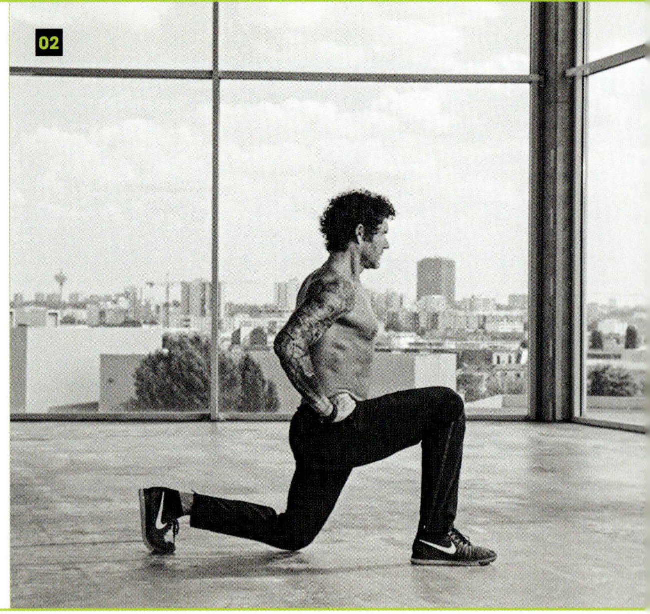

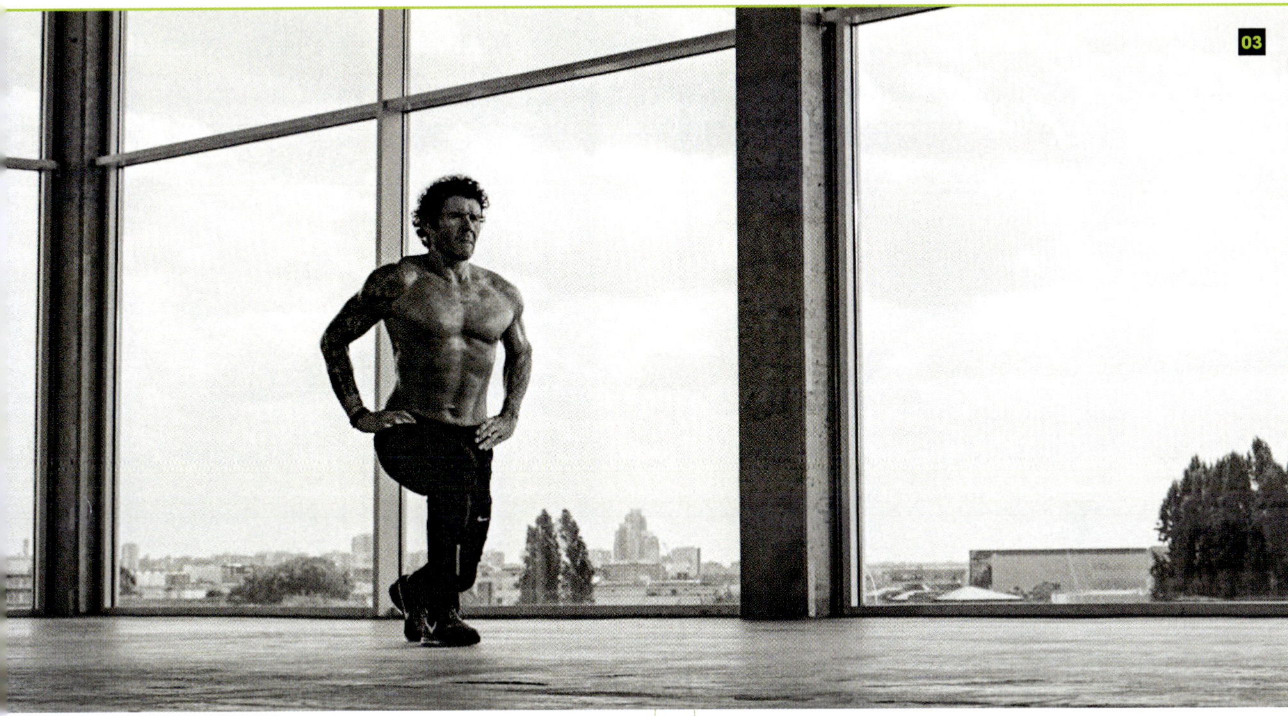

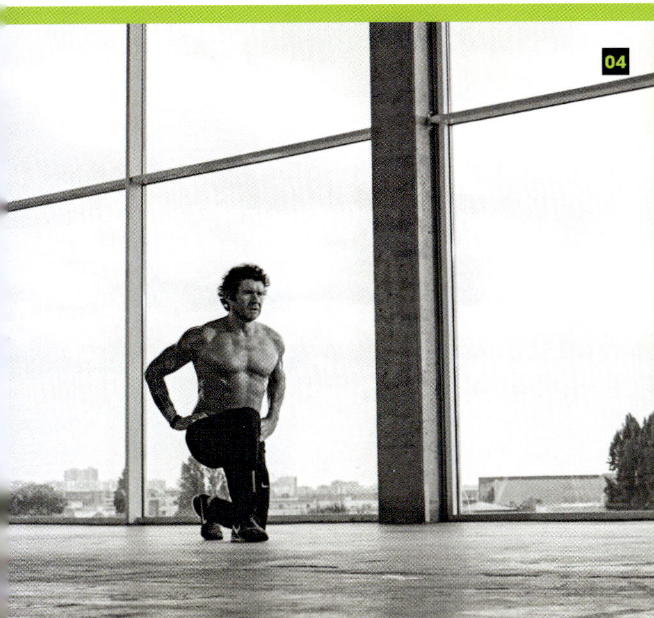

CONSIGNES

Debout, jambes écartées de la largeur du bassin, dos droit.

Il s'agit d'effectuer une flexion du genou en le reculant et d'alterner genou droit et genou gauche.

Dans cette position, gardez le talon à l'aplomb du genou, et votre jambe arrière est parallèle au sol, en appui sur la pointe de pied. Enfin, poussez avec la jambe de devant afin de revenir à la position de départ.

Changez de jambe, ou réalisez à nouveau l'exercice du même côté.

Veillez à ce que le genou de la jambe avant reste à l'aplomb de la pointe du pied.

Prenez au maximum appui sur votre talon de la jambe de devant.

Conservez le dos droit, sans pencher les épaules vers l'avant, et regardez en face de vous. Inspirez à la descente, et expirez en poussant avec votre jambe.

11
LES POMPES SUR LES GENOUX

Rachis lombaire. Le poids du tronc peut augmenter la cambrure lombaire et occasionner des douleurs. Protégez le bas du dos en contractant les fesses et les abdominaux, n'angulez pas votre tronc en poussant les fesses vers l'arrière mais remontez le pubis vers le haut.

Rachis cervical. Pour protéger le cou, veillez à garder le regard vers le sol, le menton un peu rentré.

Épaules. Les épaules restent basses pendant tout le mouvement. Évitez de les rapprocher des oreilles… Si cet exercice est douloureux pour la partie supérieure de vos épaules, rapprochez légèrement les coudes au niveau des flancs.

Ralentissez la descente mais explosez dans la poussée.
Inspirez dans la flexion, soufflez en poussant.
Les genoux pliés provoquent une position encore plus lordosée (cambrée). Pensez à rentrer le ventre !

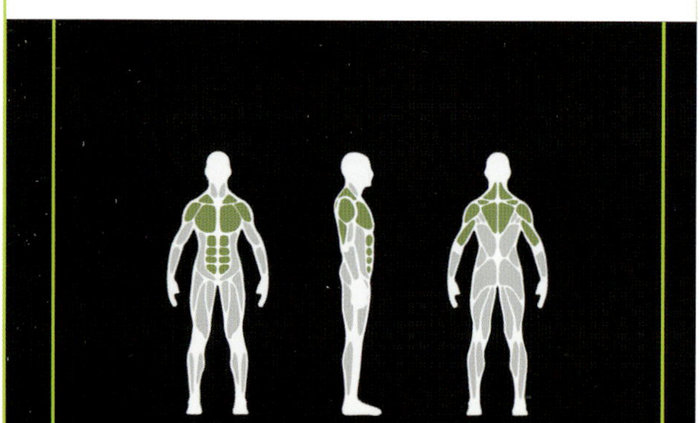

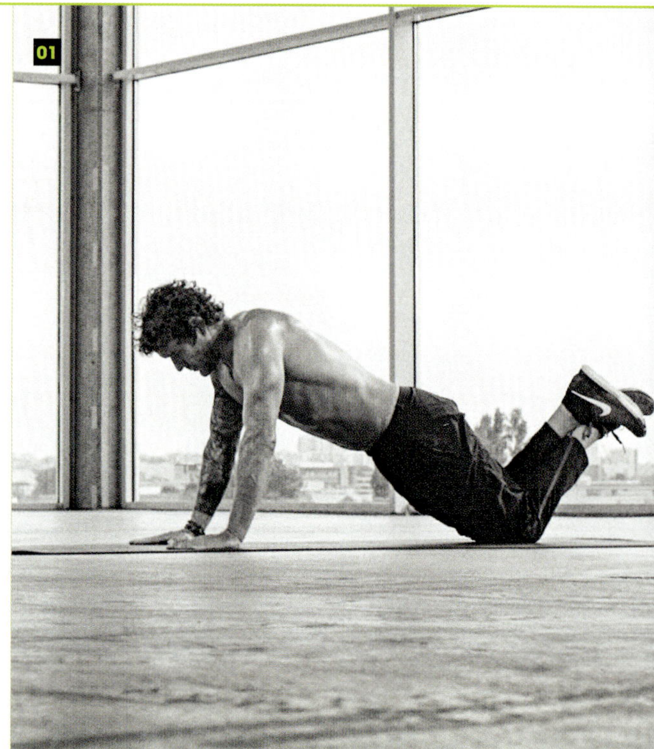

CONSIGNES

L'appui se fera sur les genoux plutôt que les pointes de pied.

Prenez poistion en écartant les mains un peu plus loin que l'axe des épaules. Cuisses dans le prolongement du buste. Abdominaux et fessiers serrés (gainage). Bras tendus, les paumes des mains ancrées au sol et la tête dans l'alignement des courbures vertébrales.

Fléchissez les bras en inspirant, sans relâcher la contraction des abdominaux et des fessiers (gainage et stabilité) en amenant la poitrine en contact avec le sol.

Remontez en expirant jusqu'a revenir à la position initiale.

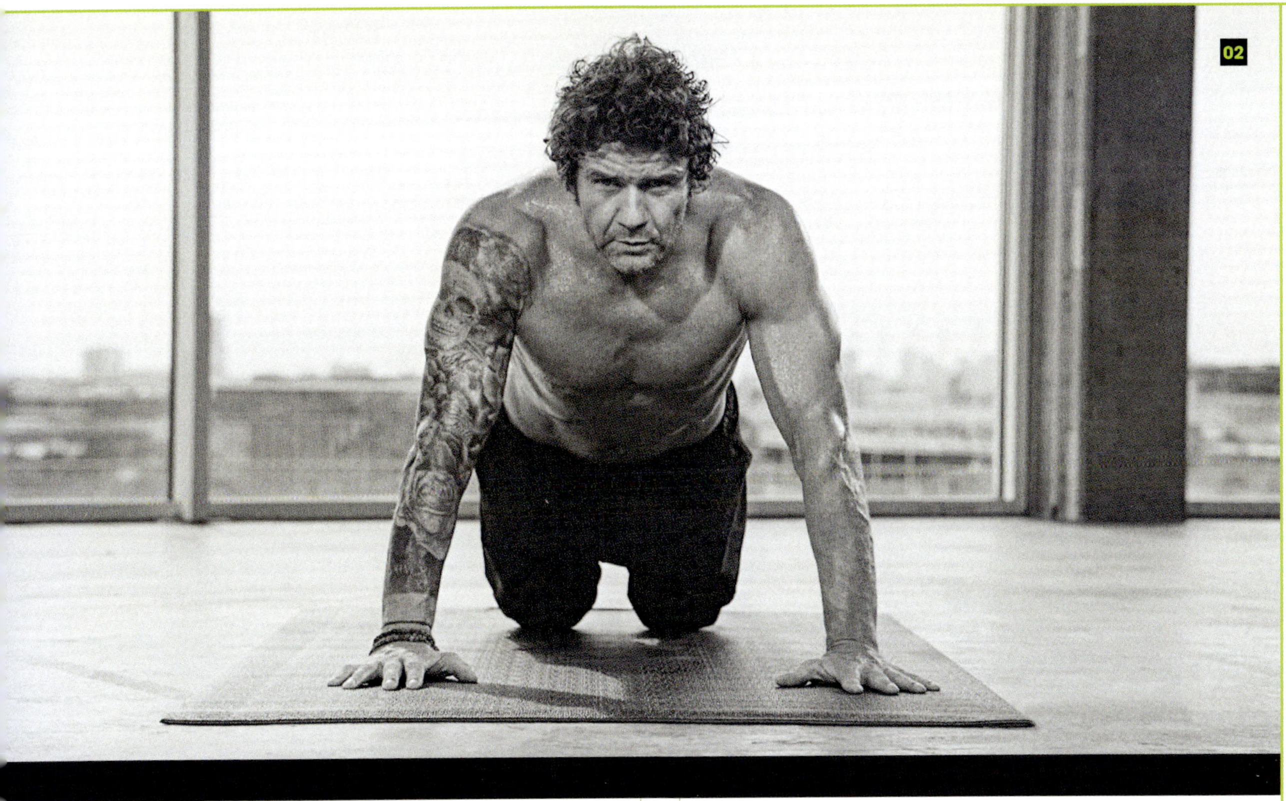

02

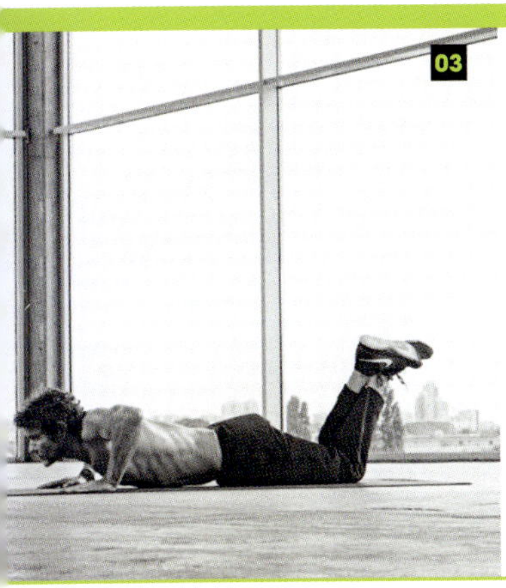

03

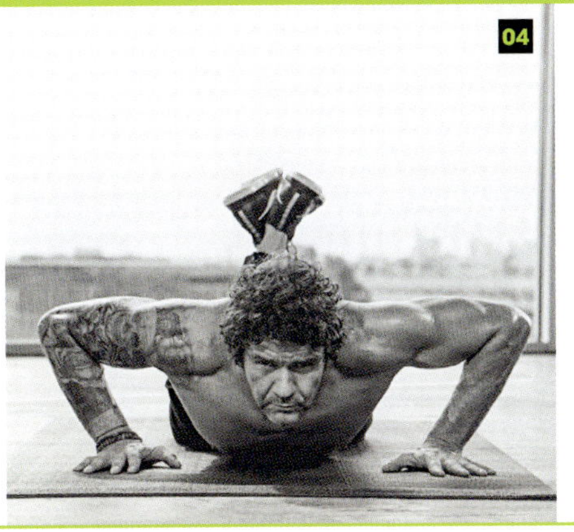

04

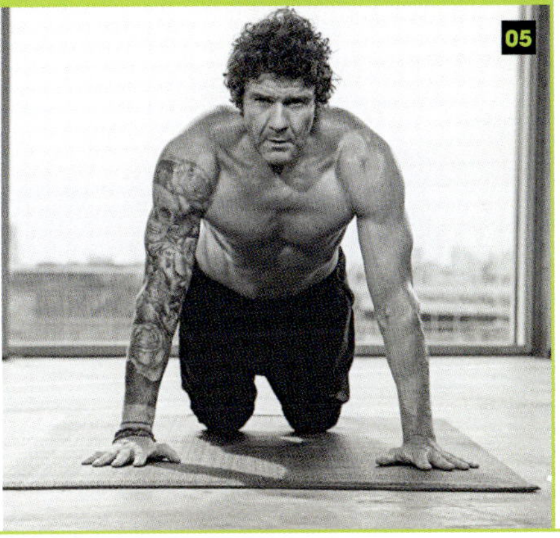

05

12
LES POMPES INCLINÉES

Cet exercice de pompe est plus facile à réaliser et diminue la tendance à hyperlordoser (cambrer) le rachis lombaire.

Il faut malgré tout exécuter un mouvement propre avec une position neutre du tronc et de la tête.

CONSIGNES

Dans cette variante, l'appui sur les mains est surélevé grâce à un support (banc, chaise, marche d'escalier).

Position de départ : écartement des mains un peu plus large que la largeur des épaules. Cuisses dans le prolongement du buste. Abdominaux et fessiers serrés (gainage), les bras sont tendus. La tête reste dans l'alignement des courbures vertébrales.

Fléchissez les bras en inspirant, sans relâcher la contraction des abdominaux et des fessiers (gainage et stabilité) en amenant la poitrine en contact avec le support.

Puis remontez en expirant jusqu'à revenir à la position initiale.

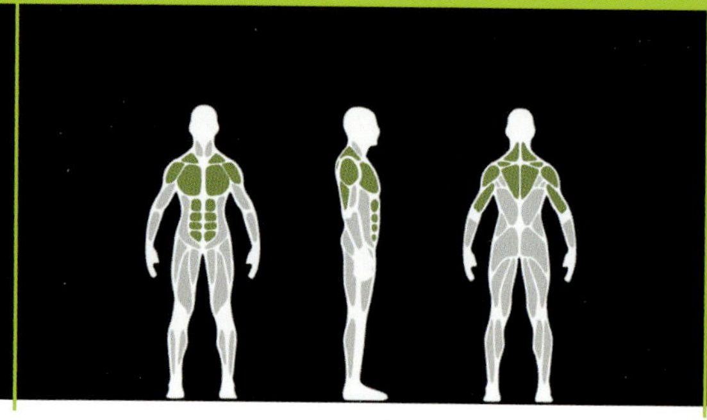

01

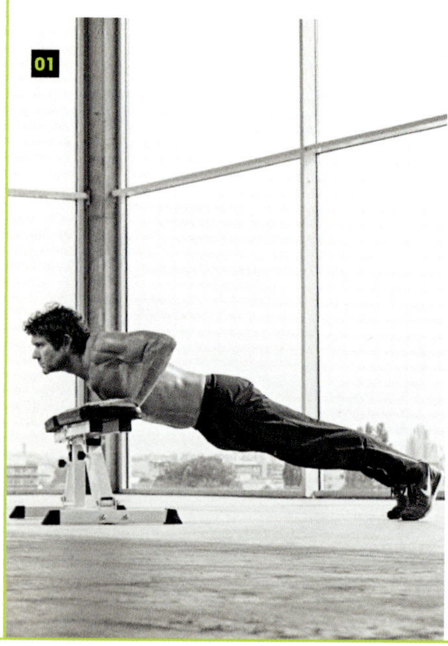

02

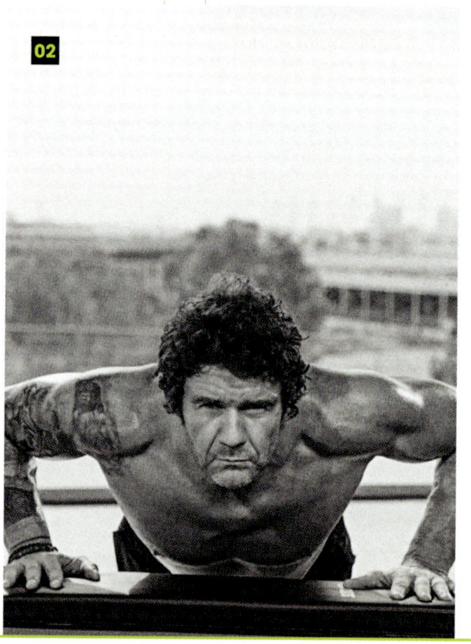

03

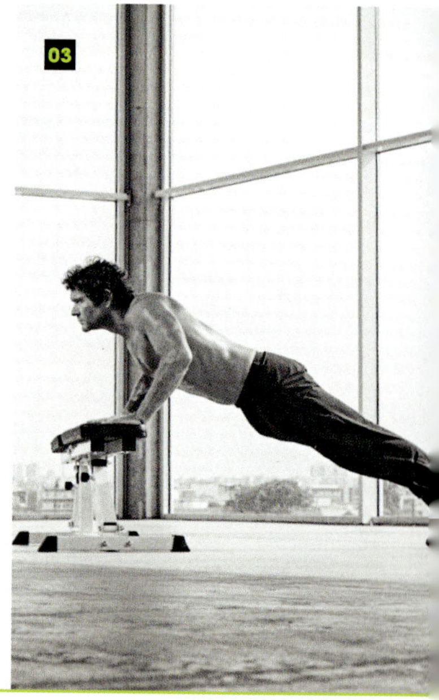

3

ES POMPES

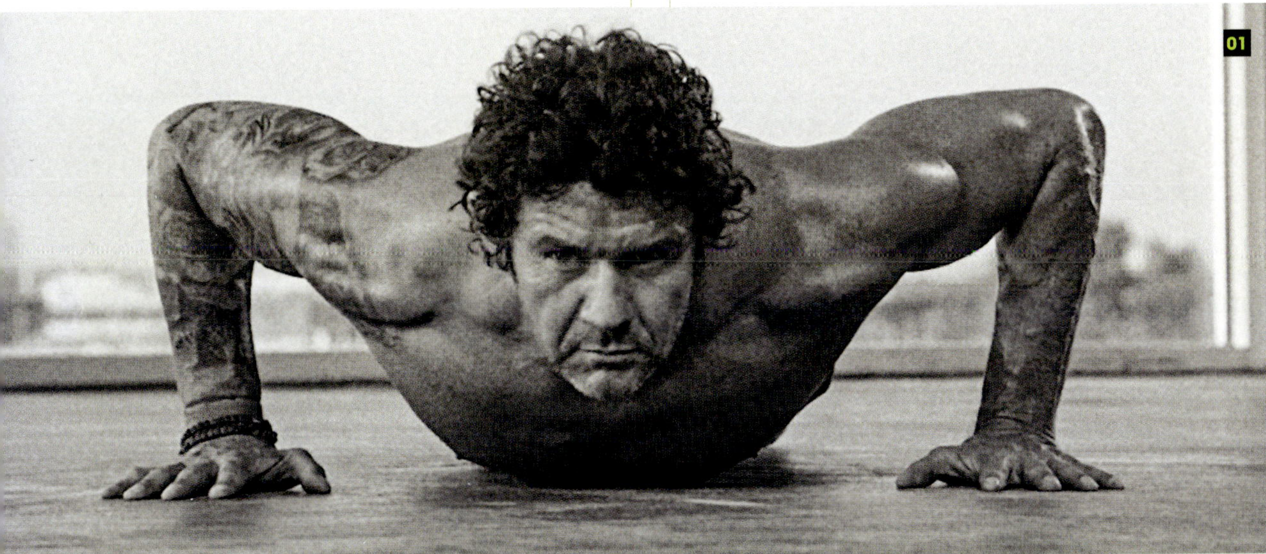

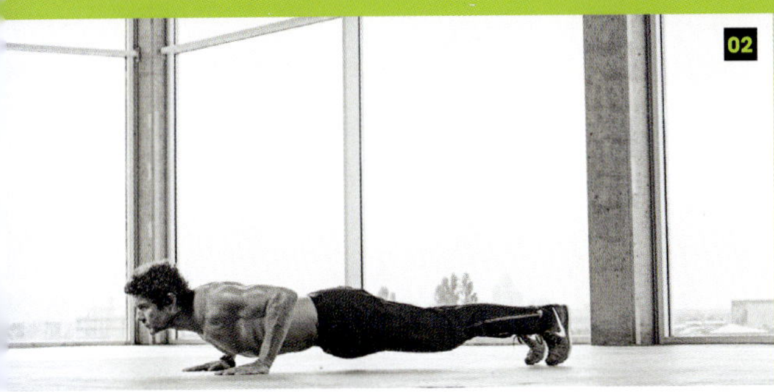

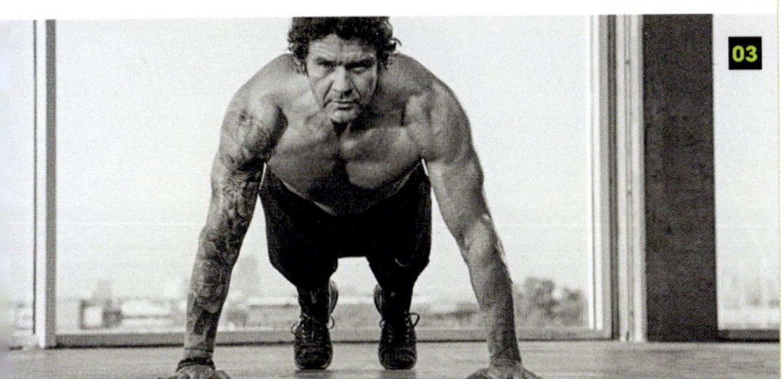

CONSIGNES

Position de départ : écartement des mains un peu plus large que la largeur des épaules. Cuisses dans le prolongement du buste. Abdominaux et fessiers serrés (gainage), les bras sont tendus et les paumes des mains sont bien à plat au sol. La tête est placée dans l'alignement des courbures vertébrales.

Fléchissez les bras en inspirant, sans relâcher la contraction des abdominaux et des fessiers (gainage et stabilité) en amenant la poitrine en contact avec le sol.

Remontez en expirant jusqu'à revenir à la position initiale.

14

LA CHAISE

C'est un mouvement simple de contraction sans mouvement, appelé isométrique. Il permet de se renforcer avec un risque minimum de blessure.
Au cours de l'exercice, pensez à faire de longues expirations en rentrant le ventre. Les jambes restent bien parallèles et verticales.

Les épaules sont relâchées et le regard porte au loin.

CONSIGNES

Adossé à un mur, les pieds écartés à la largeur du bassin, fléchissez les cuisses jusqu'à les amener parallèlement au sol.

Maintenez la position le plus longtemps possible en prenant appui sur les deux tiers arrière du pied en plaquant le dos et le bassin contre le mur.

01

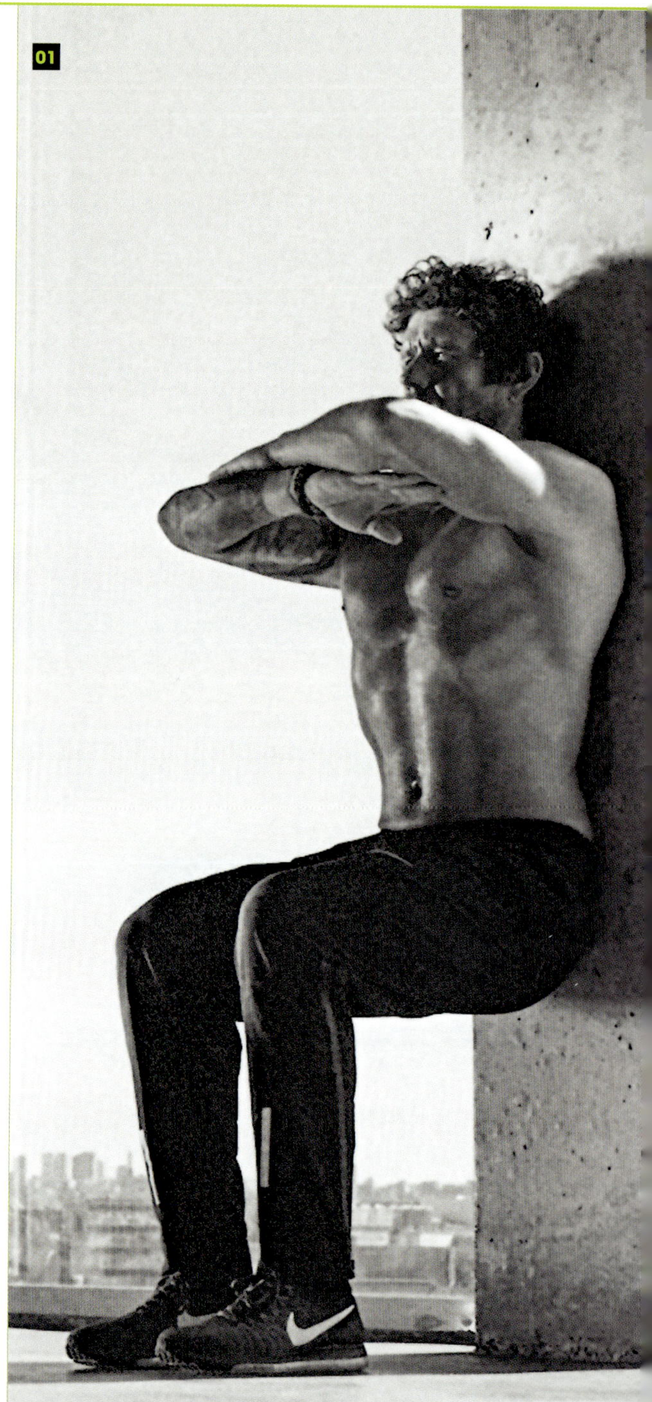

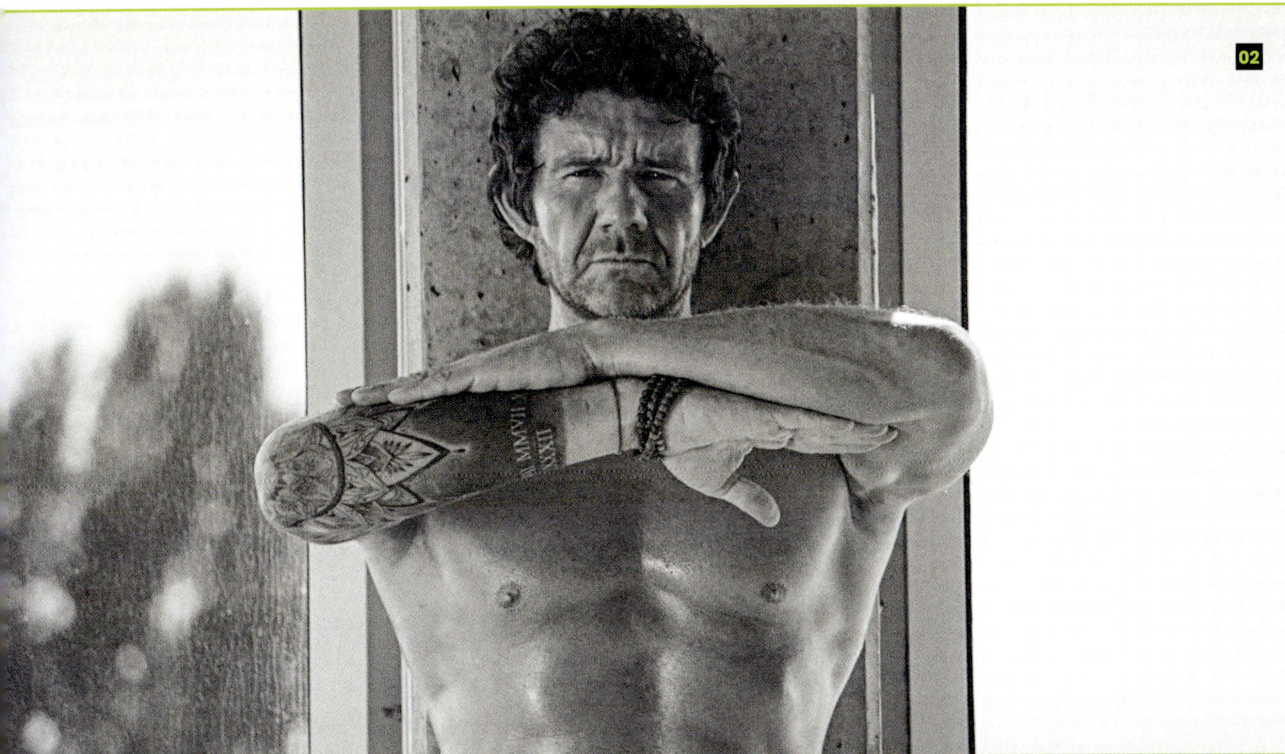
02

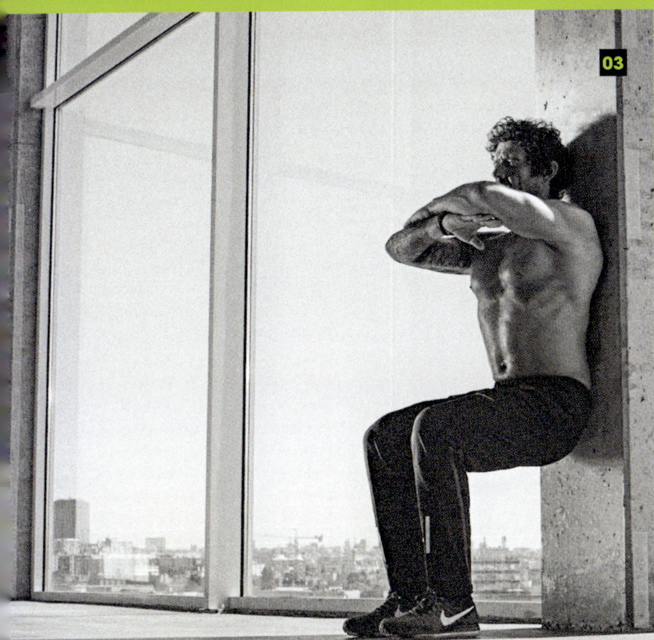
03

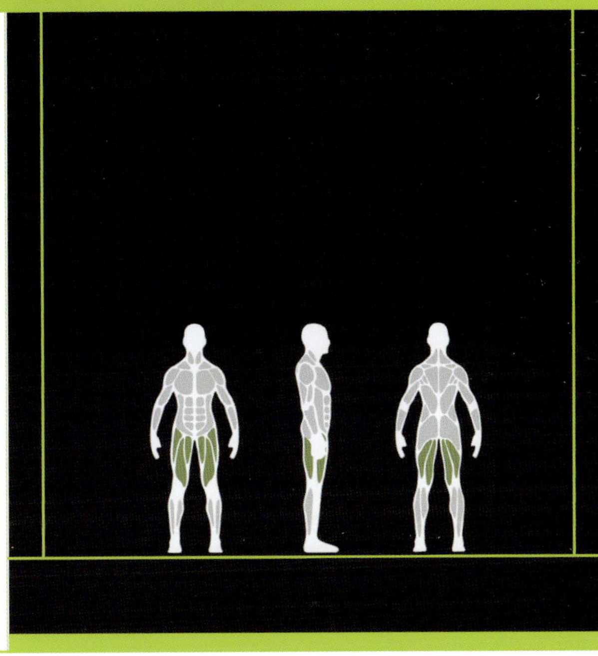

15

LES SQUATS

Avant d'exécuter ce mouvement, partez d'une position debout, pieds écartés à la largeur des épaules, bras tendus devant vous. Descendez en appuyant sur vos talons et en les gardant collés au sol. Si vous ne pouvez pas vous empêcher de chuter vers l'arrière, glissez une cale d'1 cm sous vos talons et réessayez.

Rachis lombaire. En fléchissant, il est tentant de se pencher en avant pour garder l'équilibre. Pour la sécurité des lombaires, veillez à garder le dos naturellement cambré, bien droit pendant tout le mouvement. Les fesses ne doivent pas reculer à la descente. Évitez surtout d'arrondir le bas du dos et d'avancer les épaules. Essayez de sentir que votre centre de gravité se situe entre vos pieds et pas en avant ou en arrière.

Rachis cervical. Gardez le regard à l'horizontale. Ressortez le buste vers l'avant.

Les genoux doivent rester dans l'axe, surtout ne les laisser pas osciller vers l'intérieur ou vers l'extérieur. Le danger est dans la descente. Contrôlez lentement le mouvement de descente puis explosez davantage à la montée.

Pendant le squat, inspirez dans la flexion. Ici l'expiration est en deux temps, une première expiration lors de l'extension des jambes puis une deuxième dans le développement des bras.

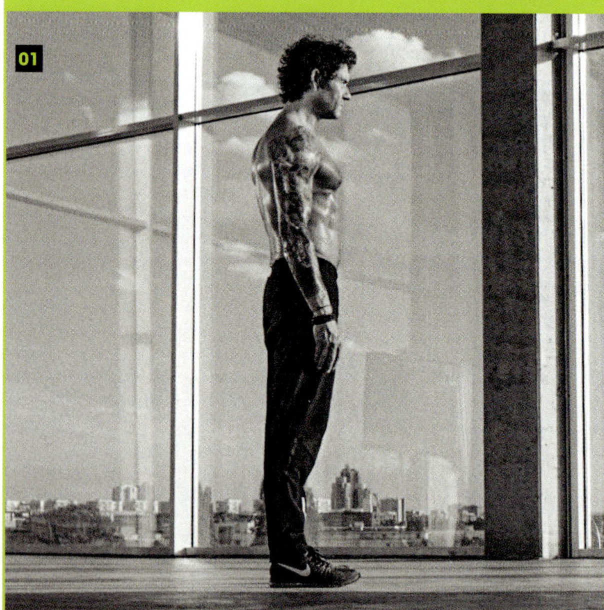

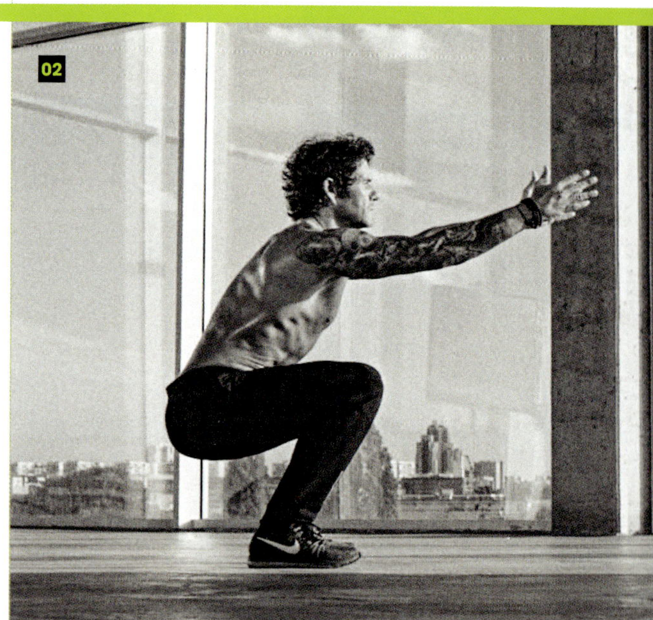

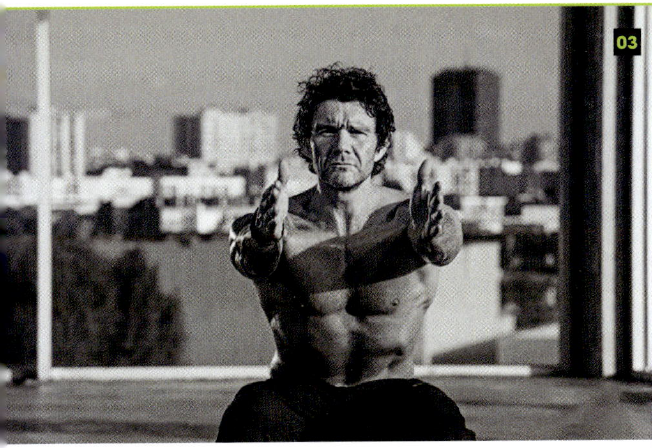

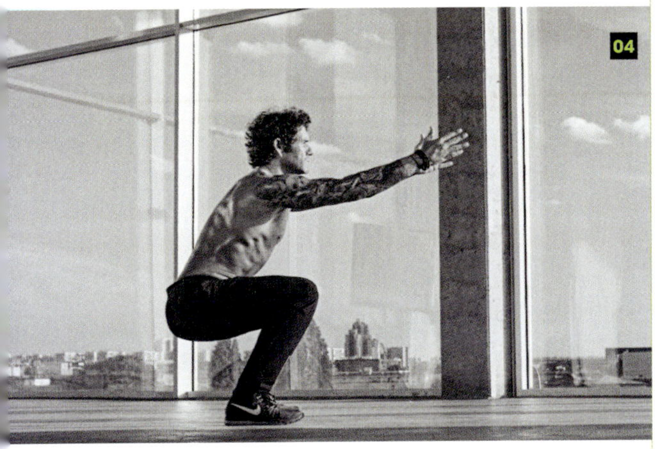

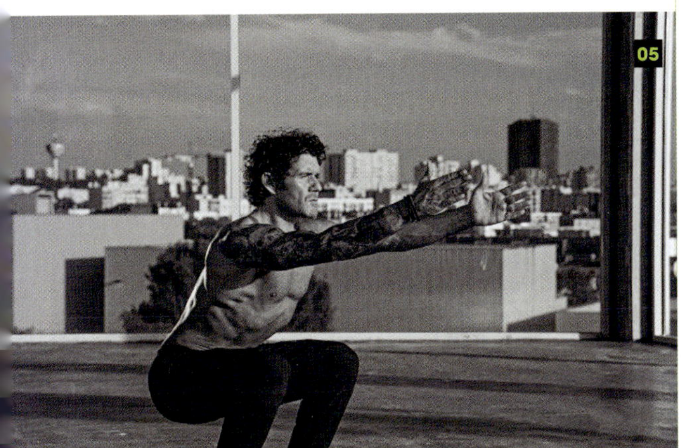

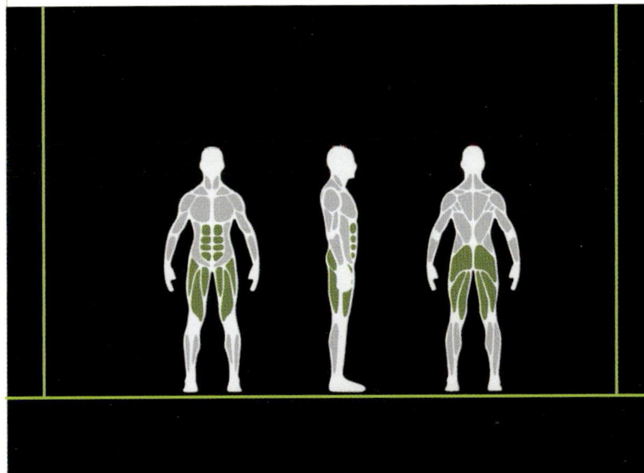

CONSIGNES

Debout pieds écartés à la largeur des épaules, pointes de pied légèrement ouvertes vers l'extérieur, le regard droit devant.

Fléchissez les jambes jusqu'à avoir les cuisses sous l'horizontale, en poussant les fessiers sur l'arrière sans que les talons décollent du sol.

Poussez sur les talons et contractez les cuisses pour remonter tout en gardant le buste droit et le regard droit devant.

Inspirez en descendant et expirez en montant.

Les épaules sont dégagées sur l'arrière, la poitrine sortie et les abdominaux serrés.

Les talons restent toujours en contact avec le sol.

Les pointes de pied regardent dans la même direction que les genoux.

16

LE SQUAT DU PRISONNIER

Ce mouvement de squat est un des plus simple à exécuter. Il permet d'acquérir une technique pour réaliser des mouvements de squat plus complexes.

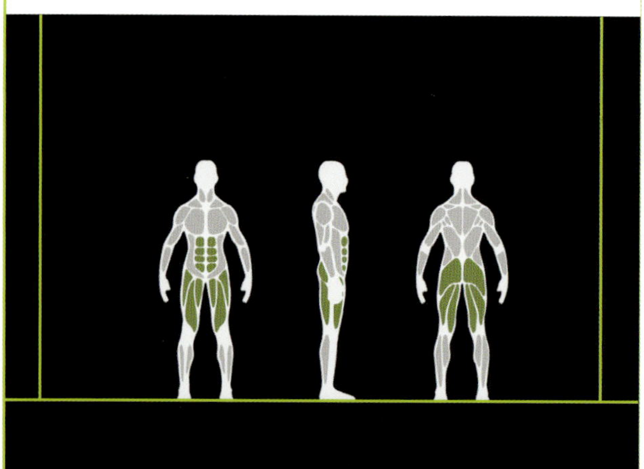

01

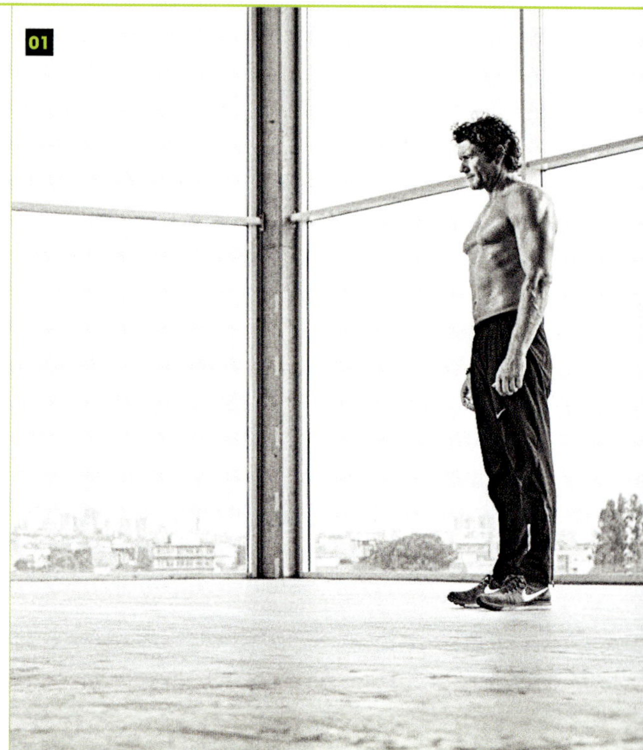

CONSIGNES

Debout pieds écartés de la largeur des épaules, pointes de pied légèrement ouvertes vers l'extérieur, le regard droit devant.

Placez les mains au niveau des tempes.

Fléchissez les jambes jusqu'à avoir les cuisses sous l'horizontale, en poussant les fessiers sur l'arrière sans que les talons décollent du sol.

Poussez sur les talons et contractez les cuisses pour remonter tout en gardant le buste droit et le regard droit devant.

Les épaules sont dégagées sur l'arrière, la poitrine sortie et les abdominaux serrés.

Les talons restent toujours en contact avec le sol.

Les pointes de pied regardent dans la même direction que les genoux.

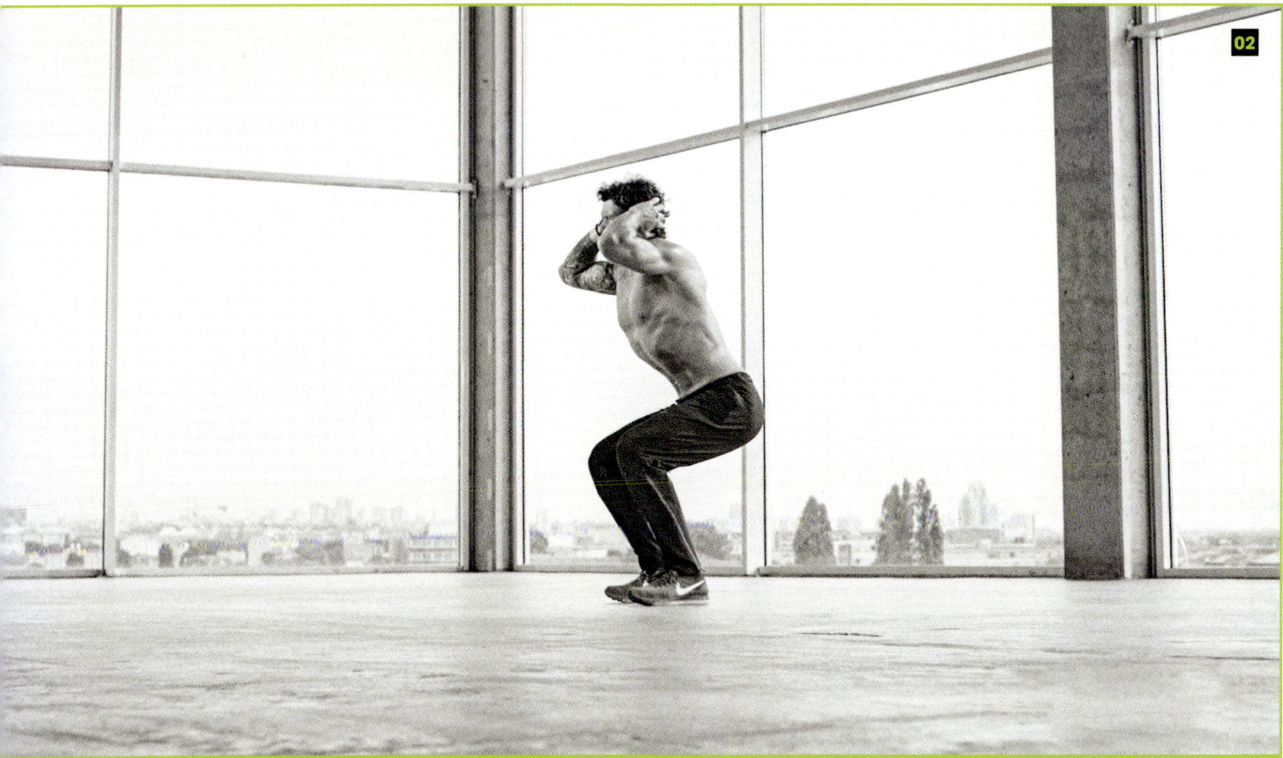
02

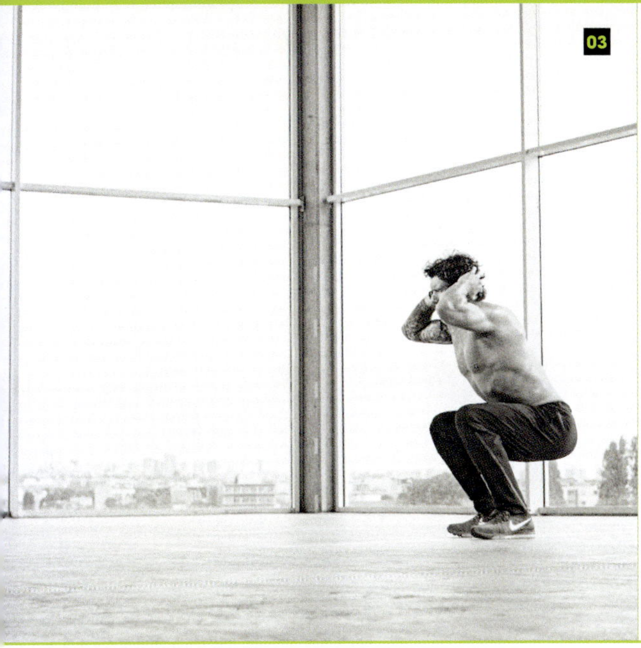
03

17

LE JUMPING JACK

C'est un mouvement simple qui allie renforcement et travail cardio. La position jambes tendues empêche de bien verrouiller le bassin en rétroversion, donc vous pouvez garder une légère flexion des genoux.
Les mouvements des bras se font avec les épaules basses et relâchées.
Le temps d'appui au sol doit être le plus bref possible.

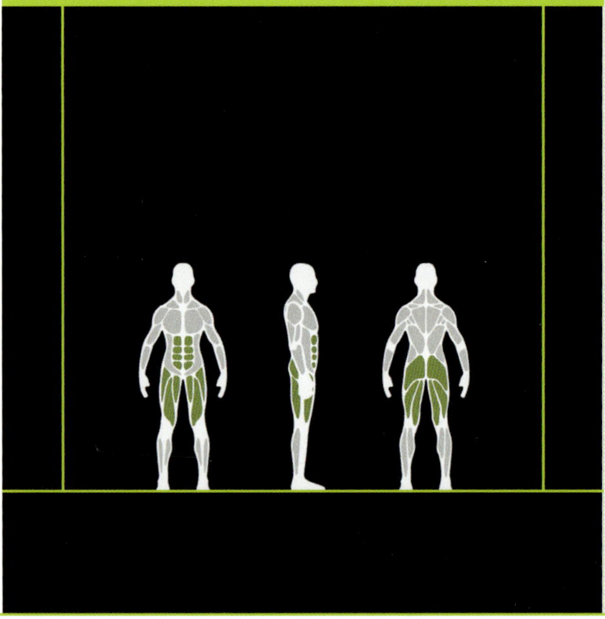

01

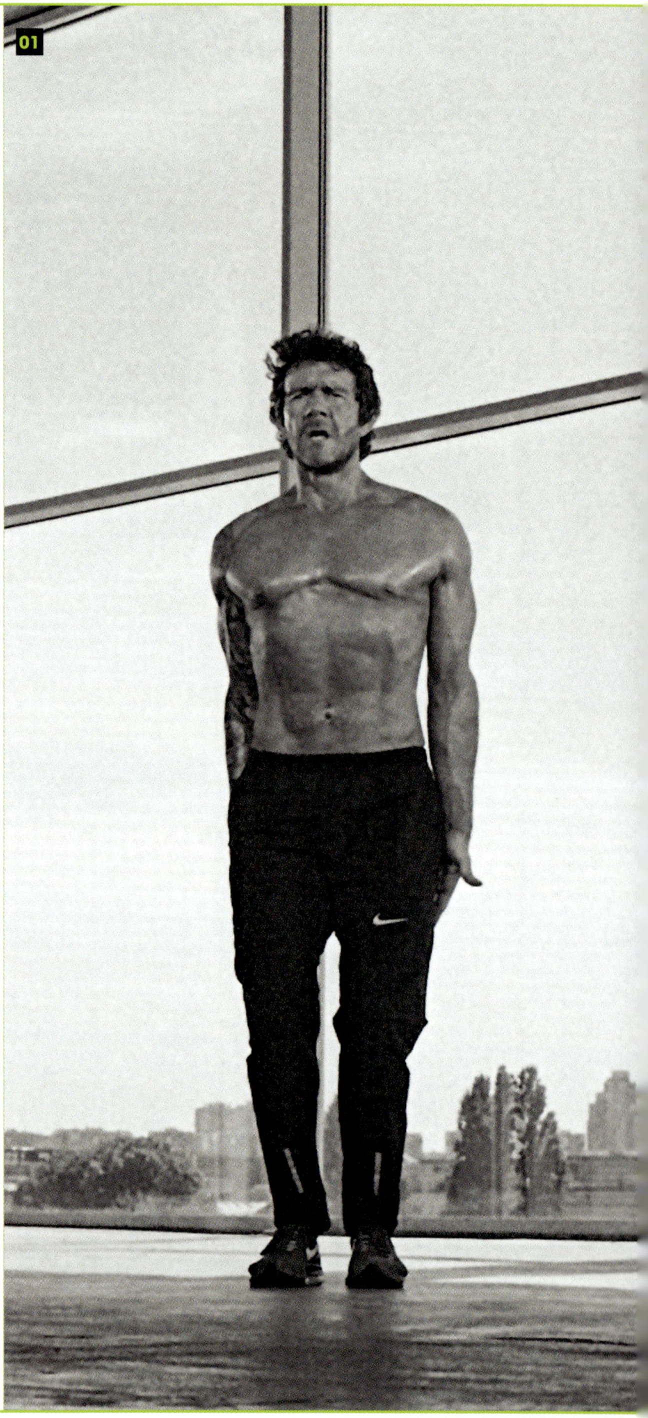

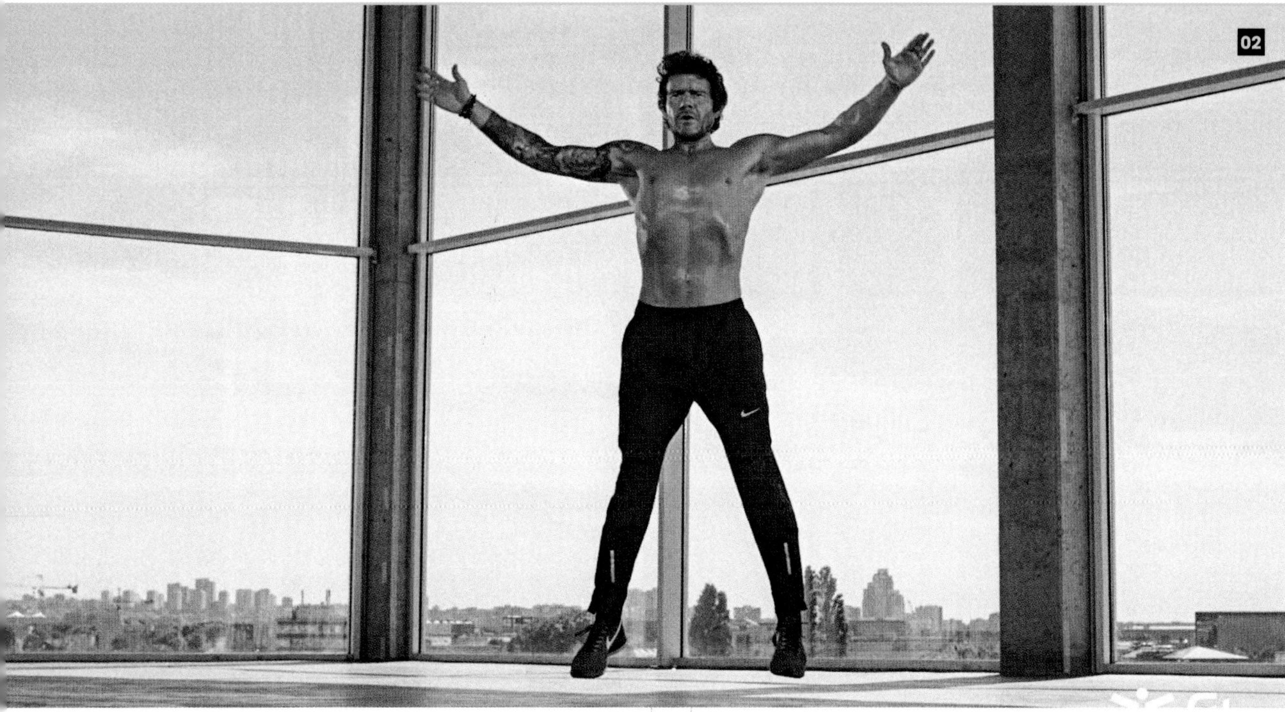

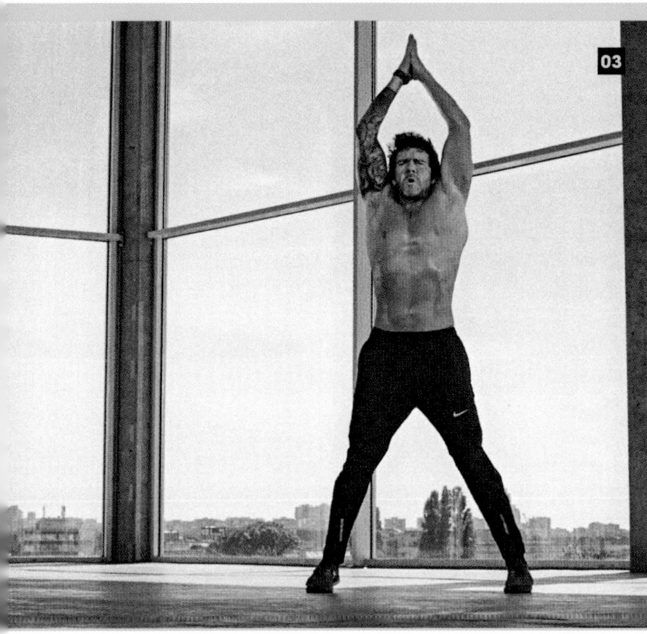

CONSIGNES

En position initiale debout, bras le long du corps, réalisez un saut en écartant à la fois les jambes et les bras jusqu'à toucher vos mains au-dessus de votre tête. Réceptionnez-vous dans cette position puis réalisez une seconde impulsion en ramenant les jambes et les bras afin de vous retrouver en position de départ.

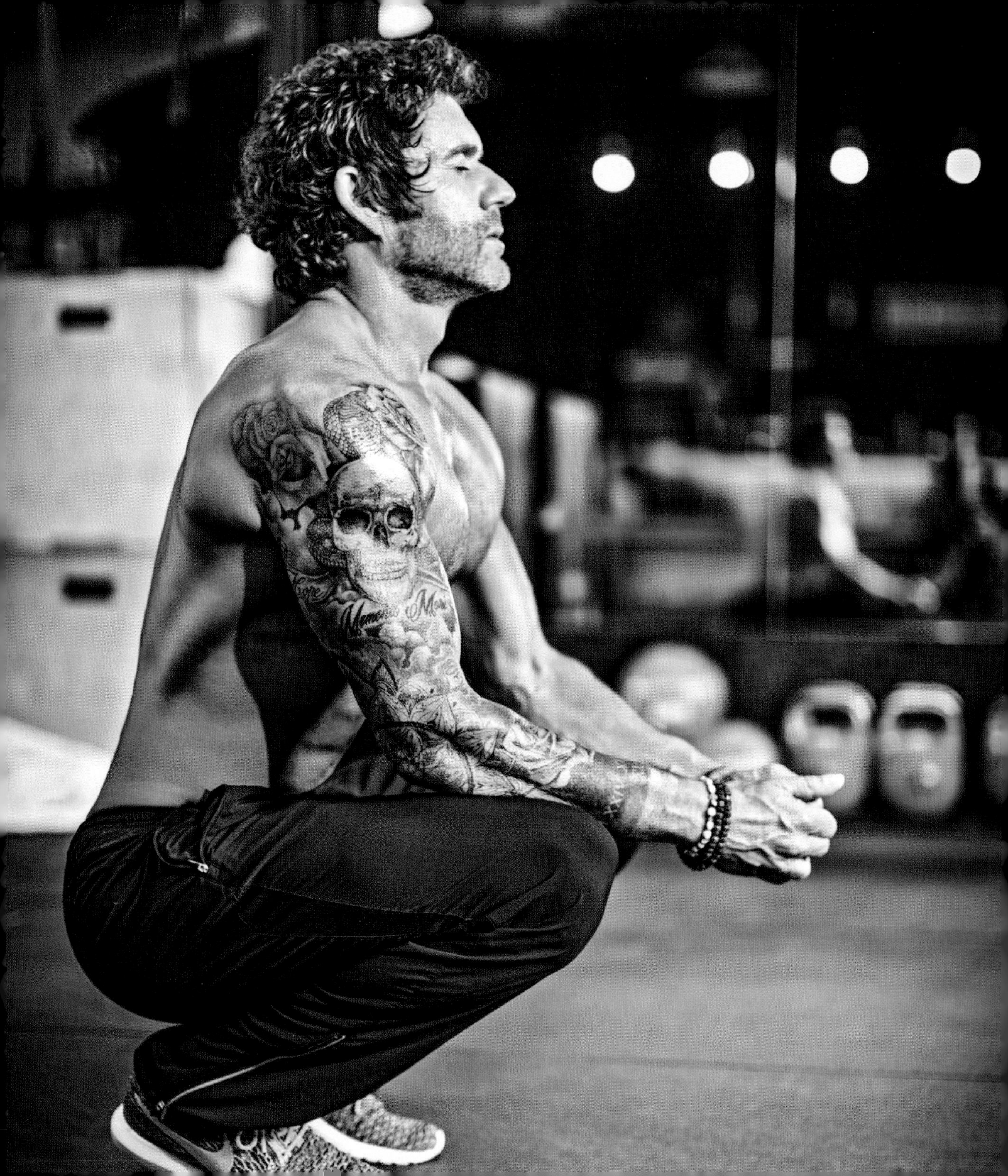

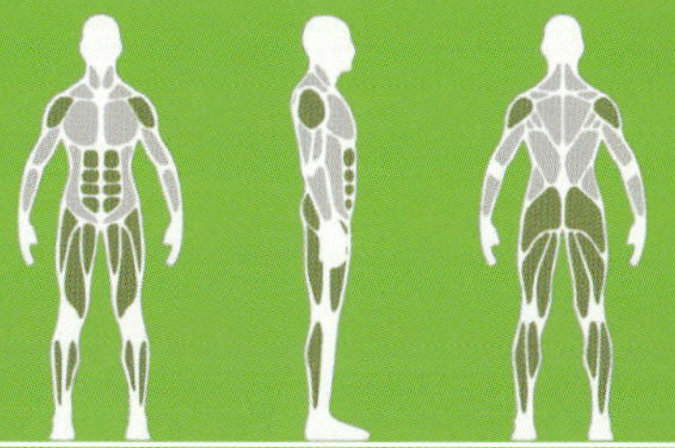

LES EXERCICES NIVEAU 2

Cette gamme d'exercices variés vous permettra d'accéder à une condition physique significative. Vous constaterez aussi un gain en volume musculaire manifeste et rapide.

18

LE SQUAT DE PETITE AMPLITUDE

Voilà un excellent travail de renforcement proprioceptif et d'équilibre.
Le maintien d'une bonne position tout au long du mouvement est un enjeu ! Pour être sûr de garder un bon équilibre et une posture impeccable, exécutez votre série face à une glace ou à une vitre afin de vérifier votre maintien des pieds à la tête.

01

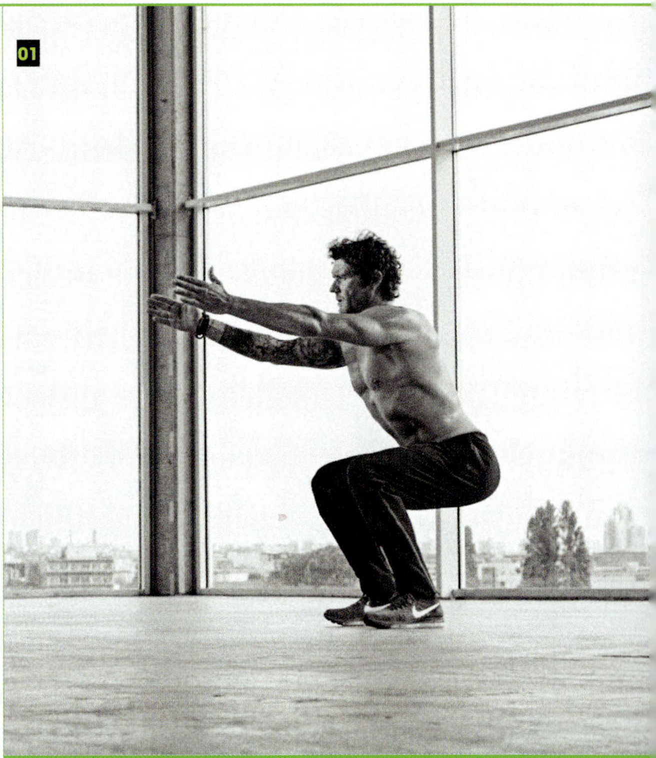

CONSIGNES

Debout pieds écartés à la largeur des épaules, pointes de pied légèrement ouvertes vers l'extérieur, le regard droit devant.

Tendez les bras devant vous.

Les épaules sont dégagées sur l'arrière, la poitrine sortie et les abdominaux serrés.

Fléchissez les jambes jusqu'à ce que les cuisses soient parallèles au sol.

Poussez sur les talons et contractez les cuisses pour remonter tout en gardant le buste droit.

Les talons restent toujours en contact avec le sol.

Les pointes de pied sont dans la même direction que les genoux.

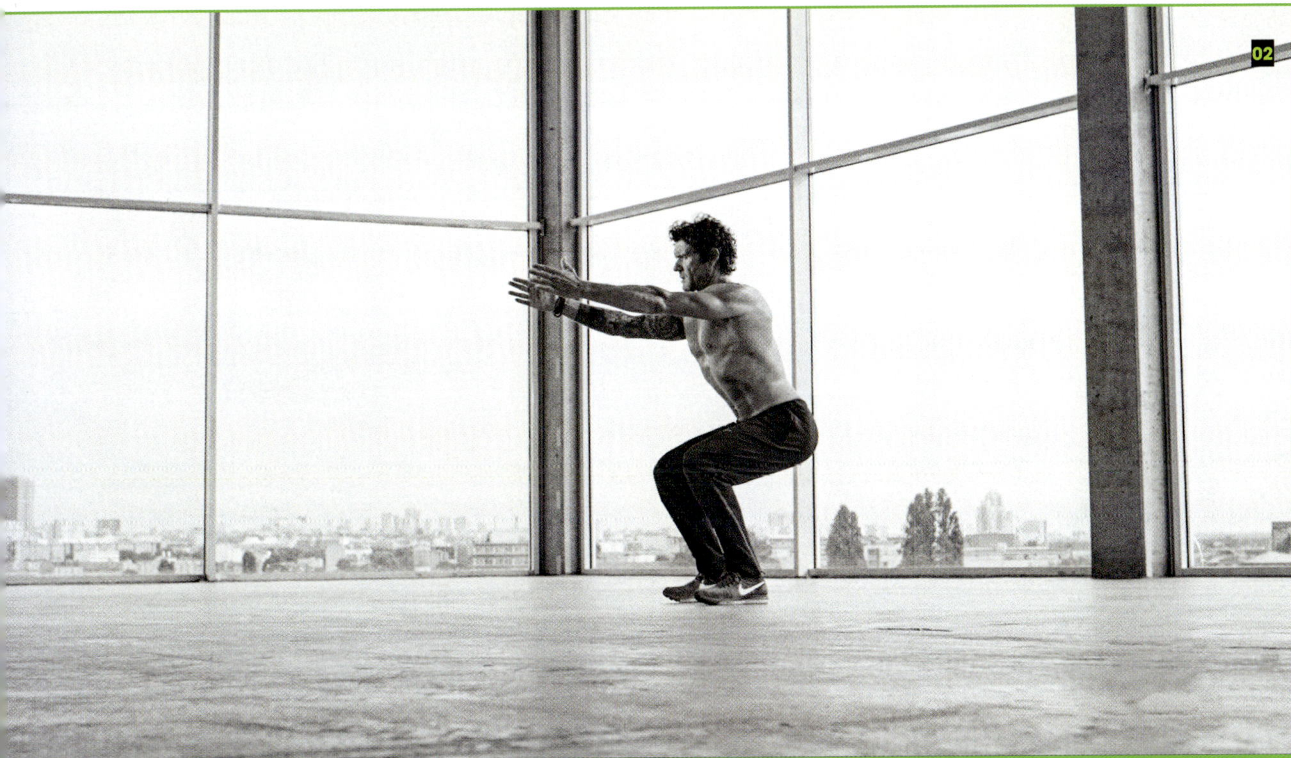
02

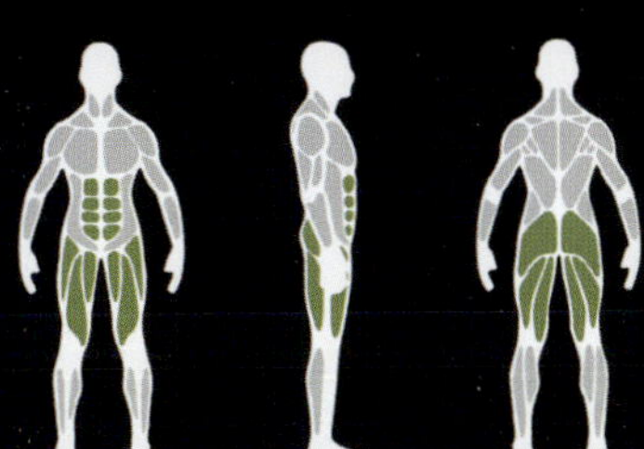

19

LE SQUAT SUMO AVEC HALTÈRE OU DISQUE

Ce squat n'est pas particulièrement difficile. Cependant, attention, verrouillez votre dos en serrant bien le transverse, le buste ne doit jamais fléchir en avant.
L'écart plus marqué des appuis et la légère rotation des pieds vers l'extérieur recrutent davantage les muscles fessiers. N'hésitez pas à ressentir le recrutement de ce groupe musculaire dans ce mouvement.

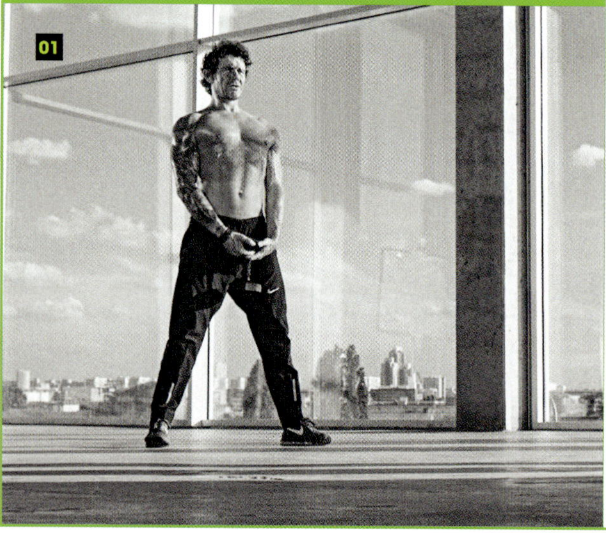
01

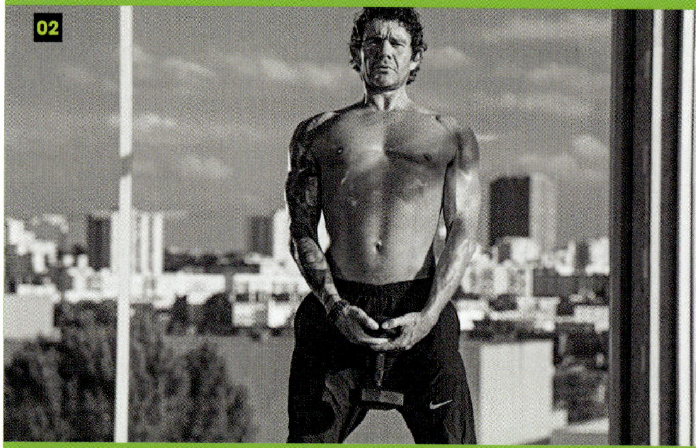
02

CONSIGNES

Debout, les pieds écartés beaucoup plus largement que la largeur des épaules, les pointes de pieds ouvertes vers l'extérieur, les bras relâchés et dans les mains un haltère, ou une bouteille d'eau.

Fléchissez les jambes jusqu'à avoir les cuisses sous l'horizontale en poussant les fessiers sur l'arrière sans que les talons ne décollent du sol.

Poussez sur vos talons et contractez les cuisses. Gardez toujours le buste droit et le regard au loin.

Inspirez en descendant et expirez en montant.

Les épaules dégagées sur l'arrière, la poitrine sortie et les abdominaux serrés. Les talons sont toujours en contact avec le sol.

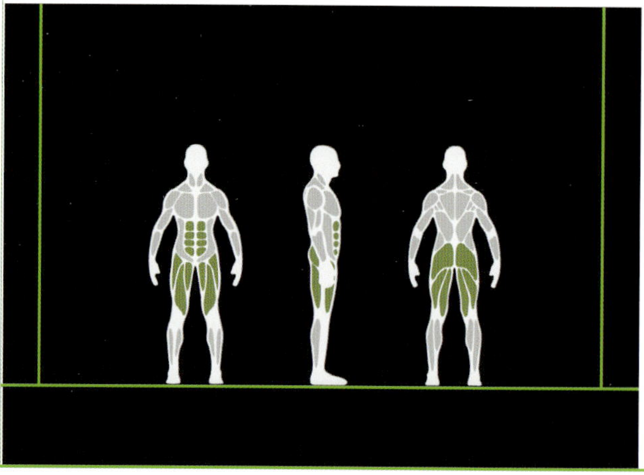

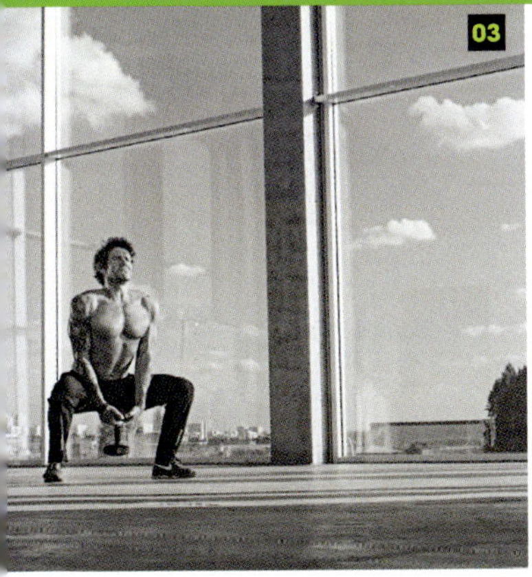
03

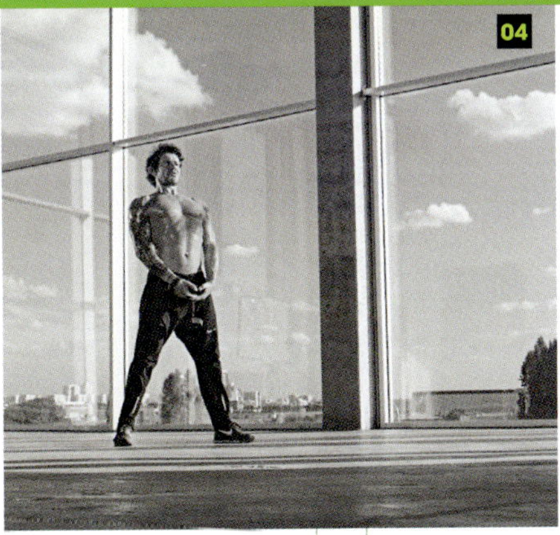
04

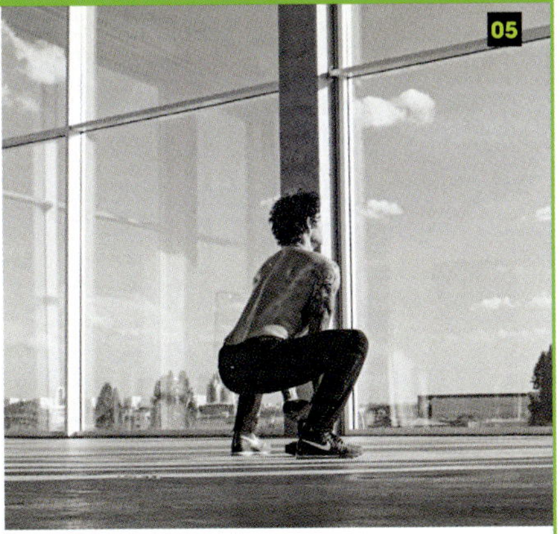
05

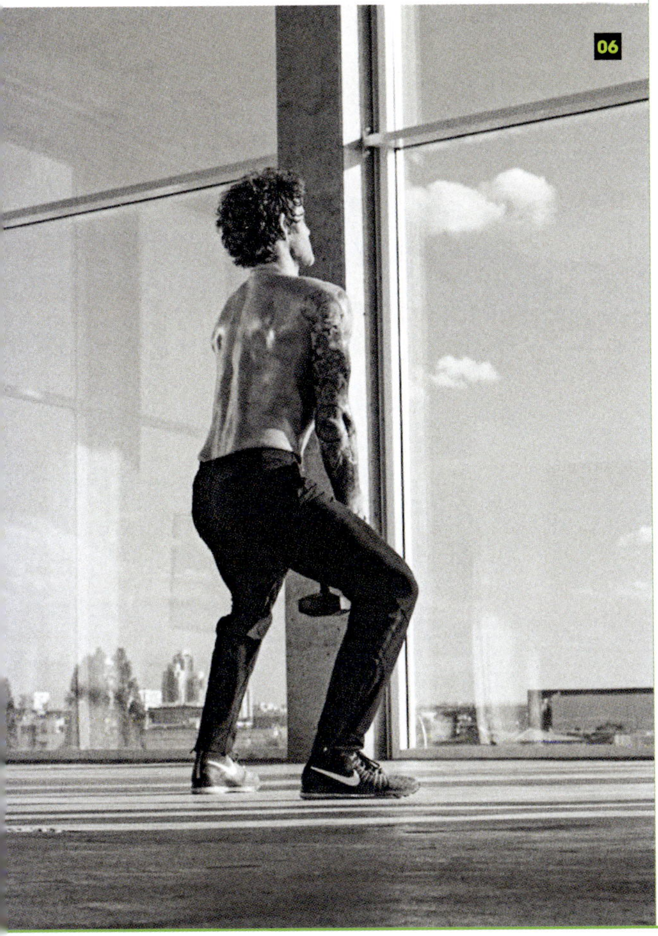
06

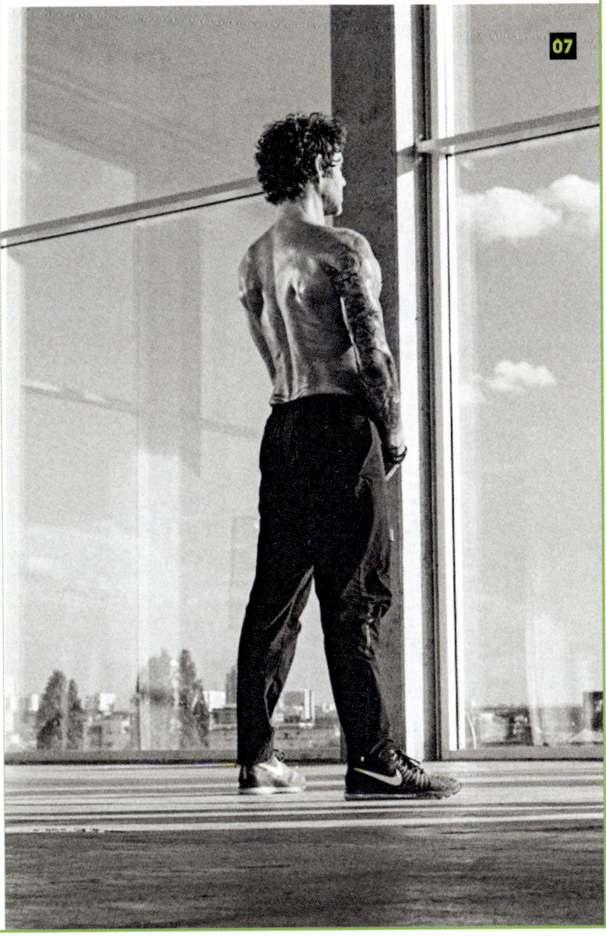
07

20

LE DEMI-BURPEE

Les burpees sont des mouvement experts qu'il faut décomposer.
La phase où le tronc est fléchi vers l'avant et les mains à plat au sol exige une très bonne souplesse des ischio-jambiers. Au préalable il est conseillé d'étirer la chaîne postérieure. Si vous êtes raide, n'hésitez pas à fléchir les genoux afin de limiter l'hyperflexion de la zone lombo-sacrée qui peut être contraignante pour les disques intervertébraux.
La phase horizontale demande un parfait gainage, pensez à ce moment à conserver une bonne rétroversion du bassin, le ventre rentré et le pubis vers le haut, résistez !
Lors de la phase de retour à la position de départ il faut très rapidement verticaliser le tronc et retrouver un verrouillage lombaire en légère lordose avant de pousser sur les jambes. Aidez-vous du regard, bombez le torse. Faites ce mouvement lentement au début et marquez un temps d'arrêt pour contrôler votre position avant de faire une extension des jambes.
La respiration est à adapter.
On doit entendre 3 expirations, une pour chaque phase du mouvement.
Même si ce burpee est incomplet, il demeure assez technique à réaliser. Soyez bien attentif à ce qu'il se passe lors des deux premières phases décrites ici.

01

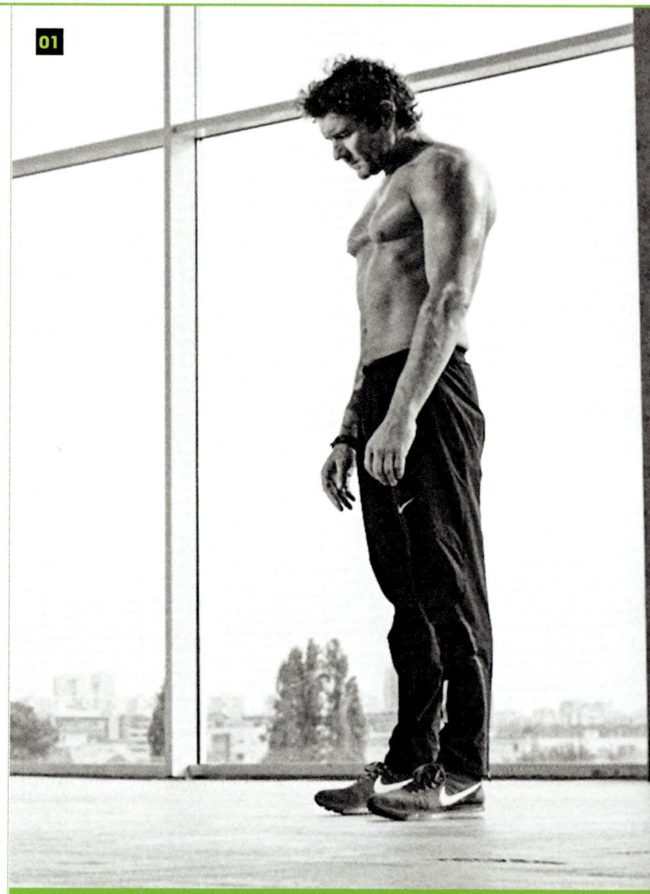

CONSIGNES

Commencez en position debout, placez les mains sur le sol au niveau de vos pieds. Poussez vos pieds vers l'arrière, pour les éloigner de vos mains tout en inspirant.

Ramenez immédiatement vos pieds à plat vers vos mains jambes tendues en expirant.

Répétez l'exercice autant de fois que votre série l'exige.

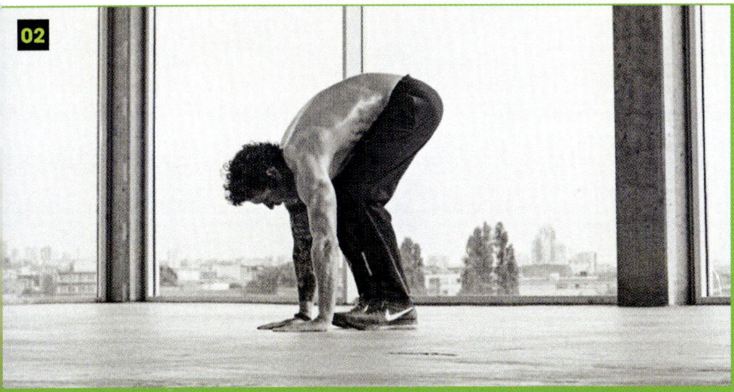
02

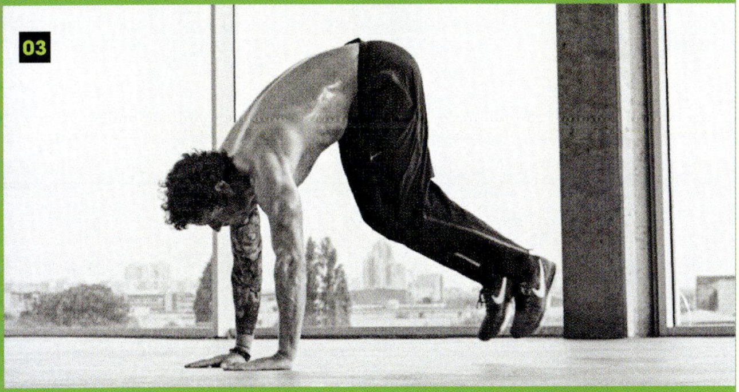
03

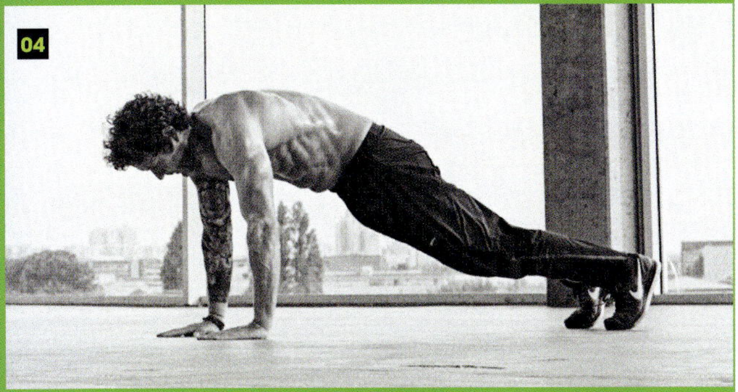
04

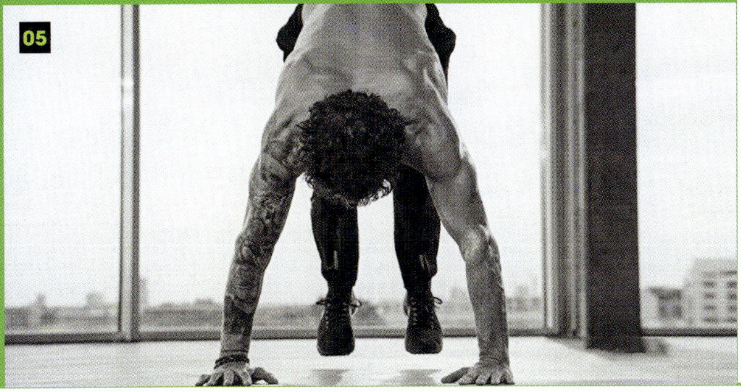
05

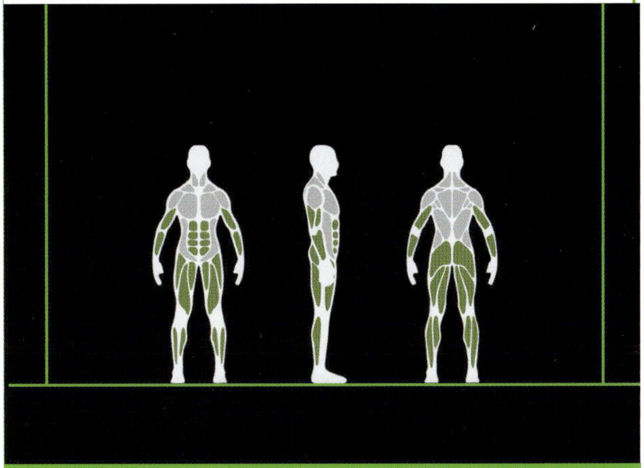

21
LES ABDOS AVEC ENROULEMENT ET TWIST

La difficulté de cet exercice est due à la position d'une jambe tendue qui vous oblige à débuter le mouvement avec un muscle étiré.
Au début, si vous n'arrivez pas à engager la flexion du tronc, repliez légèrement le genou tendu.
La descente doit impérativement se faire au ralenti, en pensant à bien coller le nombril contre la colonne vertébrale et à garder le rachis lombaire plaqué au sol.

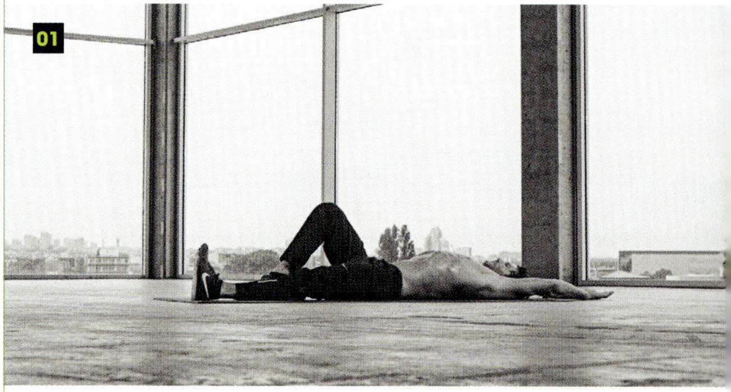

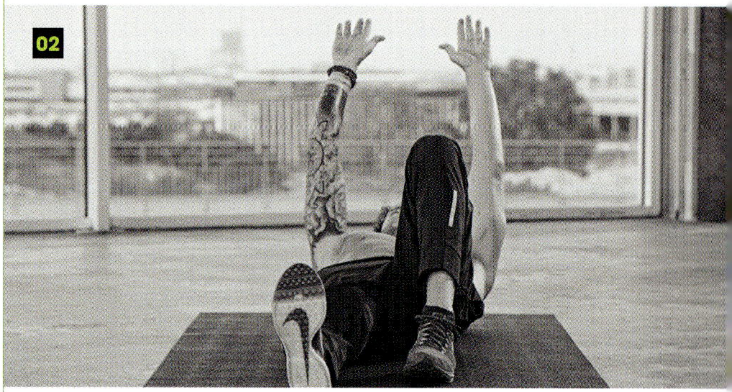

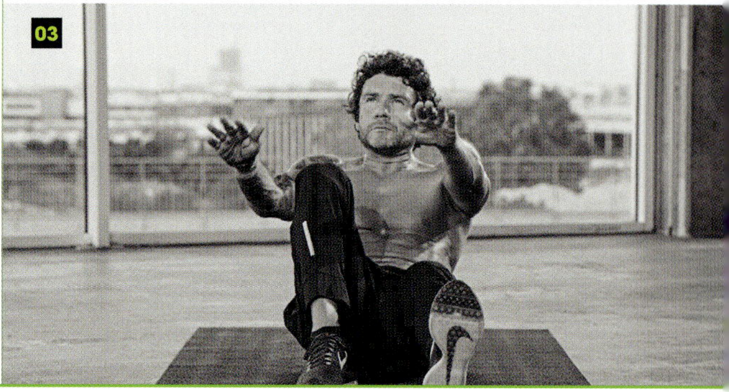

CONSIGNES

Position de départ : allongé sur le sol ou sur un banc.

Les mains placées au niveau des tempes, ou sur la poitrine, ou le long du corps, ou tendues vers l'arrière.

Pieds posés près des fesses. On peut aussi relever les cuisses à la verticale, genoux fléchis et écartés, pieds croisés.

Enroulez le buste vers l'avant en contractant les abdominaux et en expirant pour amener vos bras tendus sur un côté en effectuant une rotation du buste.

Revenez à la position initiale en inspirant.

Changez de côté de façon alternative d'une répétition à l'autre ou d'une série à l'autre.

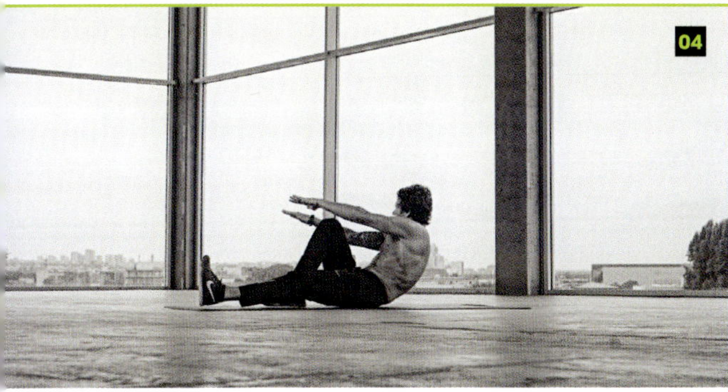
04

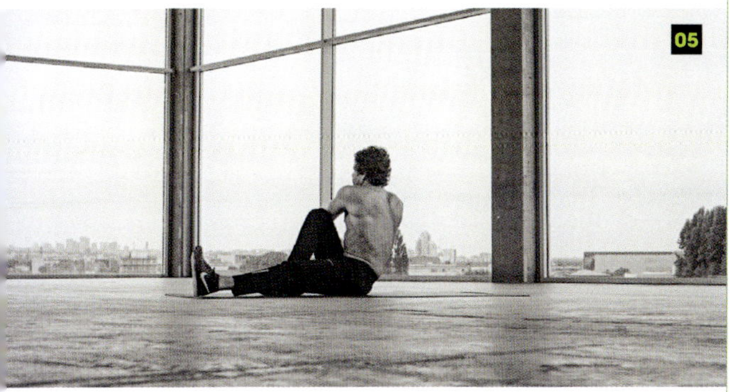
05

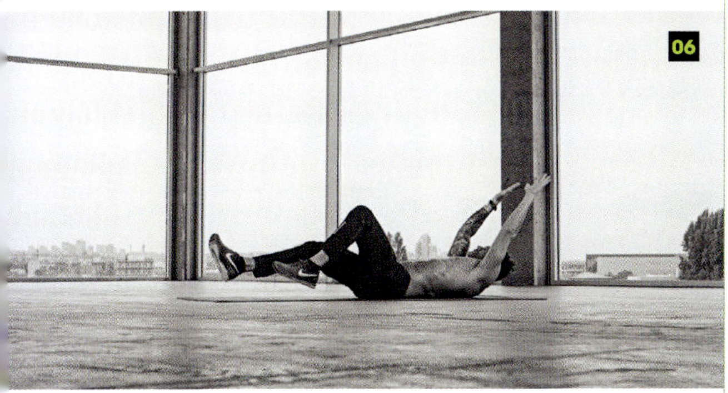
06

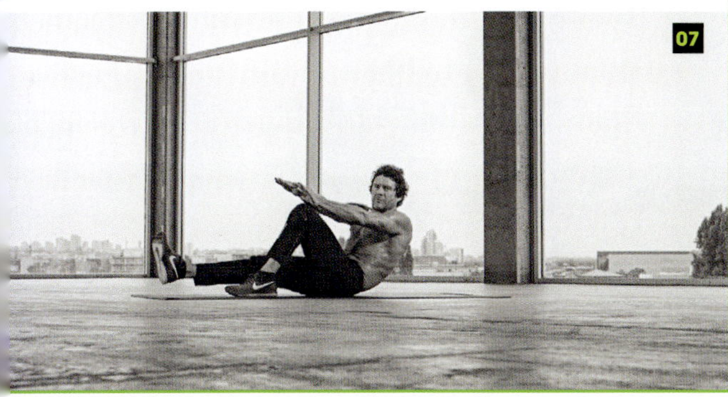
07

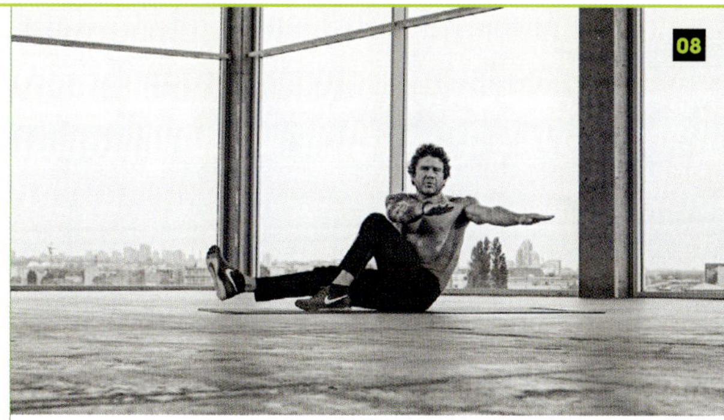
08

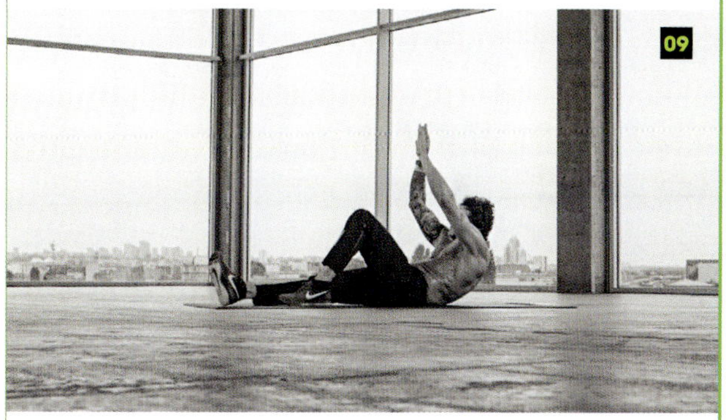
09

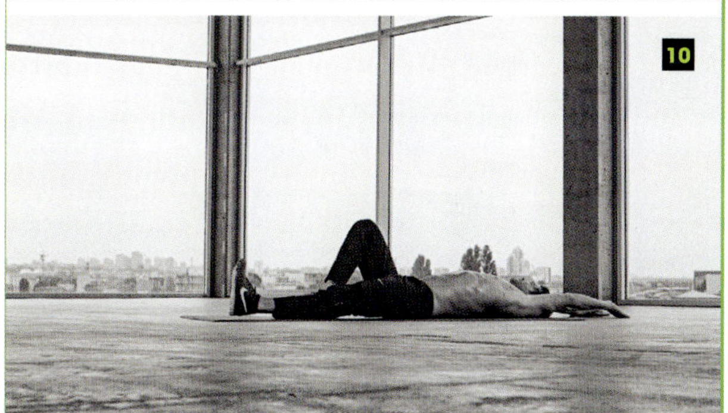
10

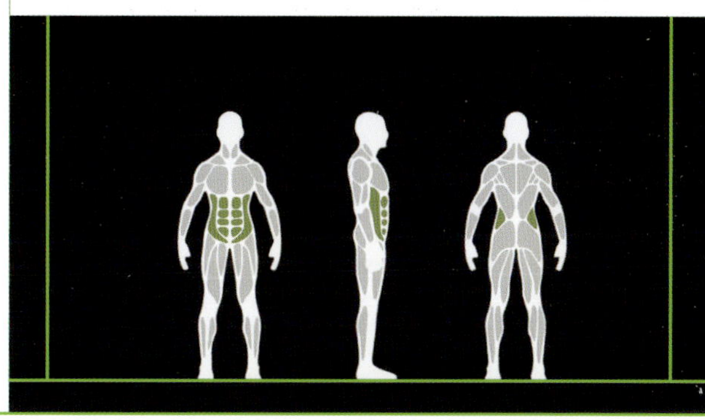

22
LES ABDOS AVEC BATTEMENTS DES PIEDS

Dans ce mouvement, le risque d'hyperlordoser (cambrer) est encore majoré par la position des jambes. Si vous ne parvenez pas à conserver le contact du rachis lombaire au sol, réalisez les ciseaux avec les jambes un peu plus hautes.
Si la nuque vous fait souffrir dans cette position, posez la tête sur une serviette pliée.

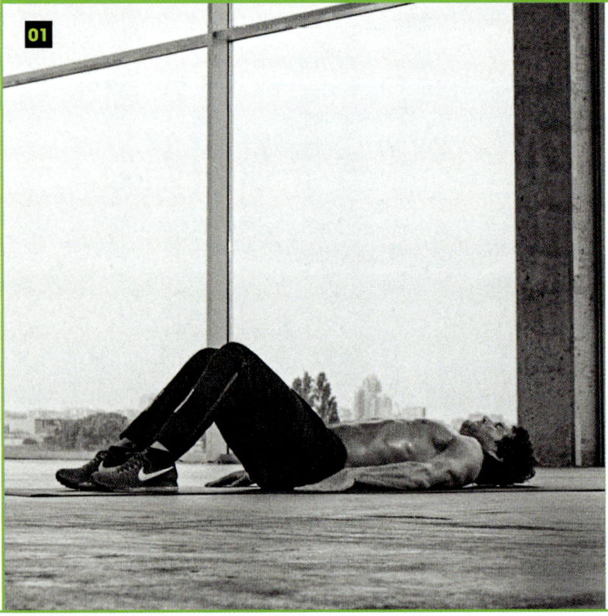

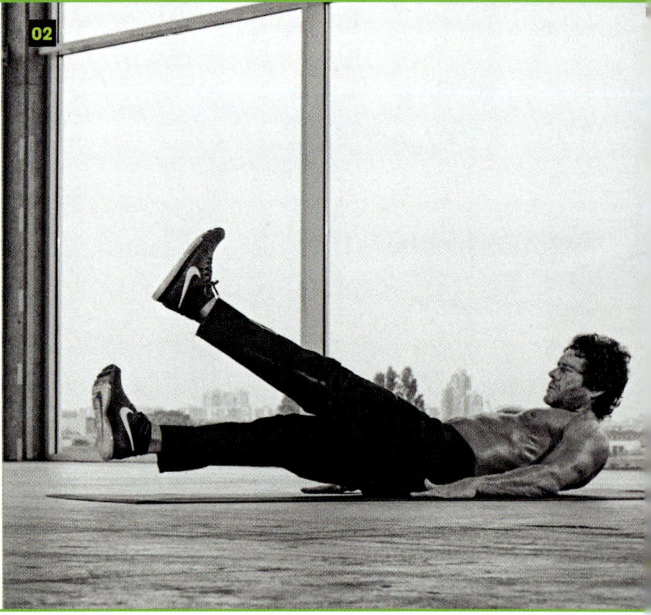

CONSIGNES

Allongez-vous sur le dos, jambes tendues et serrées, bras le long du corps et pieds flex.

Décollez la tête et les pieds de quelques centimètres, en contractant vos abdominaux. Gardez la jambe gauche tendue dans cette position initiale.

Levez la jambe droite à 30 à 45°, puis abaissez-la et alternez de la même façon la montée de la jambe gauche.

Les abdominaux doivent rester verrouillés pendant toute la durée de la série. Faites de petites expirations à chaque montée alternative des jambes.

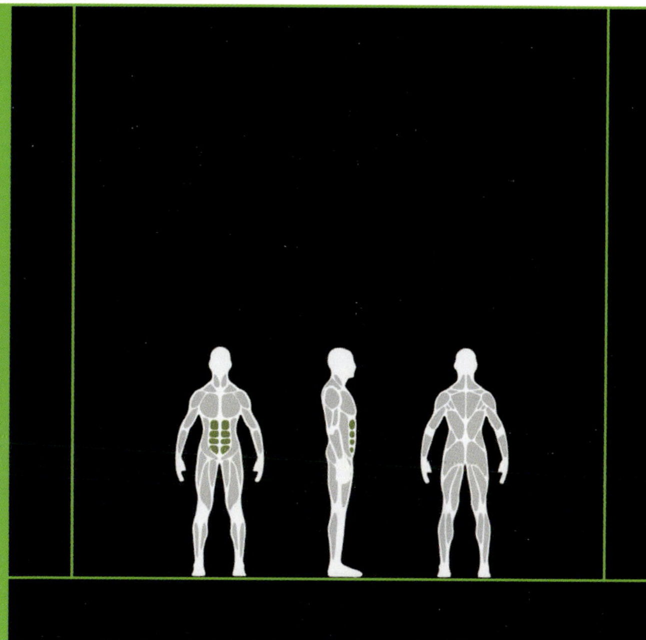

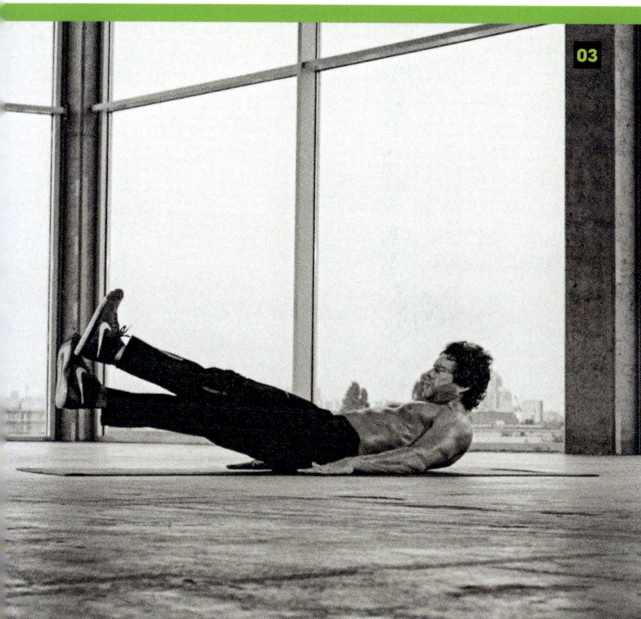

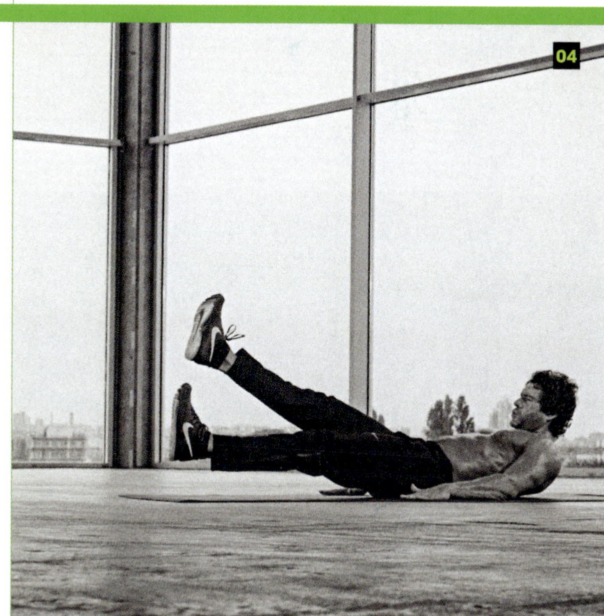

23
LE GAINAGE AVEC UNE JAMBE LEVÉE

Dans cet exercice, si vous êtes sujet aux douleurs lombaires, veillez à ne pas monter la jambe en extension trop haut. Gardez-la simplement dans l'axe du tronc en conservant une bonne rétroversion du bassin.

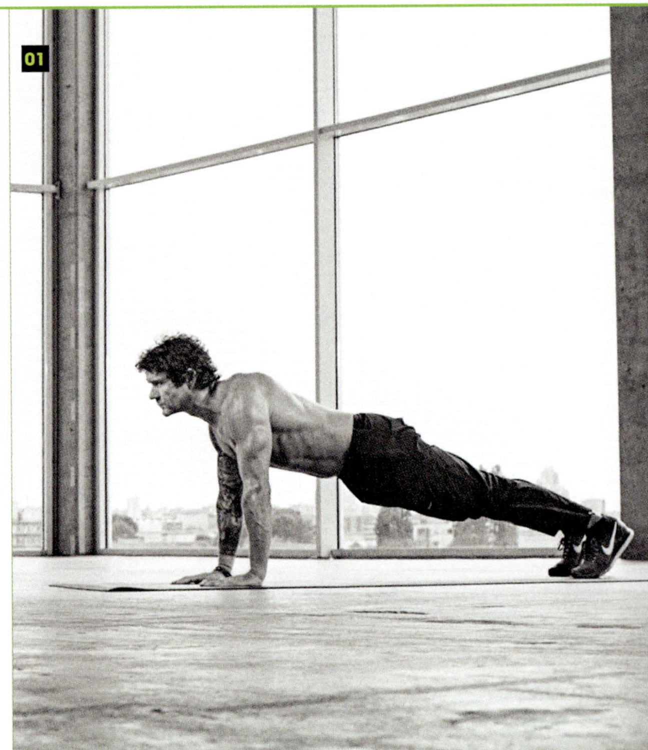

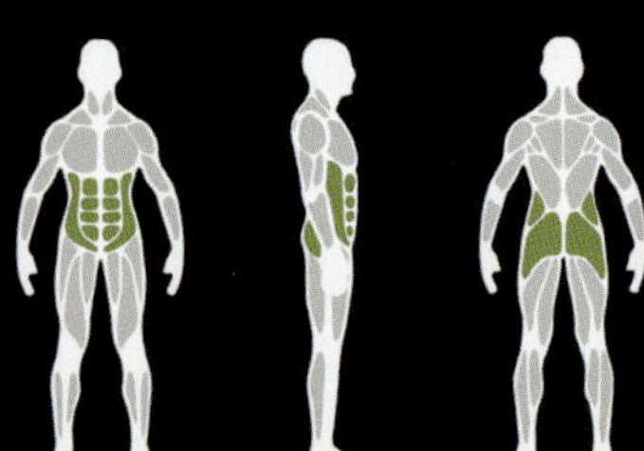

CONSIGNES

Placez-vous en position de pompes, bras tendus.

Contractez les abdominaux, en cherchant à plaquer le nombril contre la colonne vertébrale en rentrant le ventre et en expirant fortement. Contractez les fessiers.

Relevez une jambe et maintenez la position en expirant fortement et en maintenant l'alignement des courbures.

Changez de jambe.

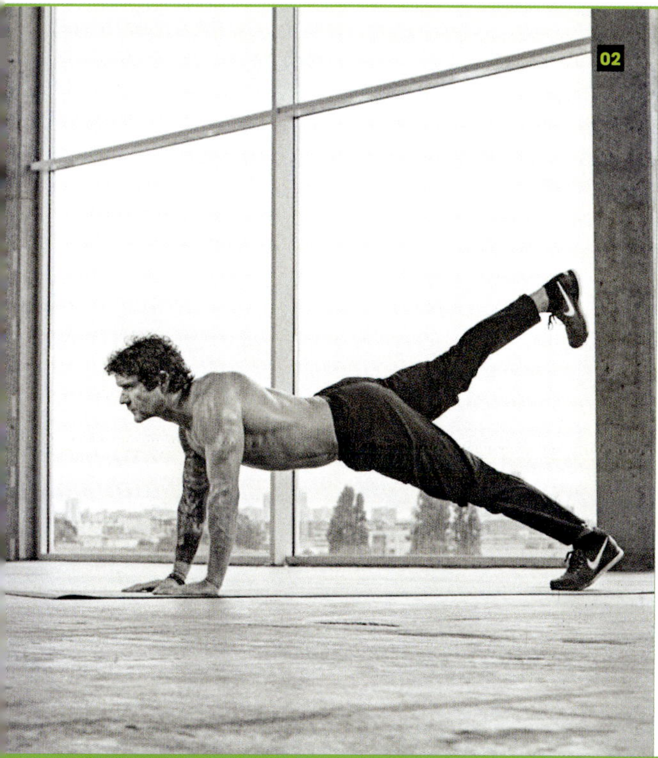
02

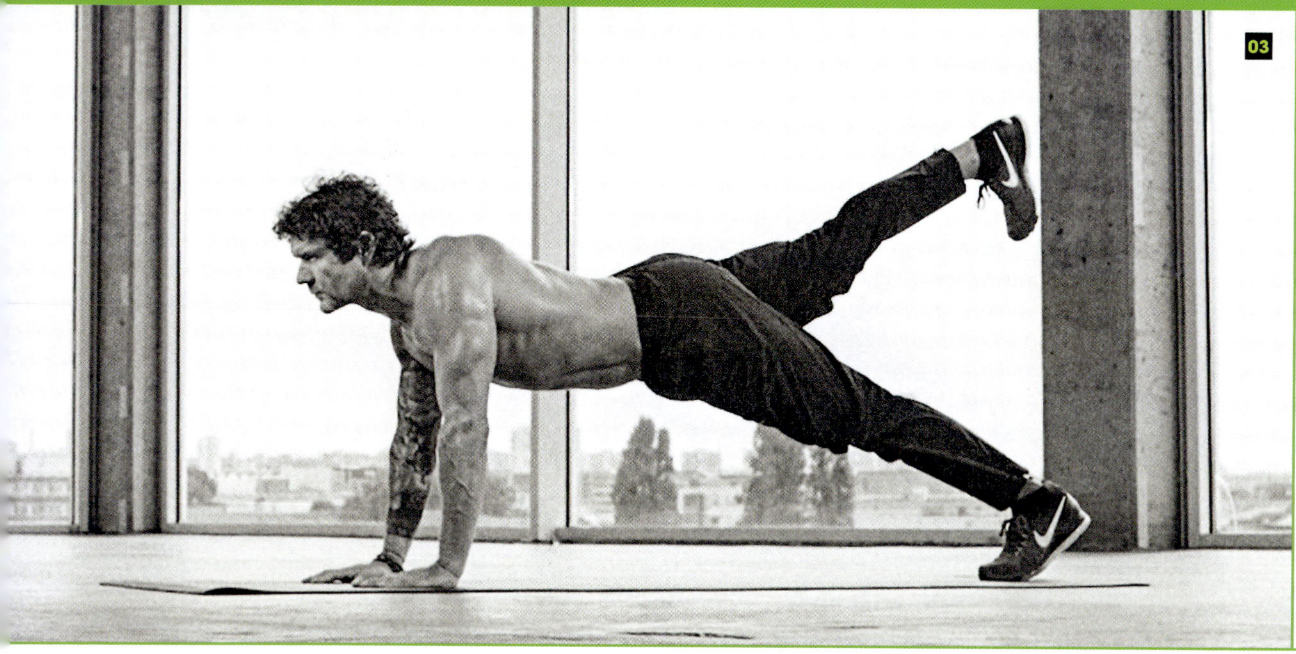
03

24

LES FENTES ISOMÉTRIQUES

C'est un mouvement simple de contraction isométrique (statique). Il permet de vous renforcer avec un risque minimum de blessure.

Au cours de l'exercice, pensez à faire de longues expirations en rentrant le ventre.

01

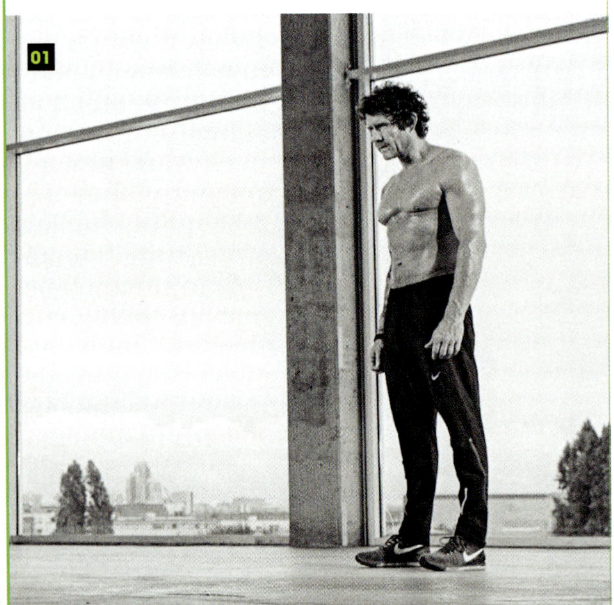

02

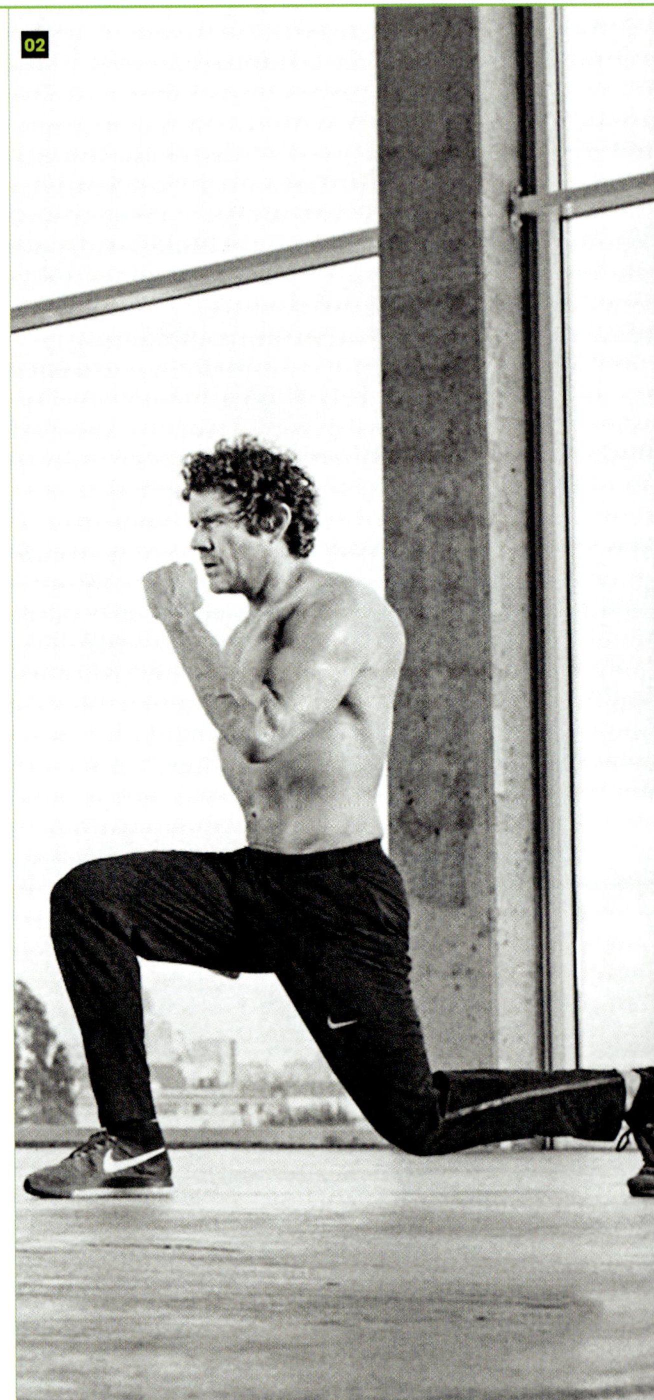

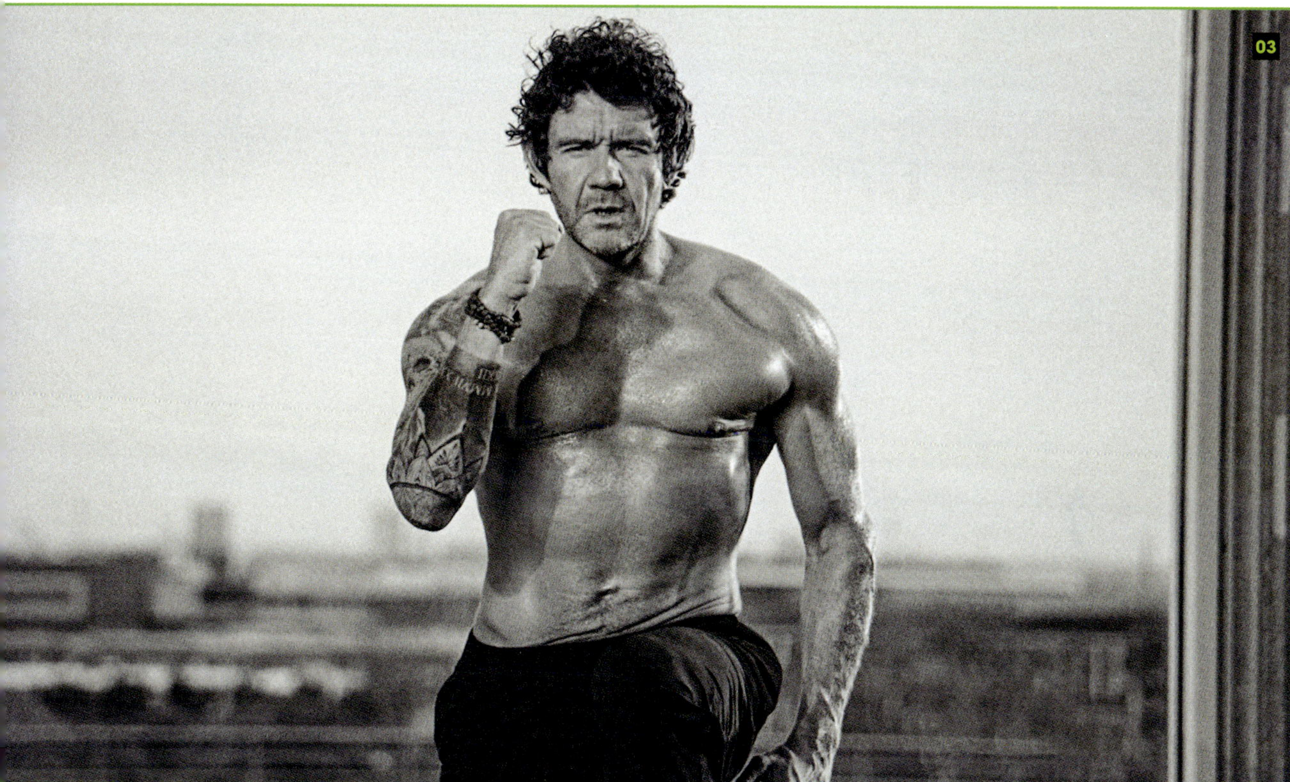

CONSIGNES

Debout, jambes écartées de la largeur du bassin, dos droit, les bras le long du corps ou les mains posées sur la taille.

Faites un grand pas vers l'avant, jusqu'à obtenir un angle de 90° au niveau du genou. Dans cette position, votre talon est à l'aplomb de votre genou, la jambe arrière est également fléchie en appui sur la pointe de pied et le tibia est parallèle au sol.

Maintenez la position le plus longtemps possible.

Prenez au maximum appui sur votre talon de la jambe de devant.

Conservez le dos droit, sans pencher les épaules vers l'avant, et regardez en face de vous.

Inspirez à la descente, et expirez en poussant avec votre jambe.

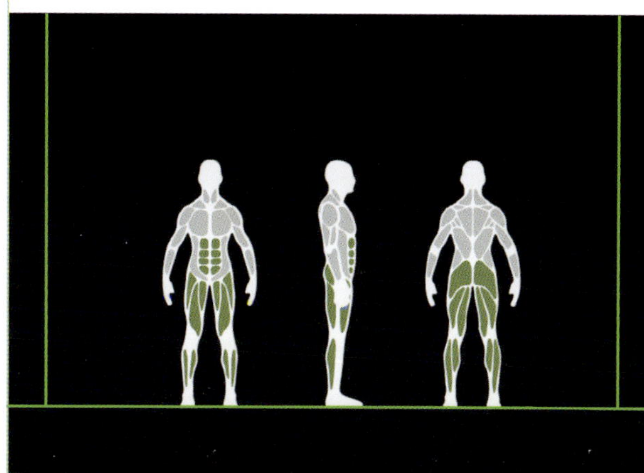

25
LES POMPES ISOMÉTRIQUES

01

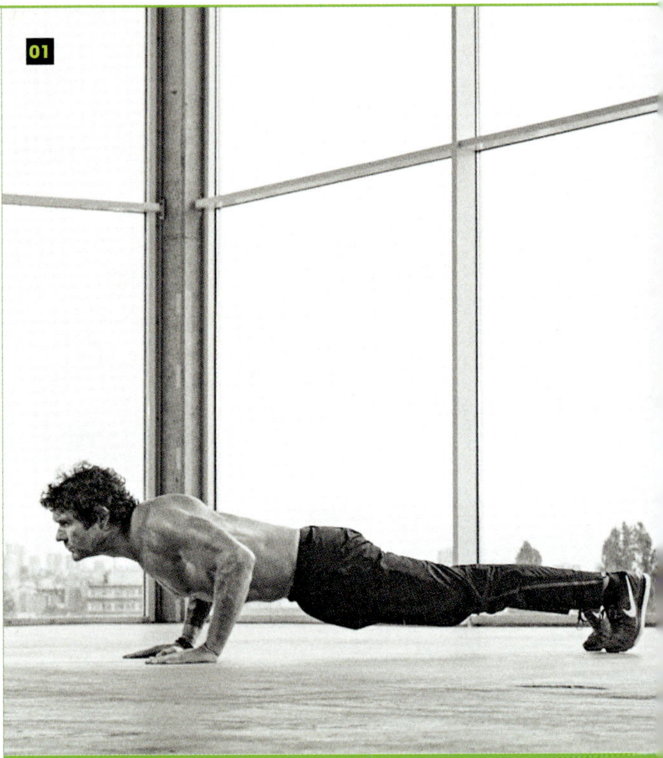

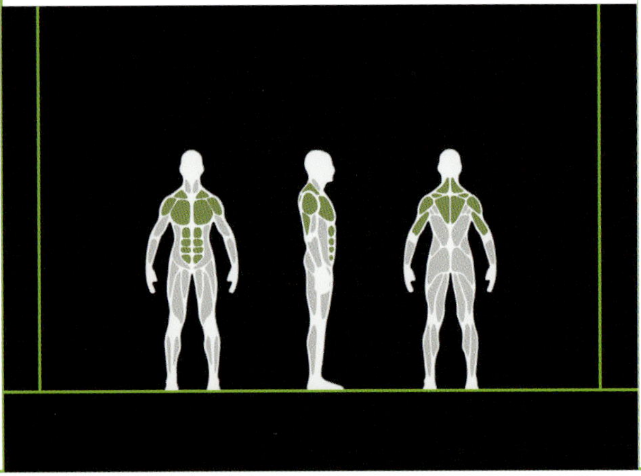

CONSIGNES

Avec un écartement des mains un peu plus large que la largeur des épaules, les cuisses dans le prolongement du buste, les abdominaux et les fessiers serrés (gainage), les bras tendus, les paumes des mains ancrées au sol et la tête dans l'alignement des courbures vertébrales.

Fléchissez les bras en inspirant, sans relâcher la contraction des abdominaux et des fessiers (gainage et stabilité) en amenant les épaules parallèles au sol.

Maintenez la position le plus longtemps possible en conservant la contraction des abdominaux et des fessiers.

02

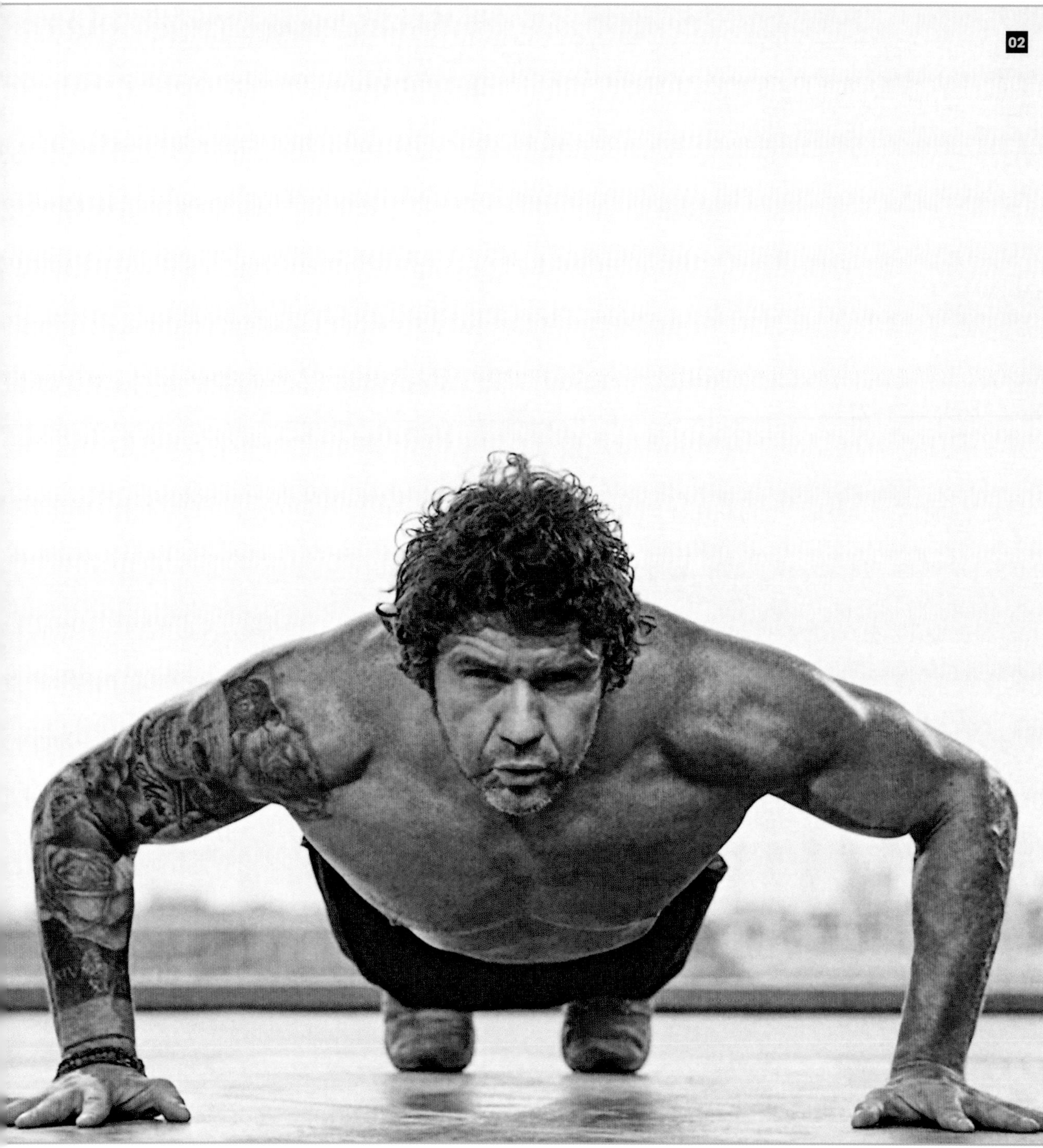

26

LE BREAKDANCE

CONSIGNES

Placez-vous en position de pompes, mais en posant les avant-bras au sol. Les coudes sont légèrement avancés par rapport aux épaules.

Poussez sur un bras en expirant pour l'amener à l'extension puis revenez lentement à la position initiale en inspirant, tout en conservant l'alignement du tronc et des membres inférieurs.

Changez de côté.

Ou bien alternez le mouvement côté gauche puis côté droit.

Contractez les abdominaux, en cherchant à plaquer les abdominaux contre la colonne vertébrale en rentrant le ventre et en expirant fortement. Contractez les fessiers.

Conservez l'alignement des courbures vertébrales.

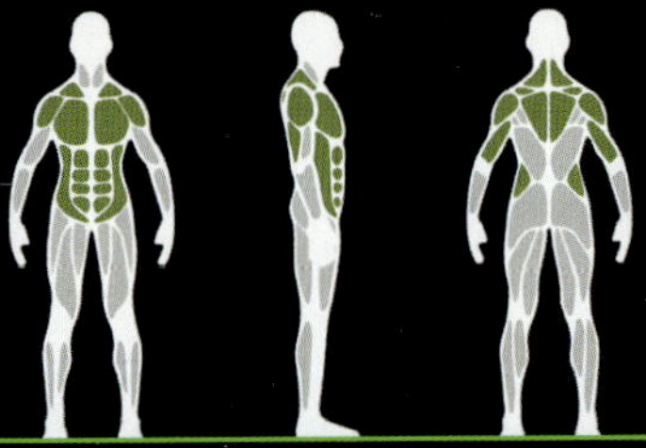

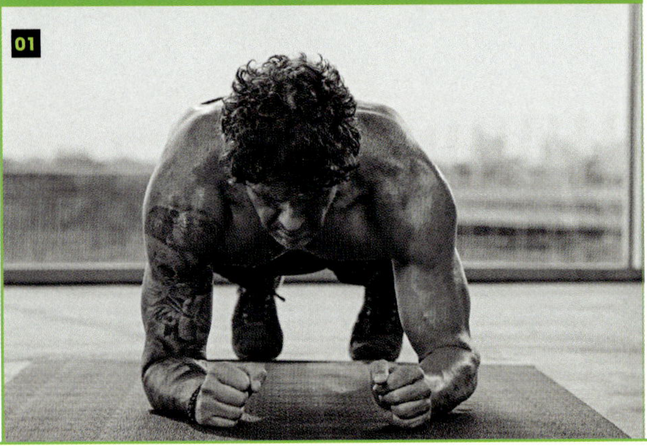

01

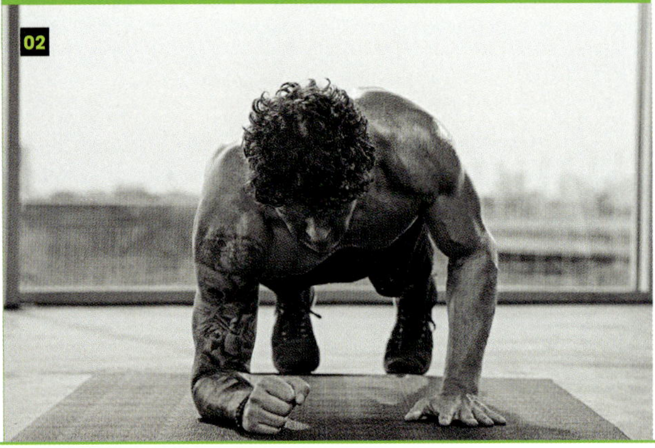

02

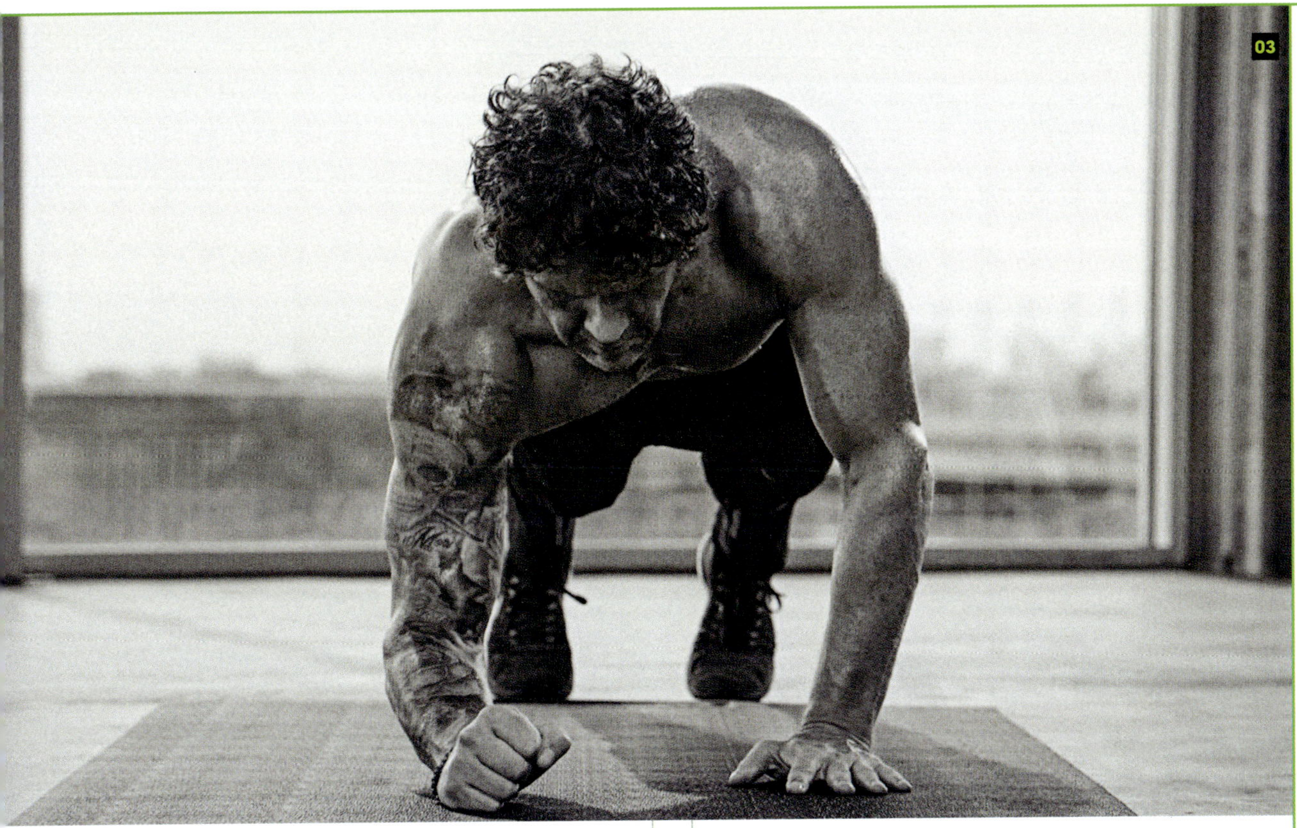
03

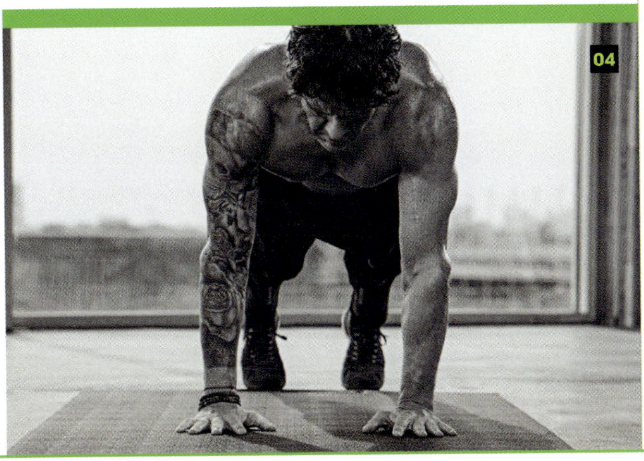
04

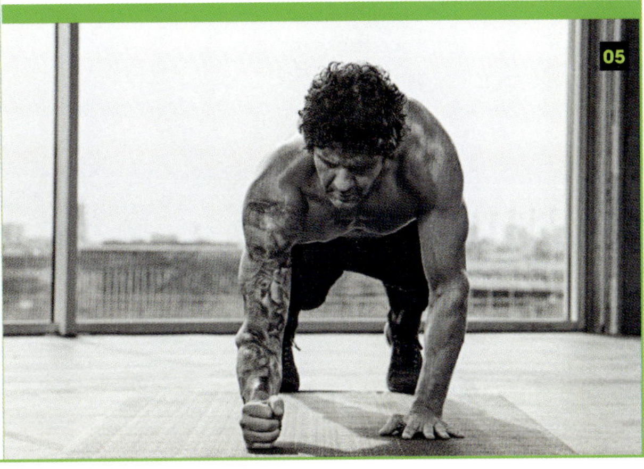
05

27

LES POMPES LARGES

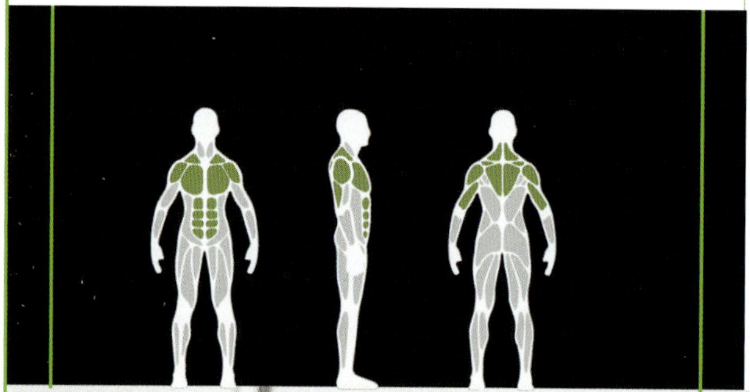

CONSIGNES

Position de départ : écartement des mains beaucoup plus large que la largeur des épaules. Cuisses dans le prolongement du buste. Abdominaux et fessiers serrés (gainage). Démarrez les bras tendus, les paumes des mains bien à plat au sol. La tête se place dans l'alignement des courbures vertébrales.

Fléchissez les bras en inspirant, sans relâcher la contraction des abdominaux et fessiers (gainage et stabilité) en amenant la poitrine en contact avec le sol. Remontez en expirant jusqu'à revenir à la position initiale.

01

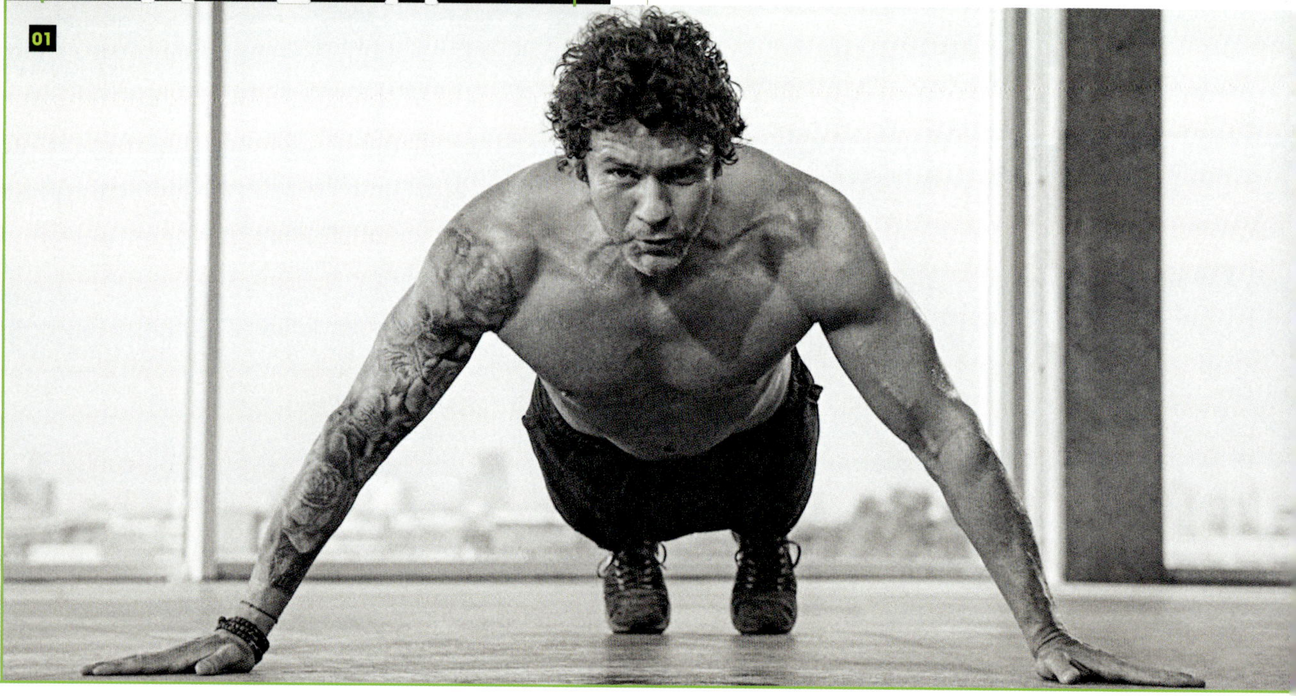

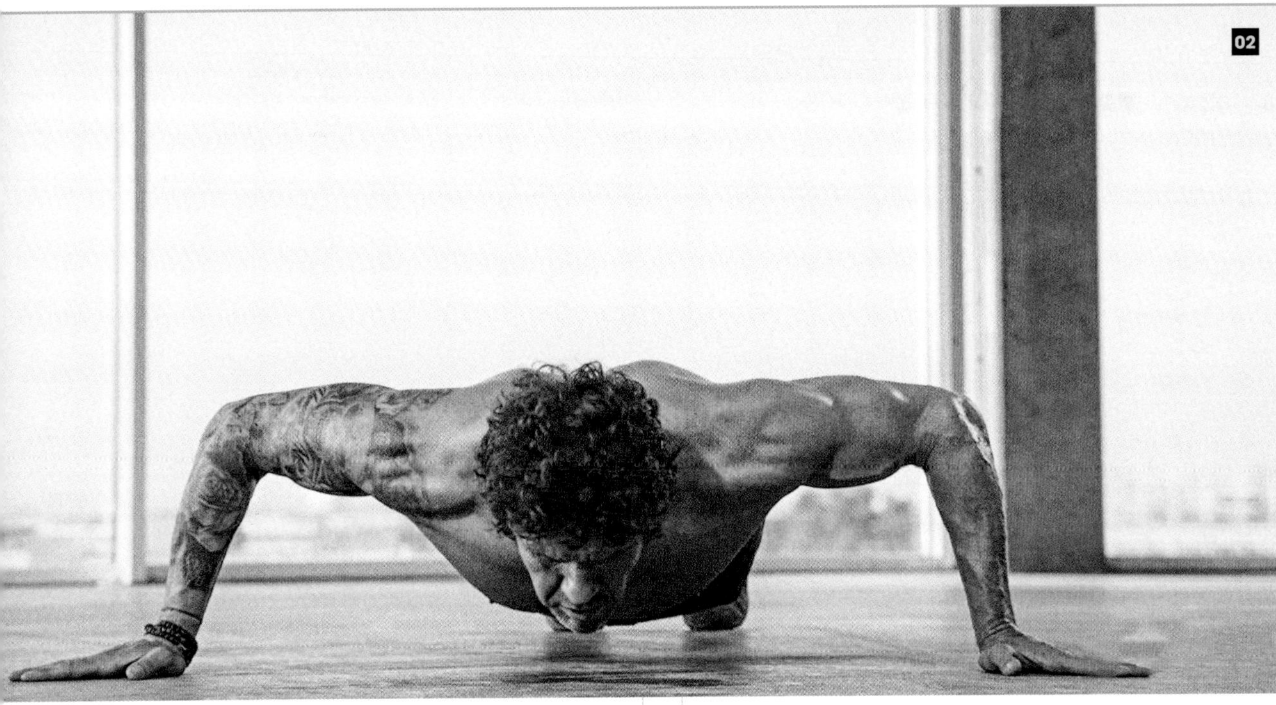

02

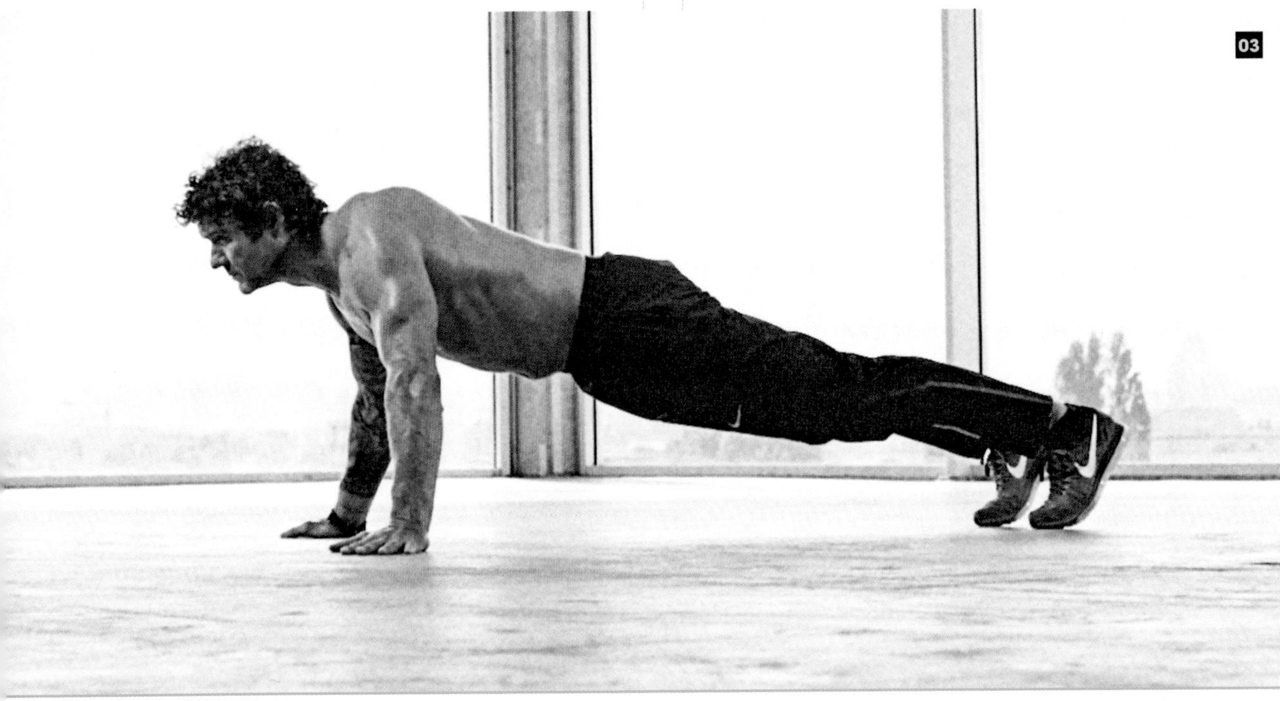

03

28
LES POMPES PIEDS CROISÉS

01

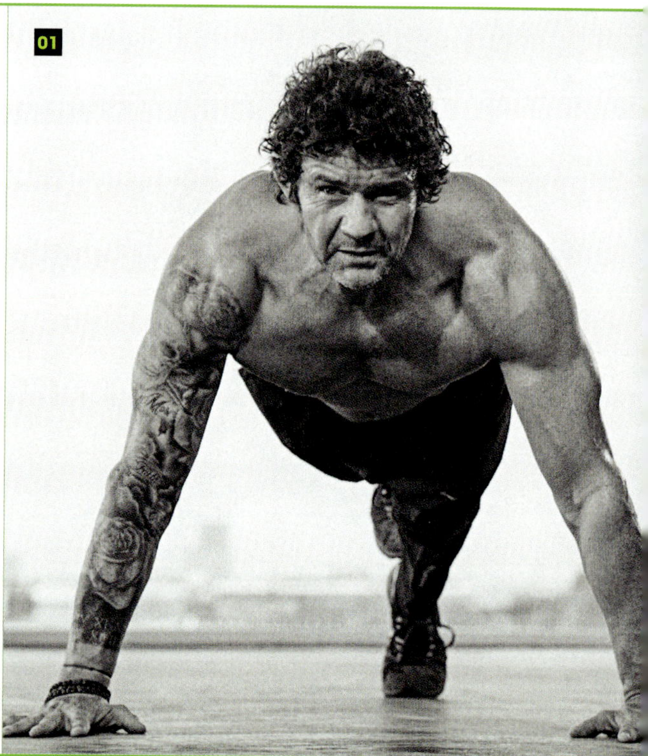

02

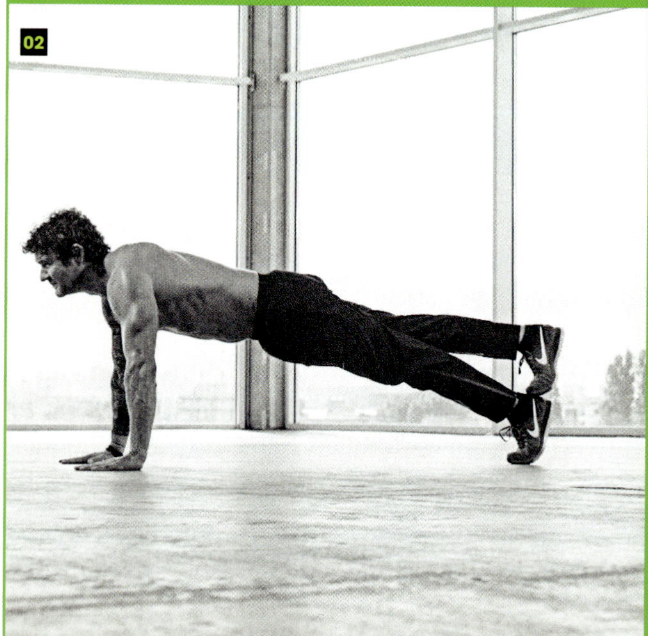

CONSIGNES

Position de départ : écartement des mains un peu plus large que la largeur des épaules, bras tendus. Cuisses dans le prolongement du buste. Abdominaux et fessiers serrés (gainage). Placez un pied au-dessus de l'autre. La tête est dans l'alignement des courbures vertébrales.

Fléchissez les bras en inspirant, sans relâcher la contraction des abdominaux et des fessiers (gainage et stabilité) en amenant la poitrine en contact avec le sol.

Remontez en expirant jusqu'à revenir à la position initiale.

Inversez le croisement des jambes à chaque série ou alternativement à chaque répétition. Le fait de n'être en appui que sur un pied apporte une instabilité qui augmente le travail de gainage.

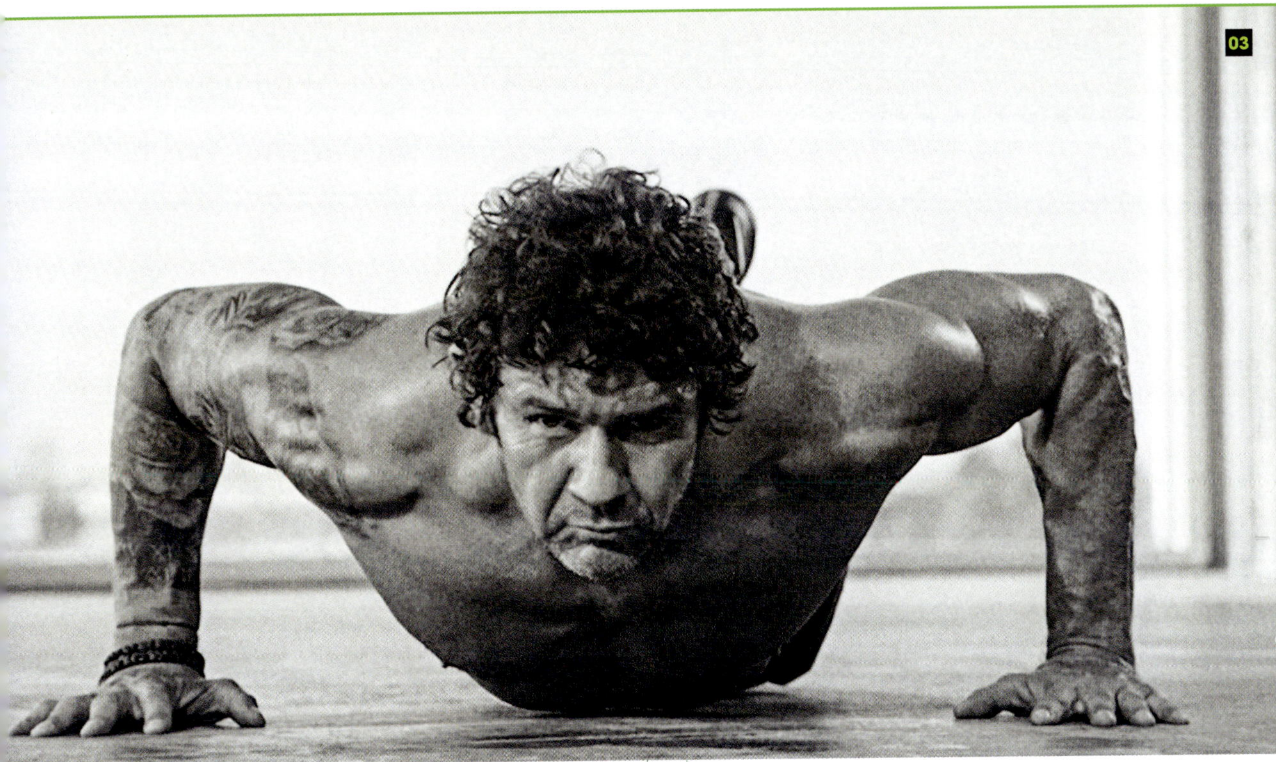
03

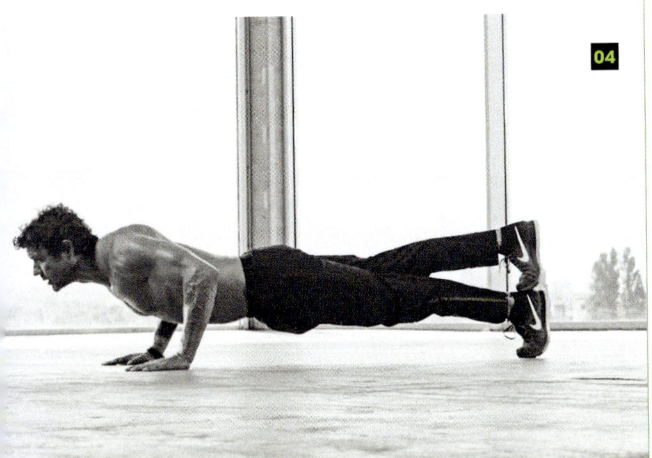
04

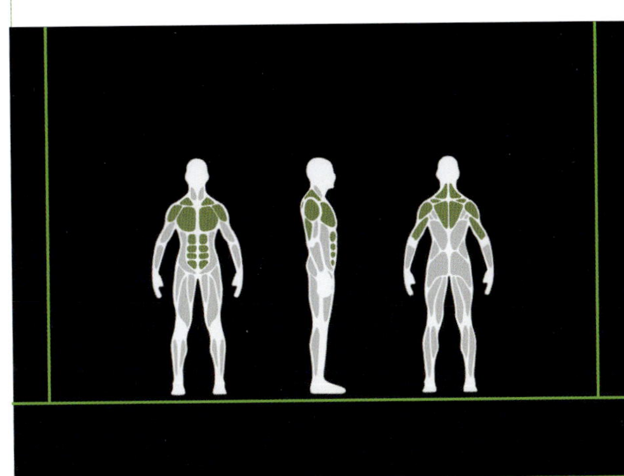

29
LES BURPEES OLD-SCHOOL

Les efforts fournis au niveau des cuisses augmentent le temps de gainage et par conséquent le recrutement des abdominaux. Avec la vitesse d'exécution, focalisez votre attention sur le maintien d'une bonne position lombaire !

Travaillez le rythme de chaque phase.

Au début, n'hésitez pas à décomposer le mouvement pour le maîtriser parfaitement.

N'oubliez pas que la descente est toujours ralentie et contrôlée et que la poussée est explosive.

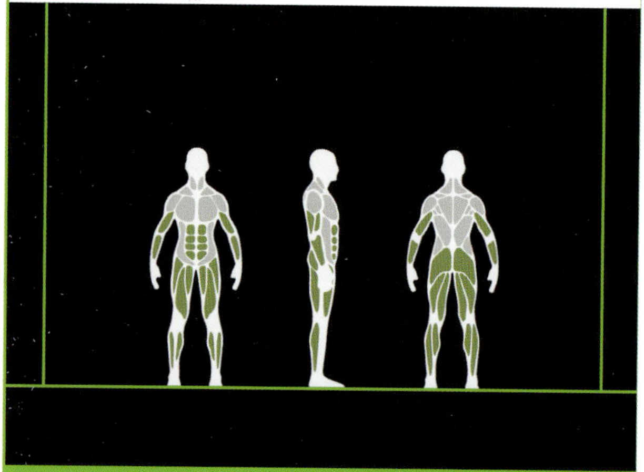

01

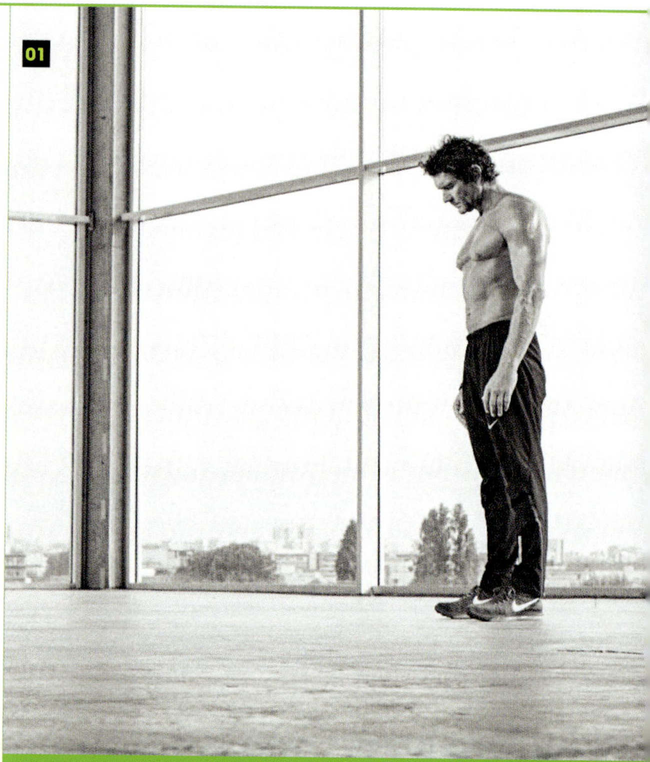

CONSIGNES

Commencez en position accroupie, les mains bien à plat au sol en face de vous.

Placez les membres inférieurs en position de pompe en gardant les abdominaux et les fessiers serrés.

Écartez puis ramenez les pieds pour revenir en position de pompe.

Reprenez immédiatement appui sur vos pieds en vous accroupissant. Puis bondissez en sautant aussi haut que possible. Recrutez bien vos cuisses à ce moment-là comme pour un squat jump.

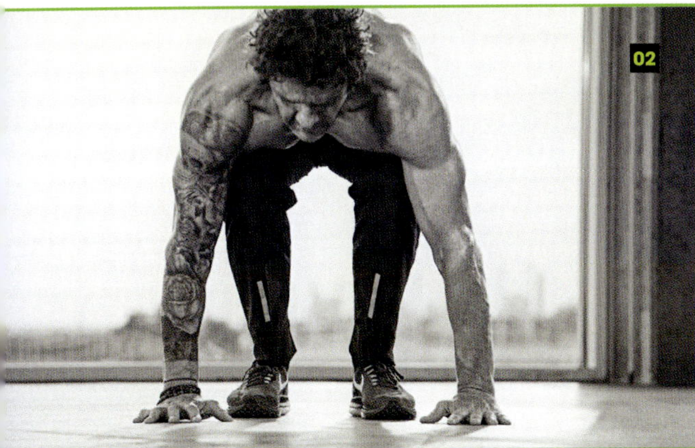
02

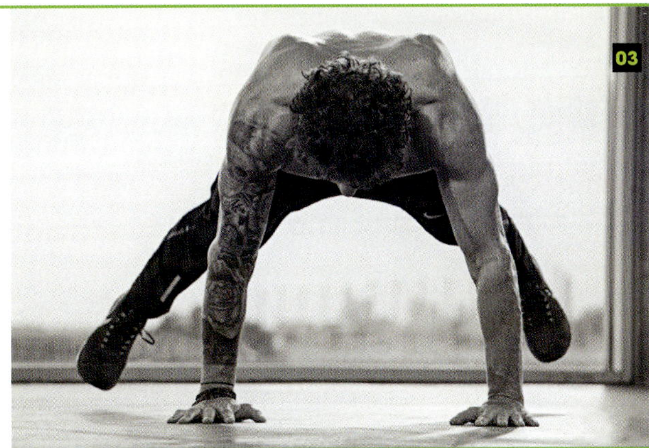
03

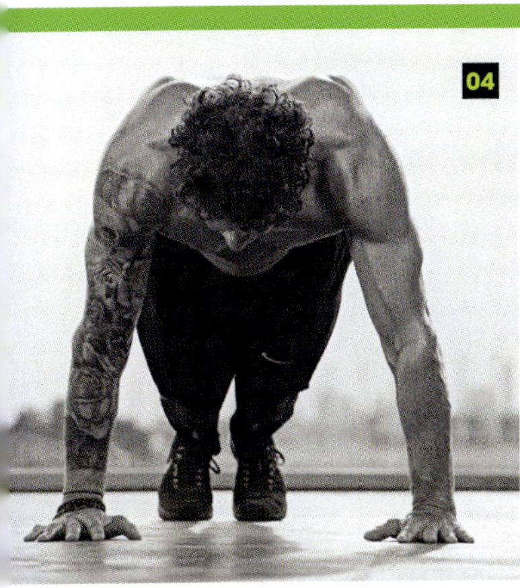
04

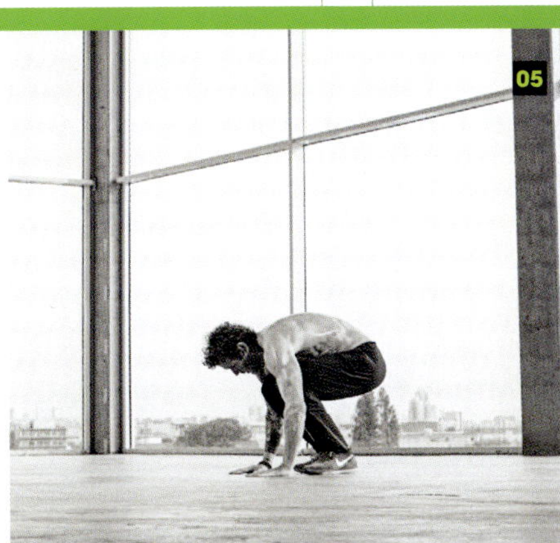
05

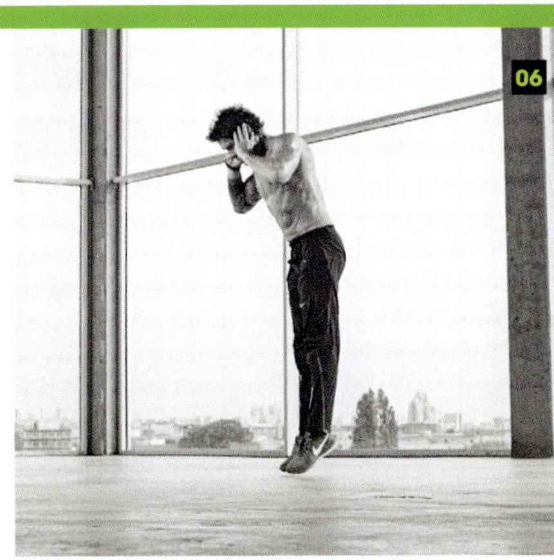
06

30
LES BURPEES

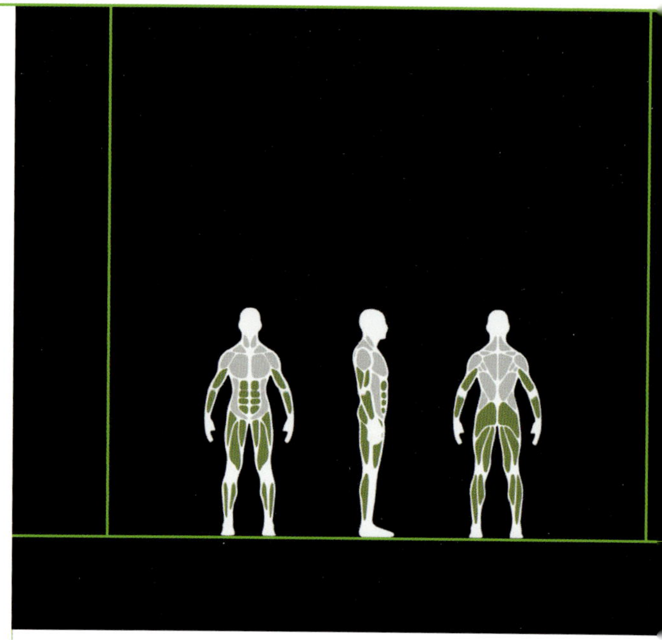

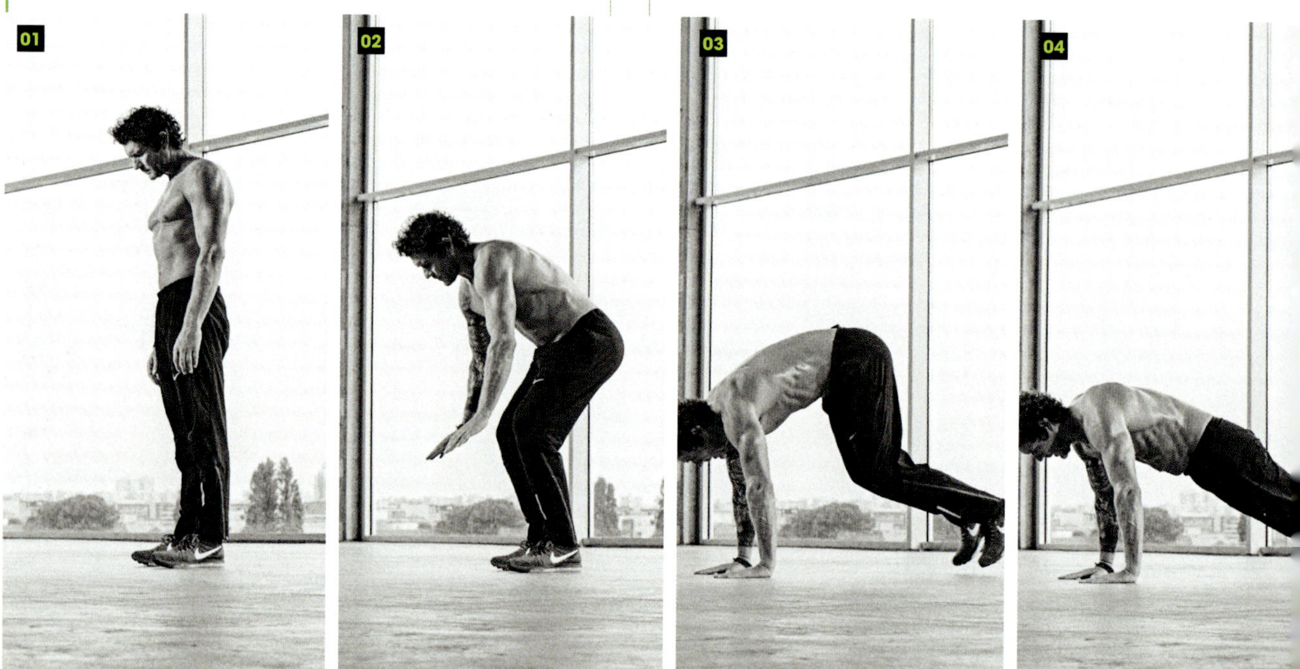

CONSIGNES

Commencez en position accroupie, les mains bien au sol en face de vous.

Placez vos membres inférieurs en position de pompe en gardant les abdominaux et les fessiers serrés.

Ramenez immédiatement vos pieds pour retrouver une position accroupie, puis sautez aussi haut que possible en poussant sur vos cuisses à la façon d'un squat jump.

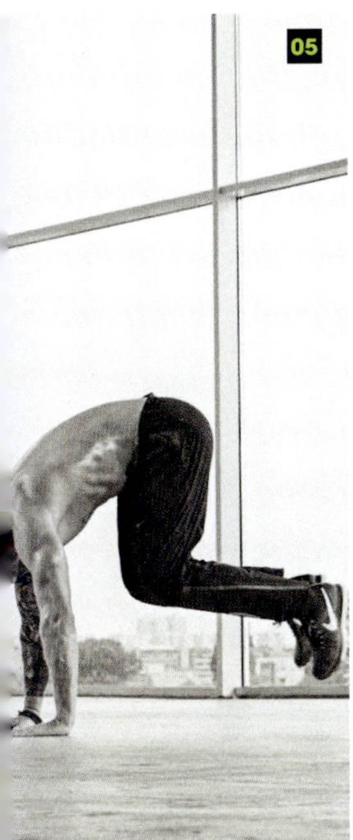

05

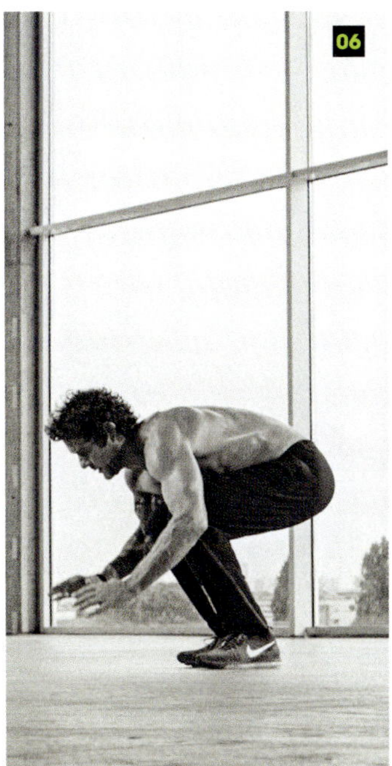

06

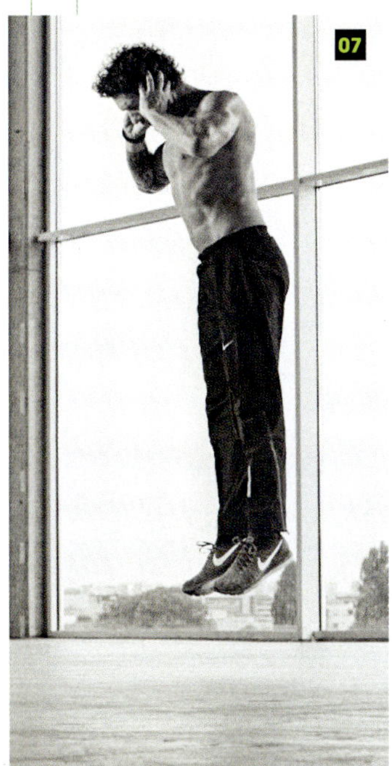

07

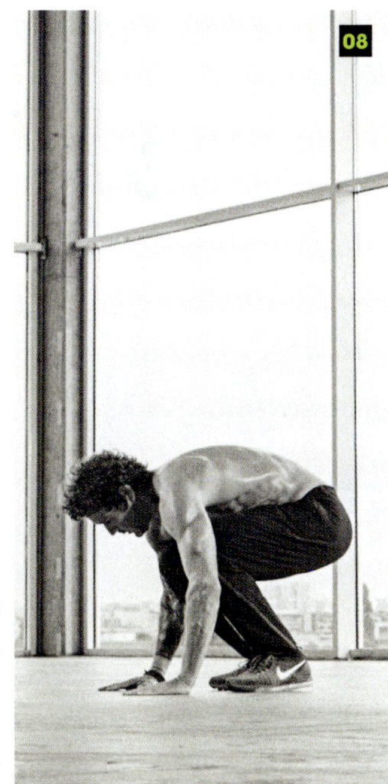

08

31
LE RELEVÉ EN CISEAU

C'est un exercice difficile à maîtriser. Il s'agit de ralentir au maximum la descente en pensant à contracter le transverse et à être plus explosif dans la flexion en soufflant.
Le rachis lombaire doit rester collé au sol. Vous ajusterez la position des jambes en fonction de votre fatigue.
Essayez de ne pas compenser le mouvement avec la nuque, mobilisez-la le moins possible, le menton un peu rentré.

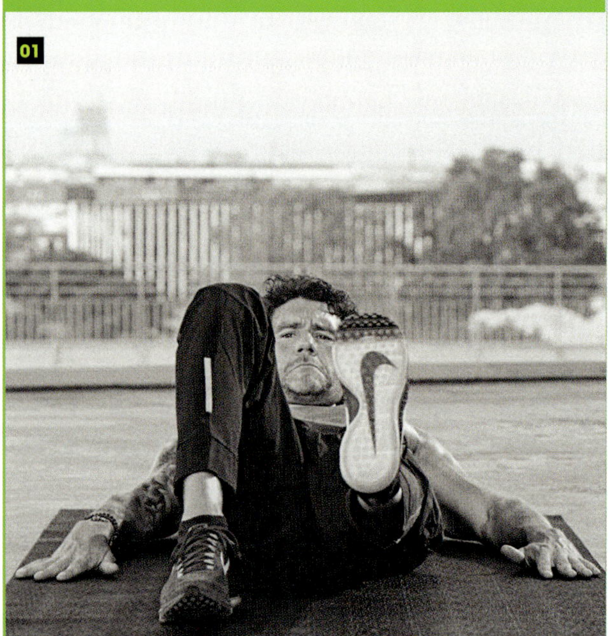

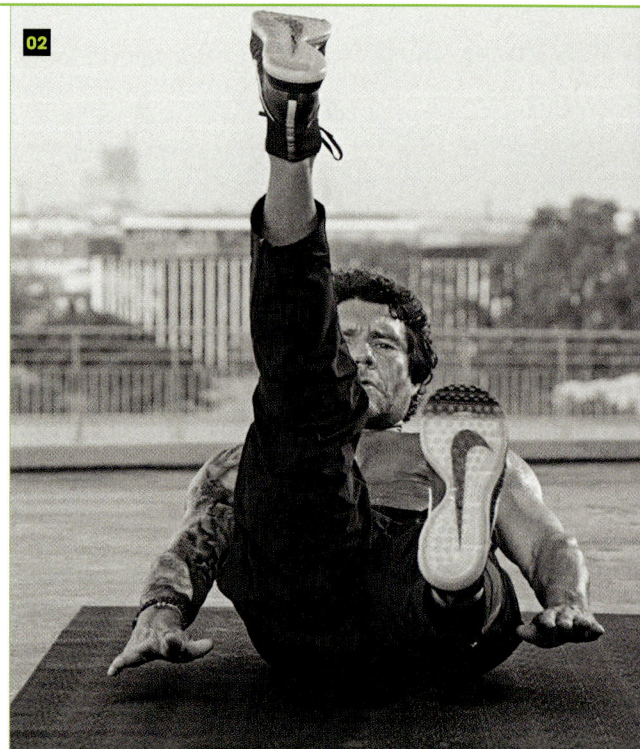

CONSIGNES

Allongé les bras le long du corps, décollez les deux jambes en en gardant une légèrement plus haute que l'autre.

Enroulez le buste en décollant les épaules et le haut du dos en expirant, et montez et descendez les jambes.

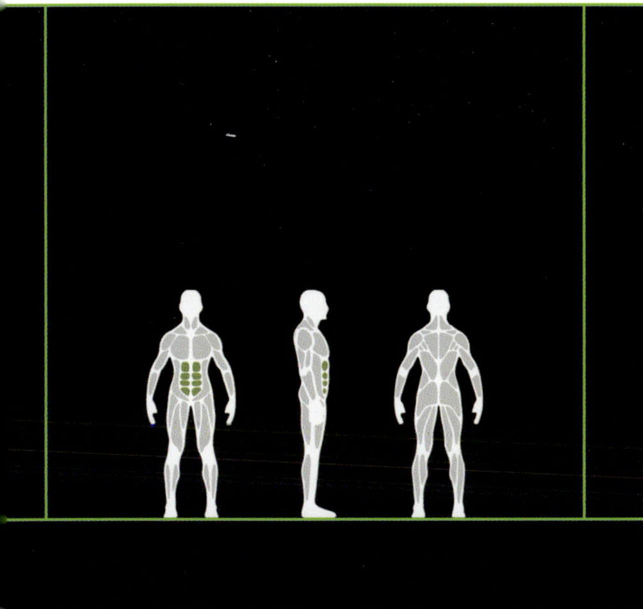

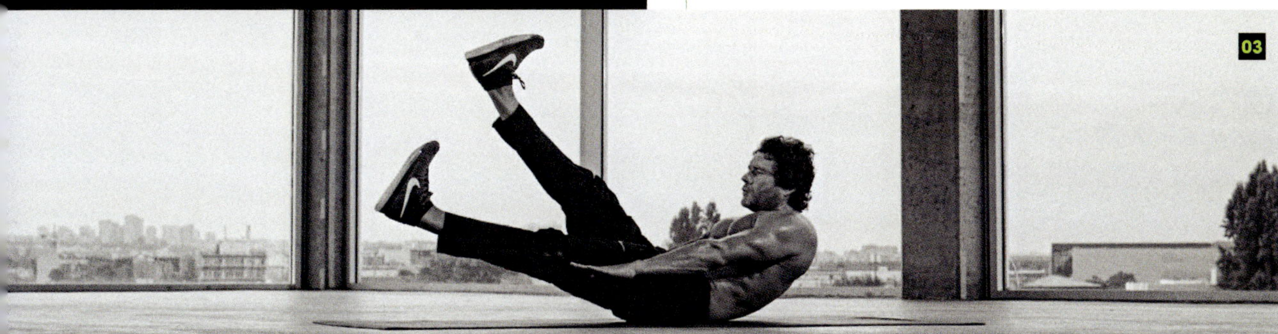
03

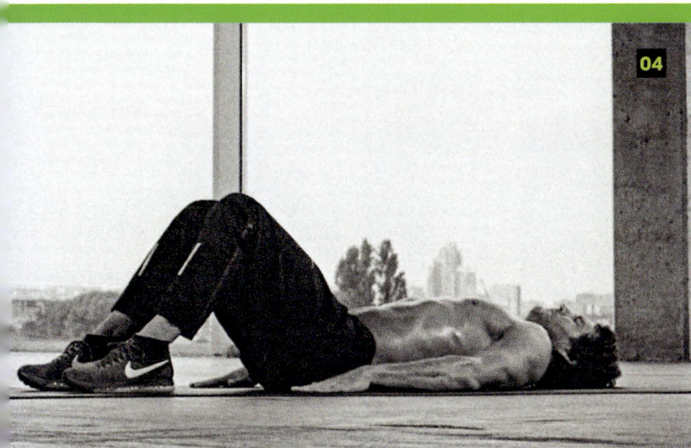
04

32
LE GAINAGE COUDE GENOU

Dans cet exercice, si vous êtes sujet aux douleurs lombaires, veillez à ne pas lever trop haut la jambe. Gardez-la simplement dans l'axe du tronc en conservant une bonne rétroversion du bassin.

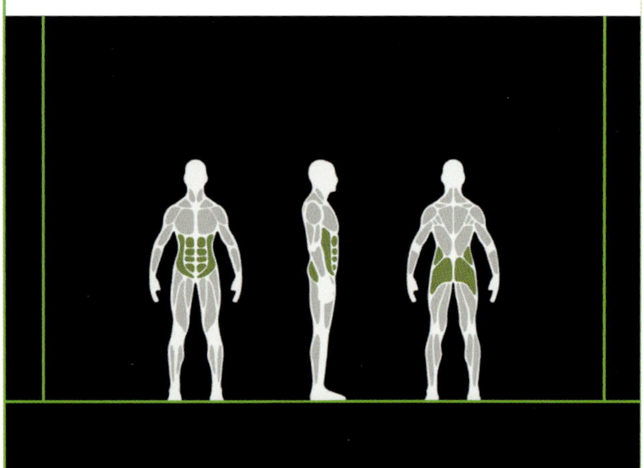

01

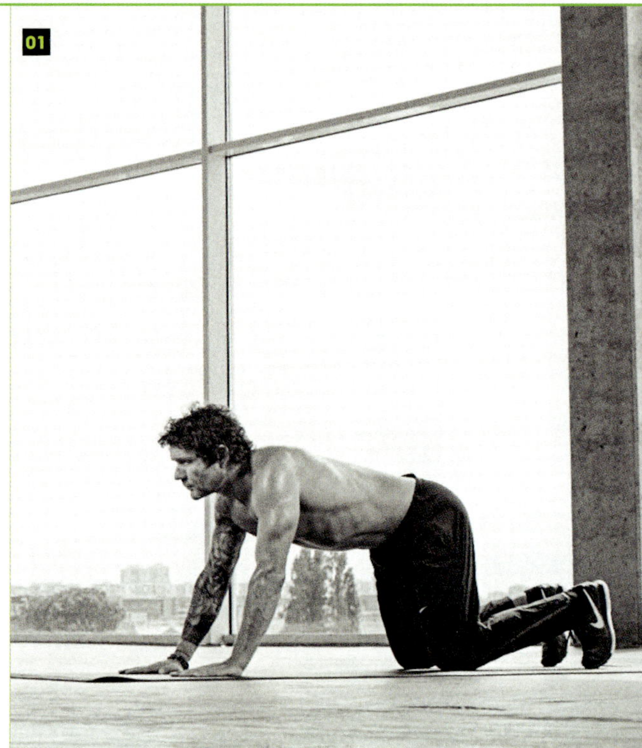

CONSIGNES

Placez-vous en position de pompes, bras tendus.

Contractez les abdominaux, en cherchant à plaquer le nombril contre la colonne vertébrale en rentrant le ventre et en expirant fortement.

Contractez les fessiers.

Relevez une jambe et ramenez le genou le plus près possible du coude opposé.

Maintenez la position en expirant fortement.

Changez de côté.

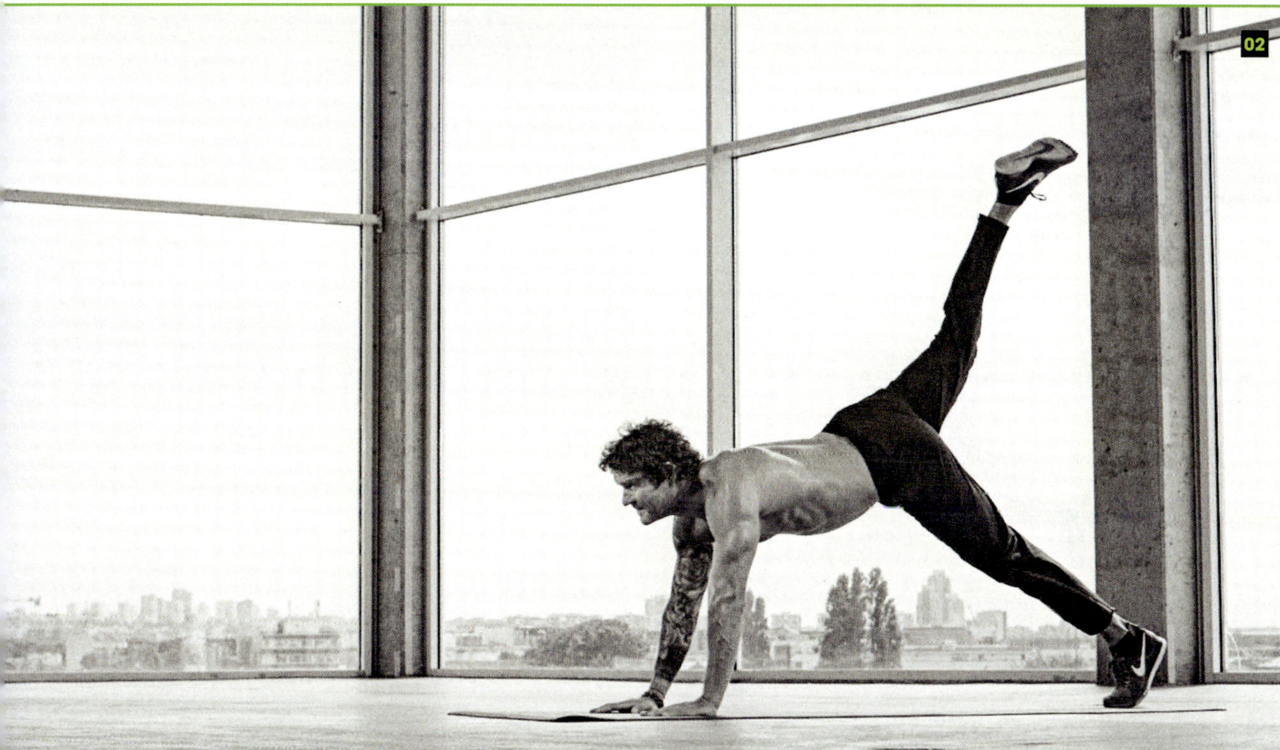
02

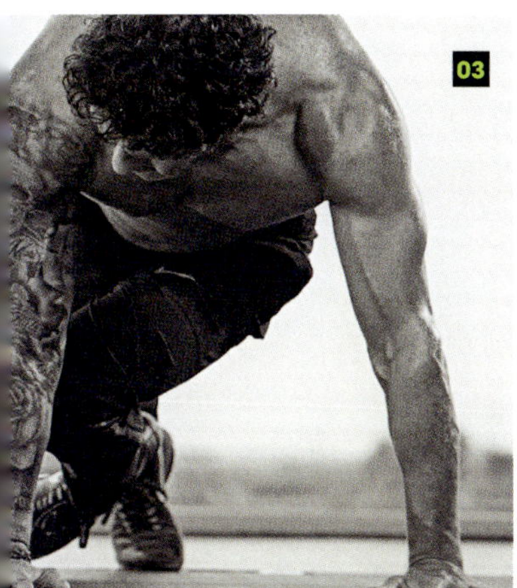
03

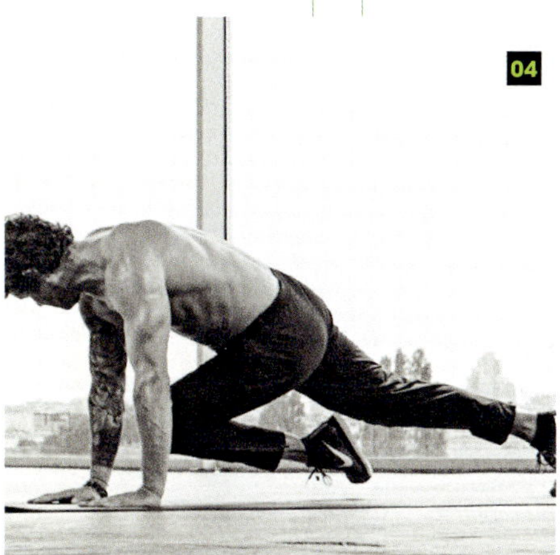
04

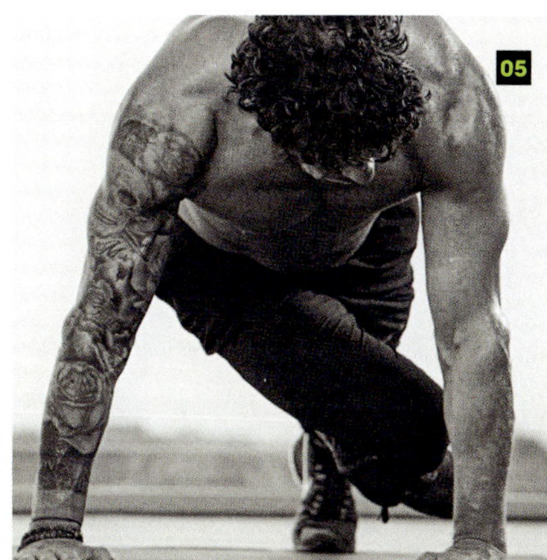
05

33
LE GAINAGE NEZ GENOU

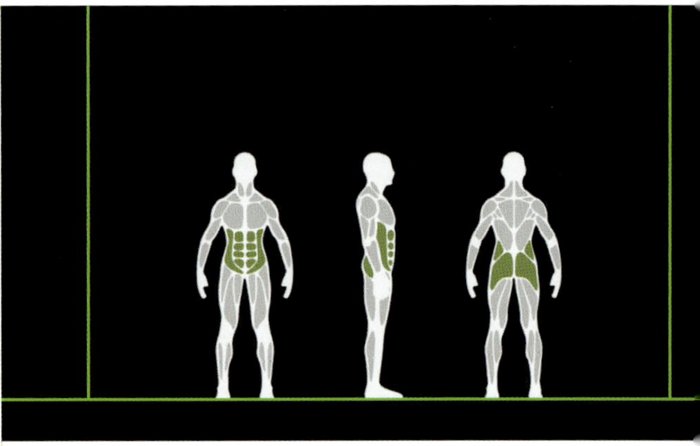

Dans cet exercice, si vous êtes sujet aux douleurs lombaires, veillez à ne pas monter trop haut la jambe, gardez-la simplement dans l'axe du tronc en conservant une bonne rétroversion du bassin.

01

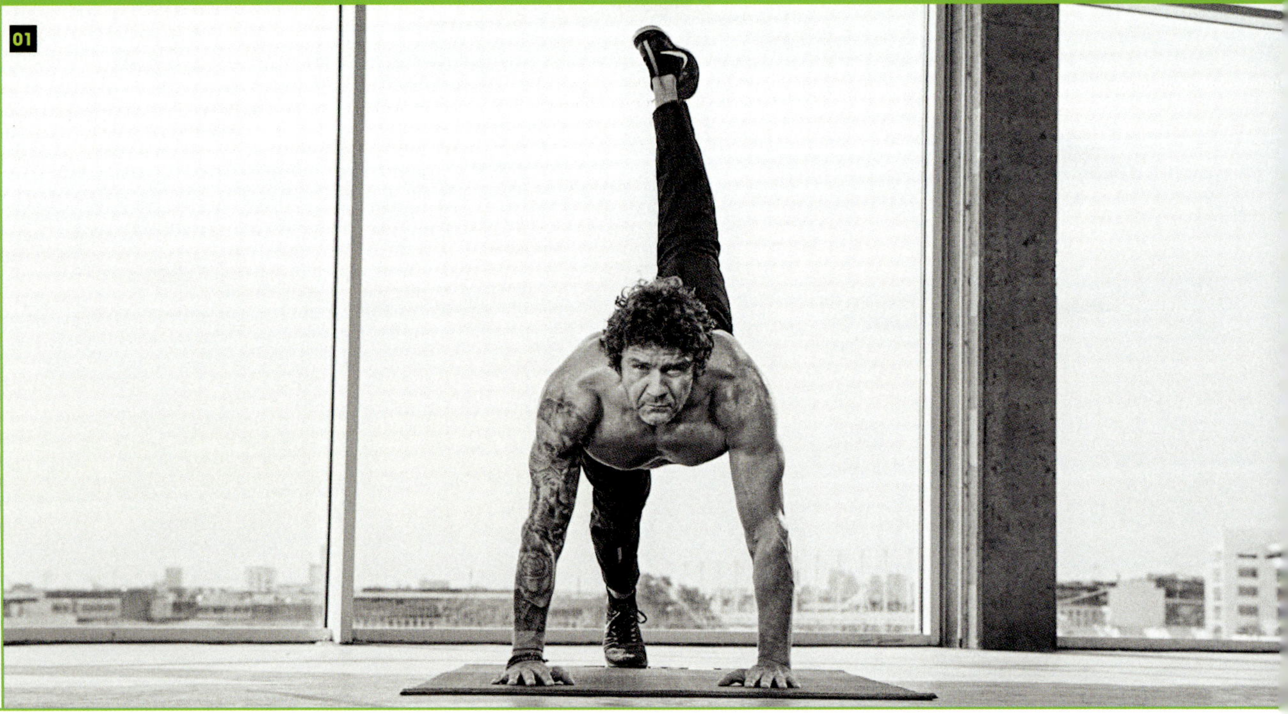

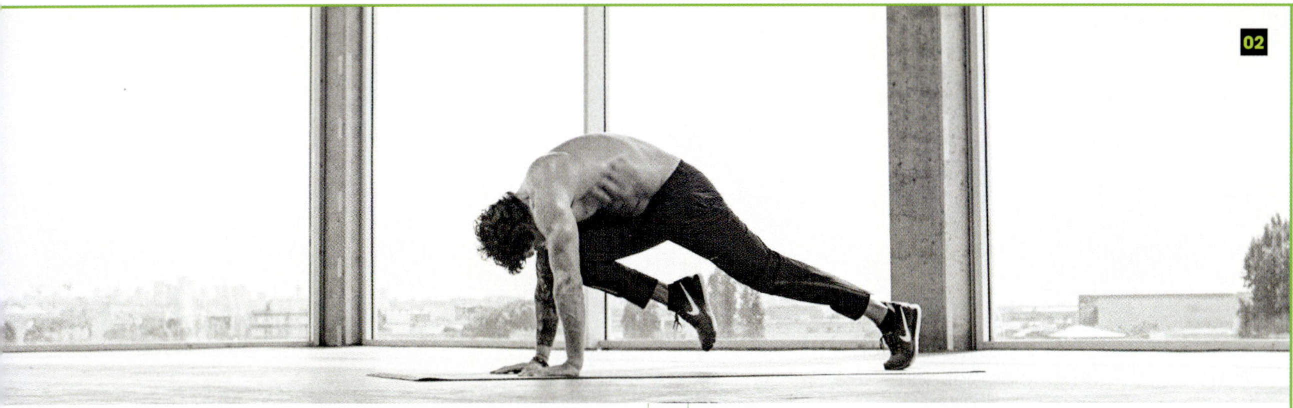

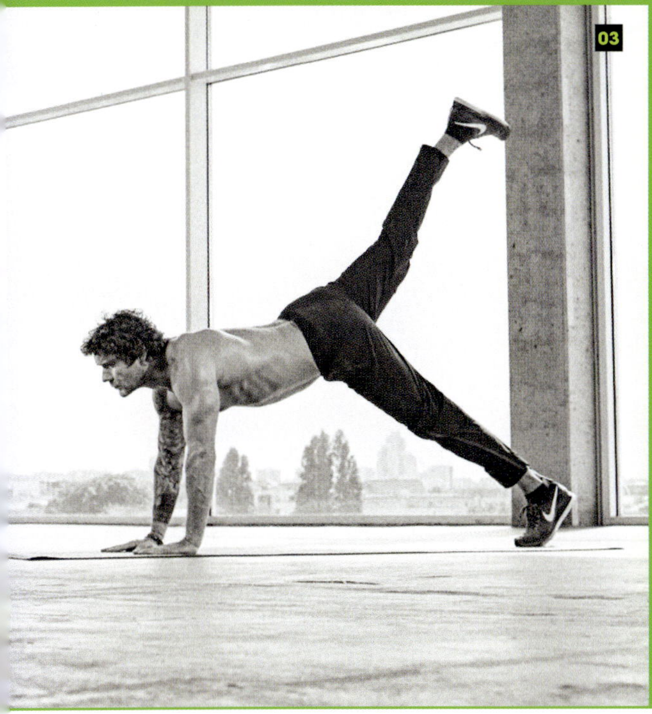

CONSIGNES

Placez-vous en position de pompes.

Contractez les abdominaux, en cherchant à plaquer le nombril contre la colonne vertébrale en rentrant le ventre et en expirant fortement.

Contractez les fessiers.

Montez une jambe et ramenez le genou le plus près possible du nez.

Maintenez la position en expirant fortement.

Revenez en position de pompes et faites de même avec l'autre jambe.

34

LES POMPES TRICEPS

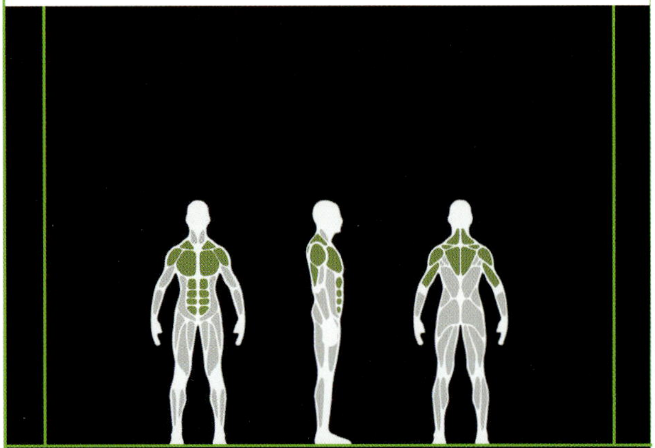

CONSIGNES

Position de départ : allongé à plat ventre, écartement des mains réduit au minimum, de façon à avoir les coudes presque collés aux côtes. Cuisses dans le prolongement du buste. Abdominaux et fessiers serrés (gainage). Tendez les bras. La tête reste placée dans l'alignement des courbures vertébrales.

Fléchissez les bras en inspirant, sans relâcher la contraction des abdominaux et des fessiers (gainage et stabilité) en amenant la poitrine en contact avec les mains.

Puis remontez en expirant jusqu'à revenir à la position initiale.

01

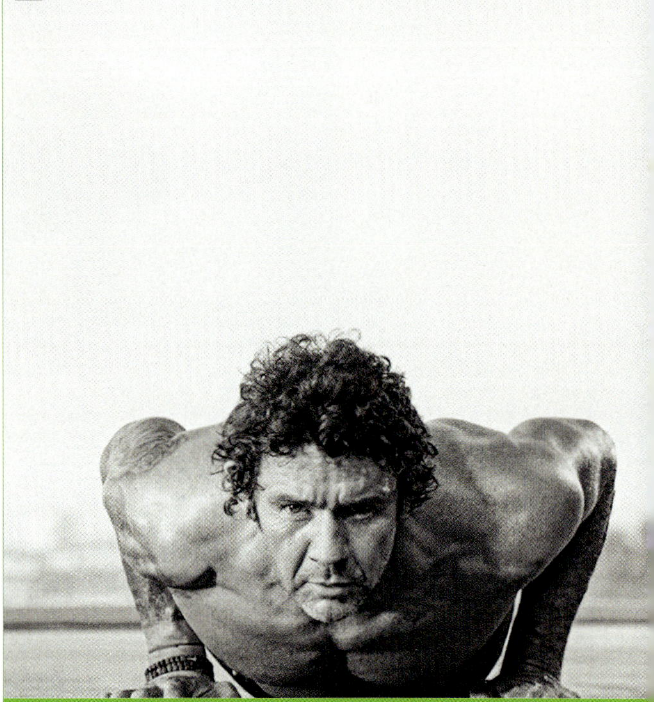

02

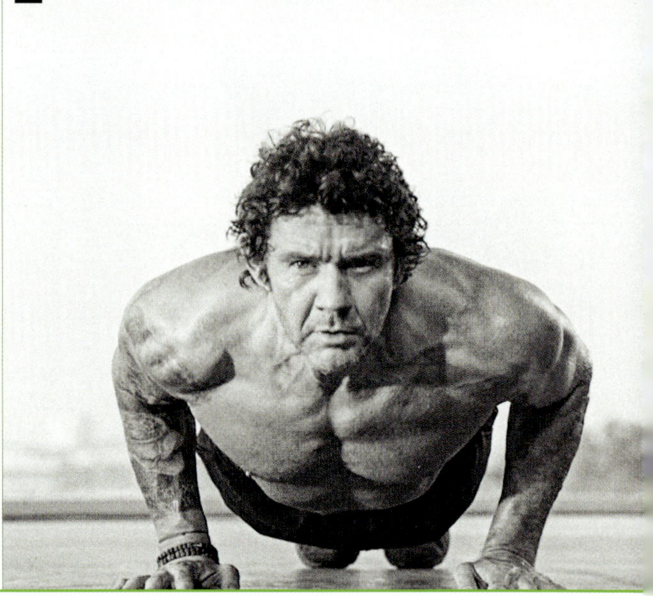

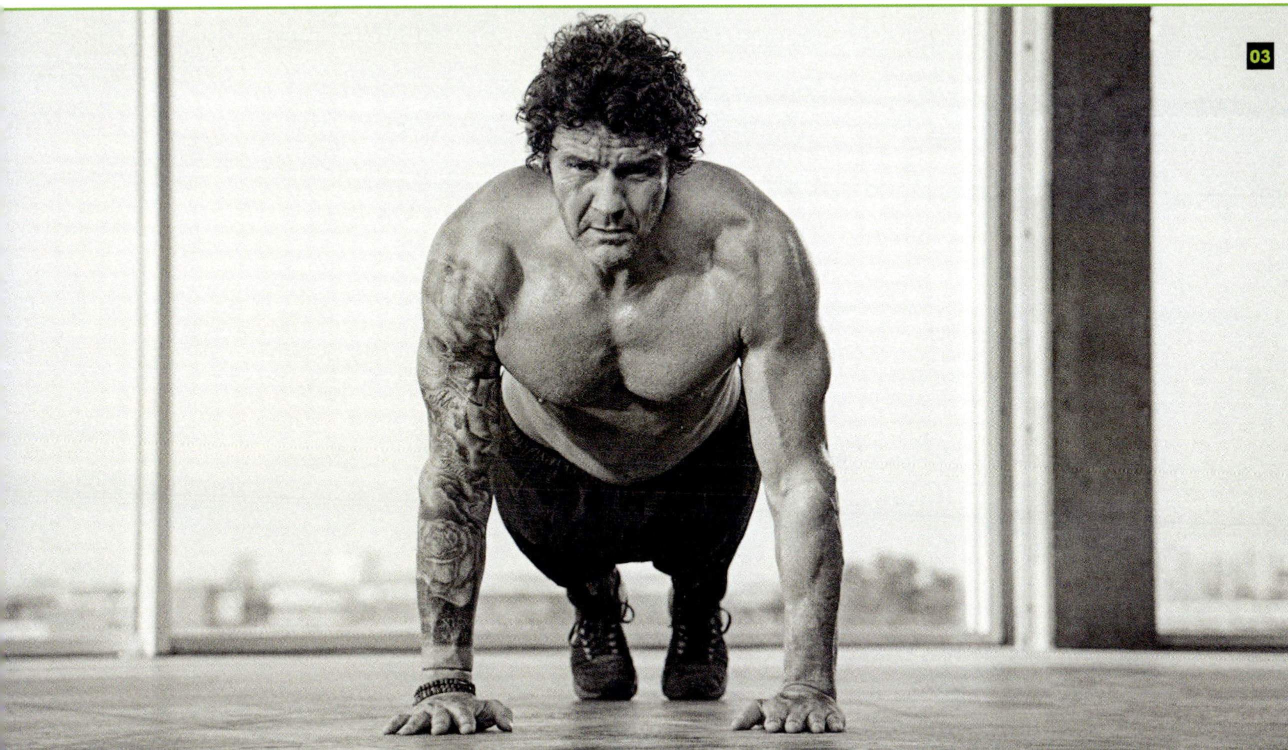
03

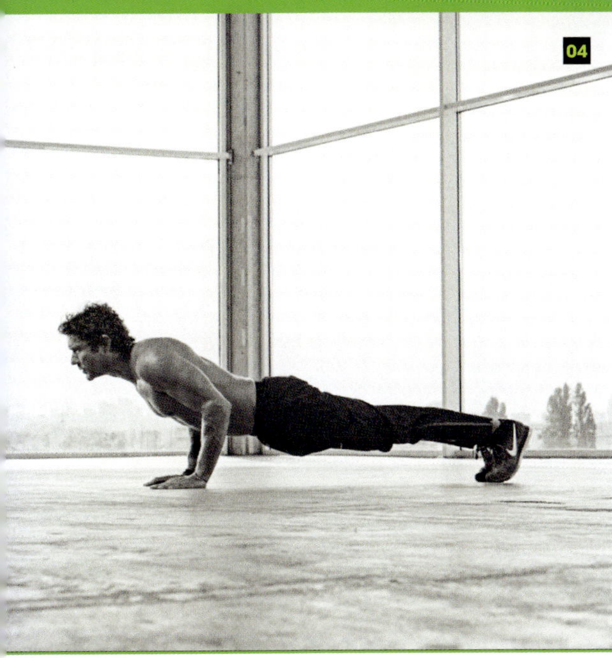
04

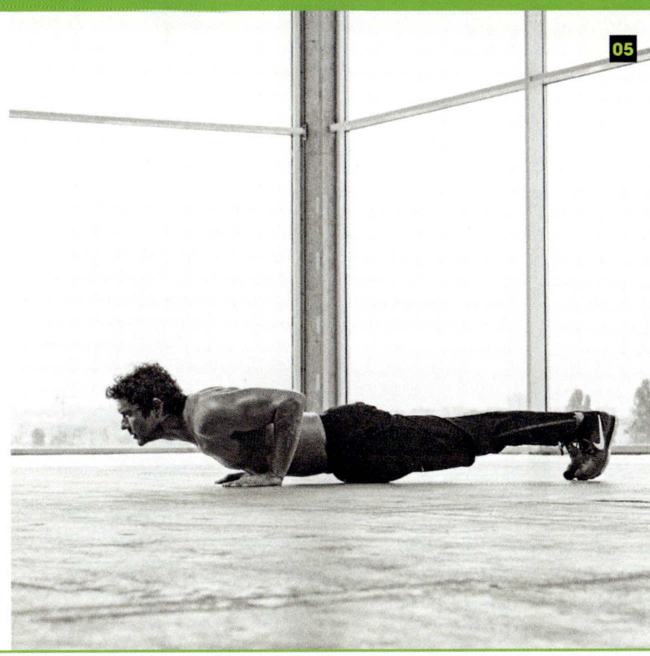
05

35

LES POMPES TRIANGLE

01

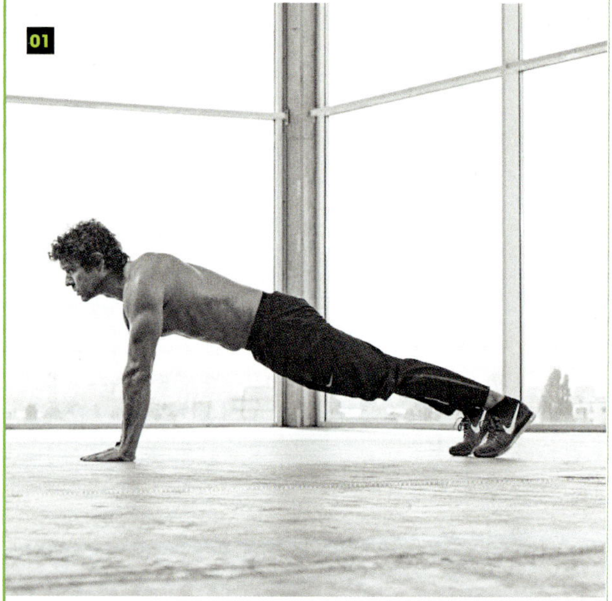

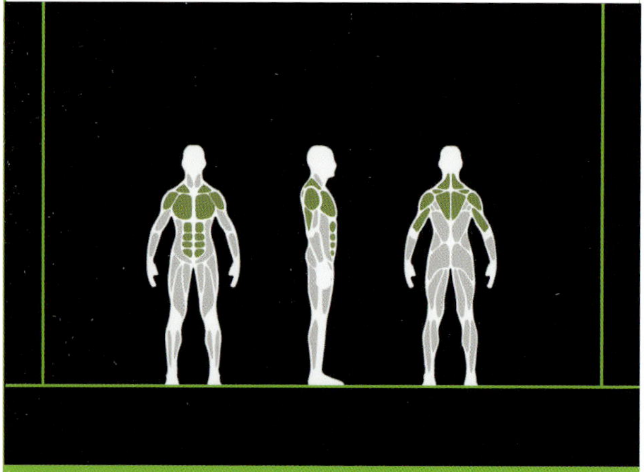

02

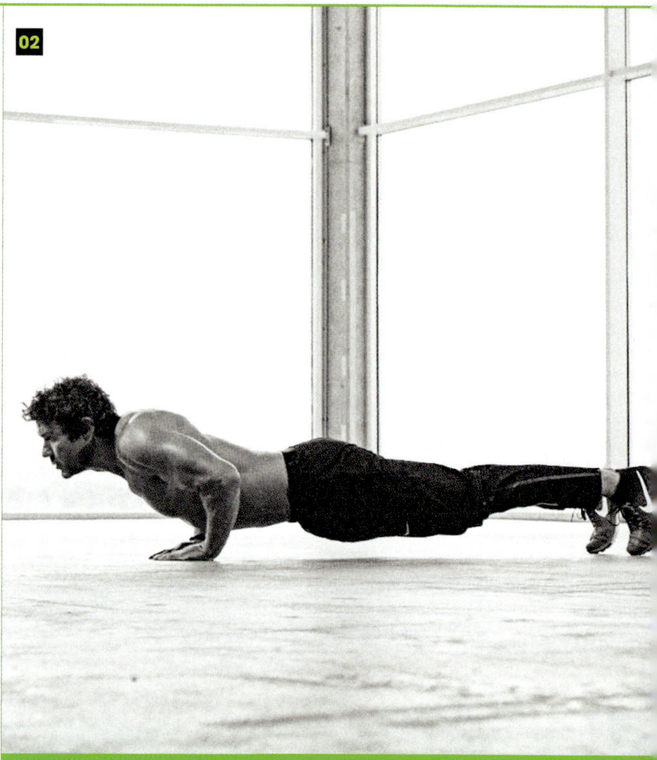

CONSIGNES

Position de départ : en planche placez vos mains de façon à former un diamant en collant vos pointes d'index et vos pouces. Cuisses dans le prolongement du buste. Abdominaux et fessiers serrés (gainage). Les bras sont tendus. La tête est placée dans l'alignement des courbures vertébrales.

Fléchissez les bras en inspirant, sans relâcher la contraction des abdominaux et des fessiers (gainage et stabilité). La poitrine reste en contact avec les mains.

Puis remontez en expirant jusqu'à revenir à la position initiale.

03

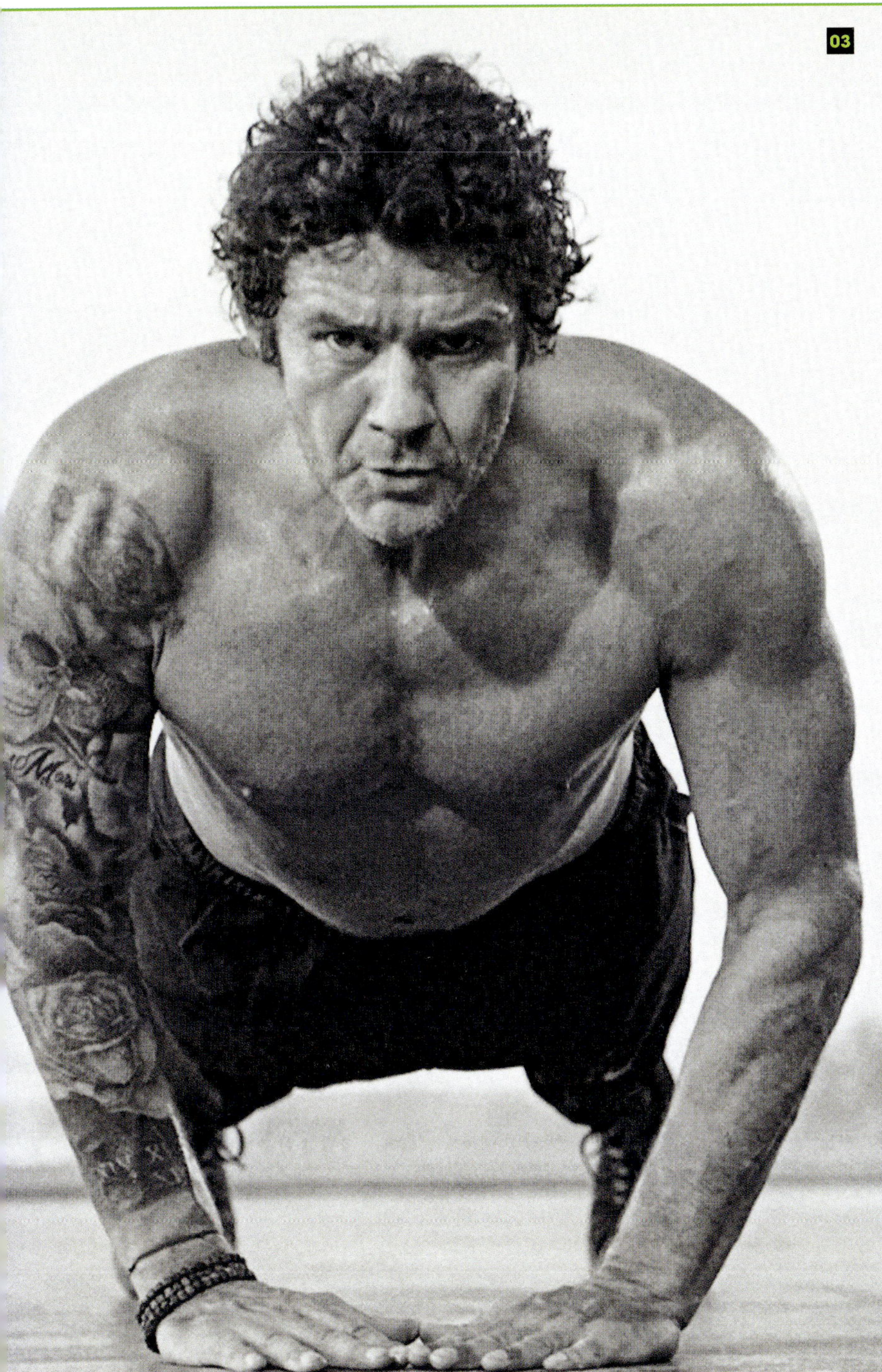

04

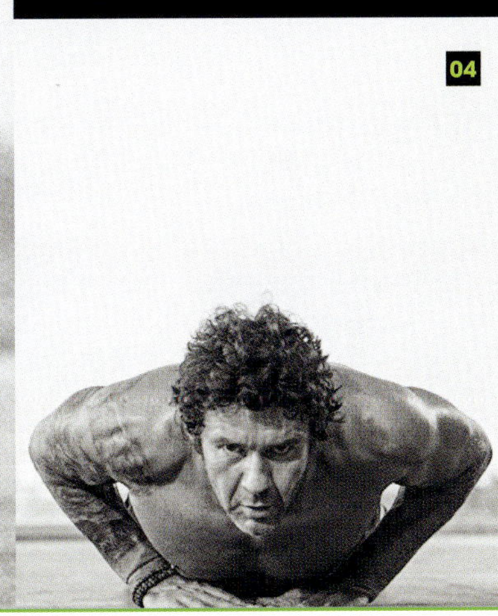

36

LES TRACTIONS ISOMÉTRIQUES

C'est un mouvement qui demande une certaine force et que les poids légers exécutent plus facilement !
Le travail est évidemment ciblé sur le haut du corps mais pensez tout de même à rentrer le ventre. Si vous avez tendance à hyperlordoser (cambrer) votre rachis lombaire, remontez vos genoux à 90° et maintenez-les dans cette position.
Vous travaillerez en plus vos abdos !

CONSIGNES

Placez-vous sous la barre de traction et saisissez-la en supination (paumes vers le visage) ou en pronation à une largeur égale ou supérieure à celle des épaules, bras tendus.

Gainez vos abdominaux et fessiers, ouvrez et sortez la cage thoracique. Tirez avec vos bras pour amener le buste à mi-parcours du mouvement.

Maintenez la position le plus longtemps possible et revenez à la position initiale en inspirant.

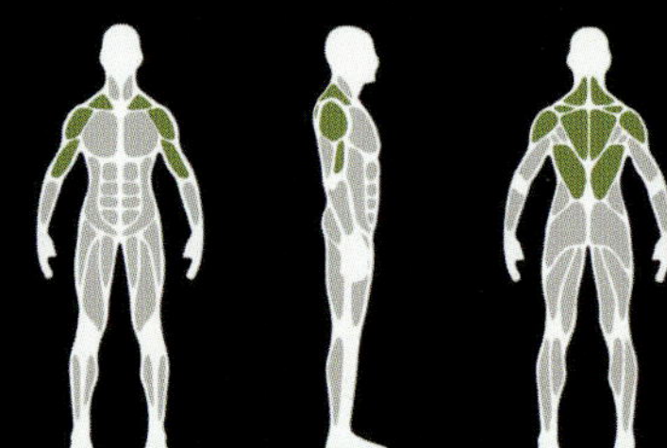

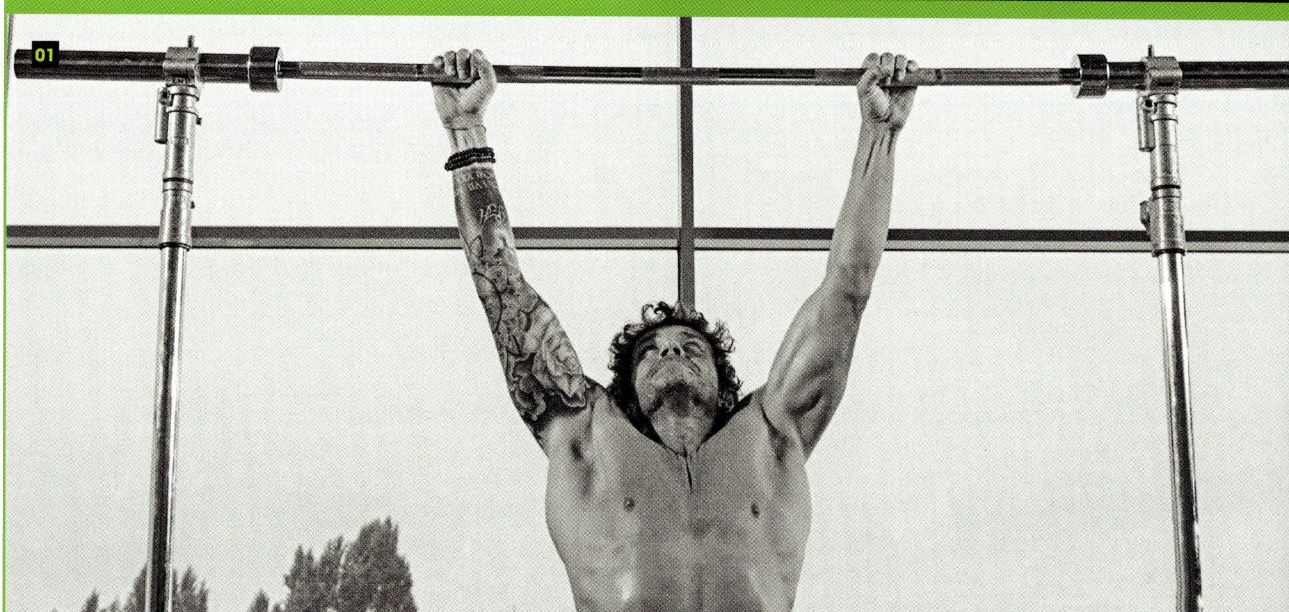

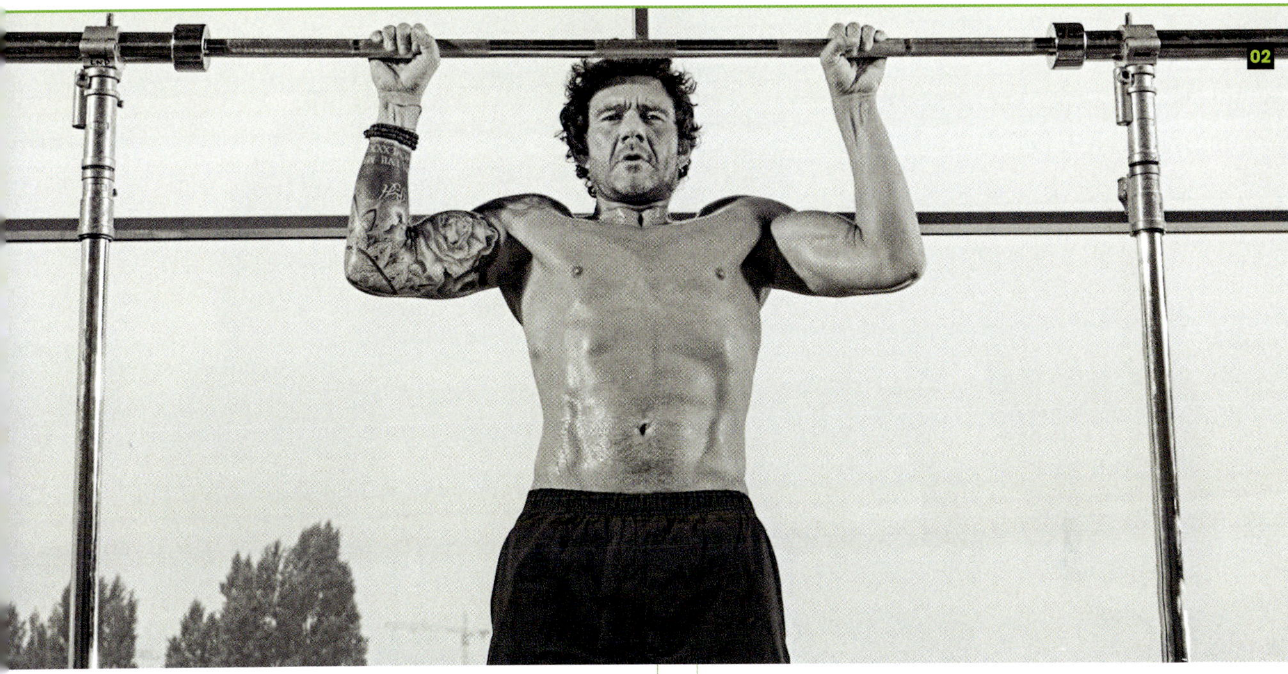
02

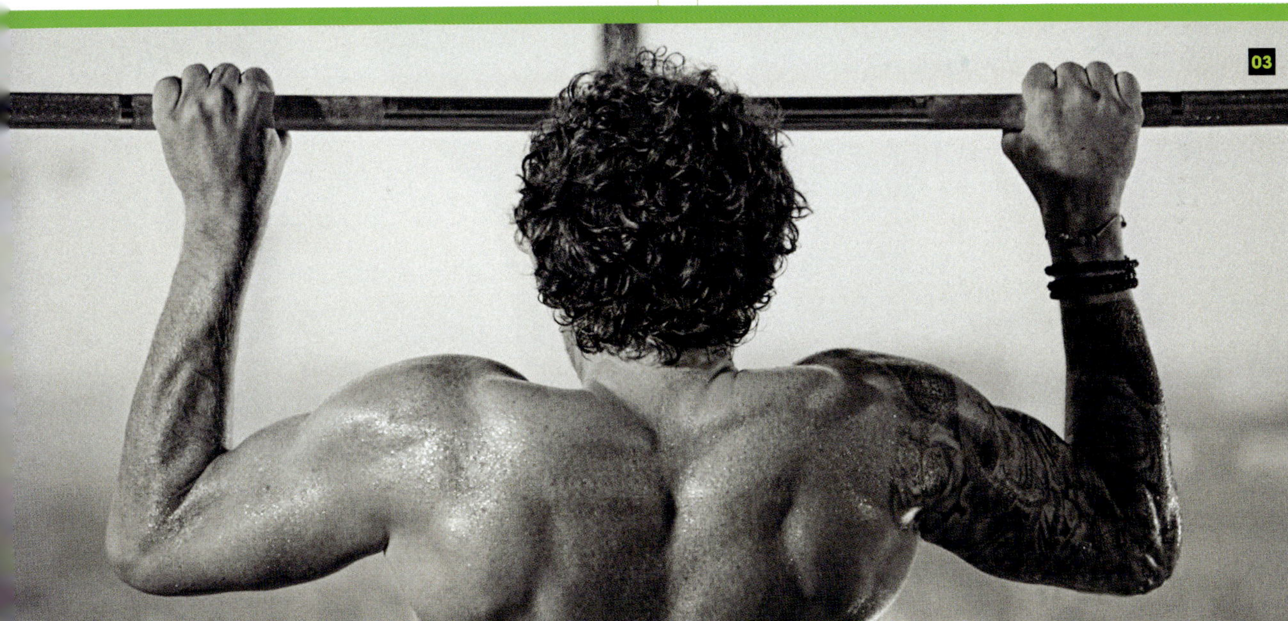
03

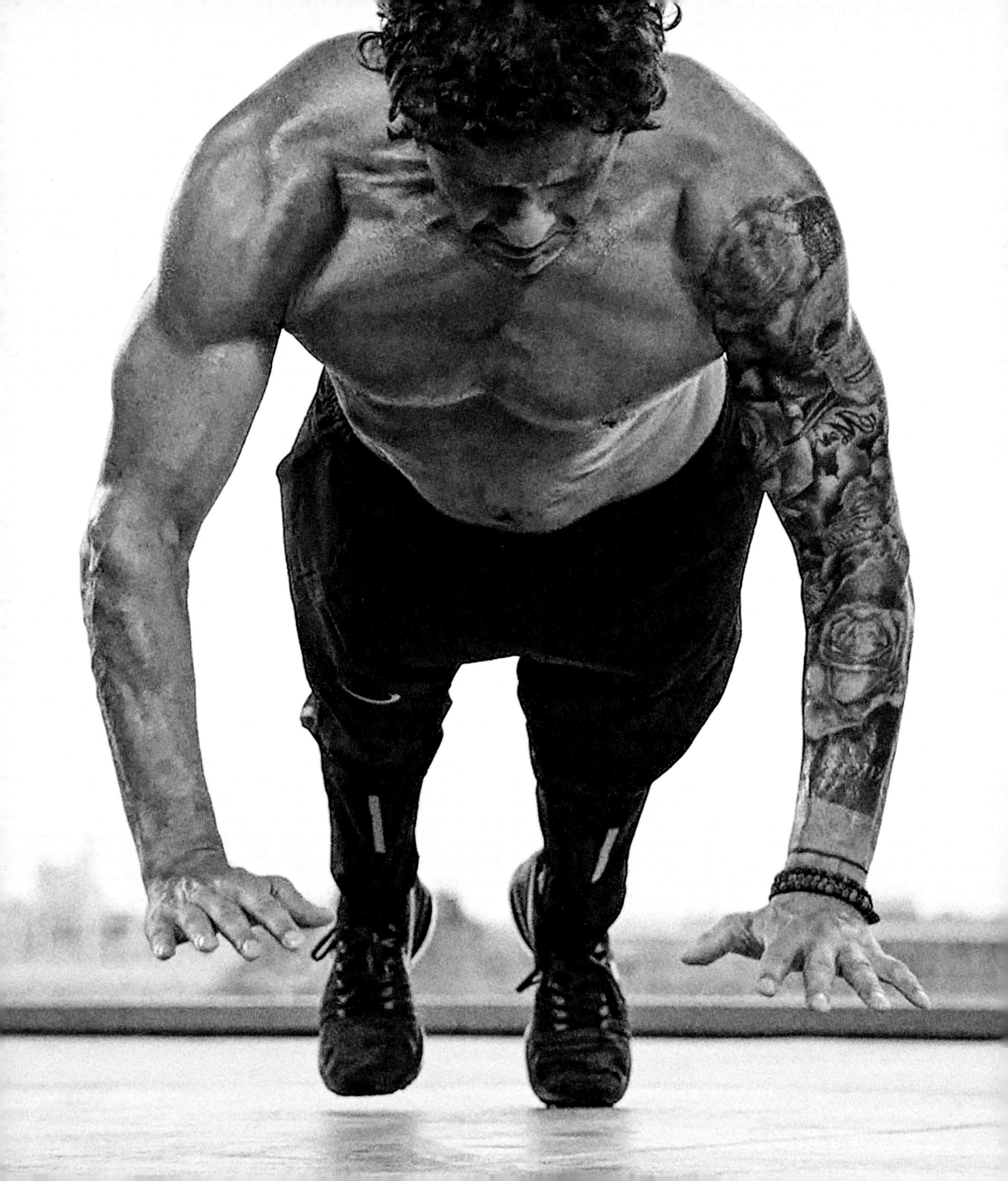

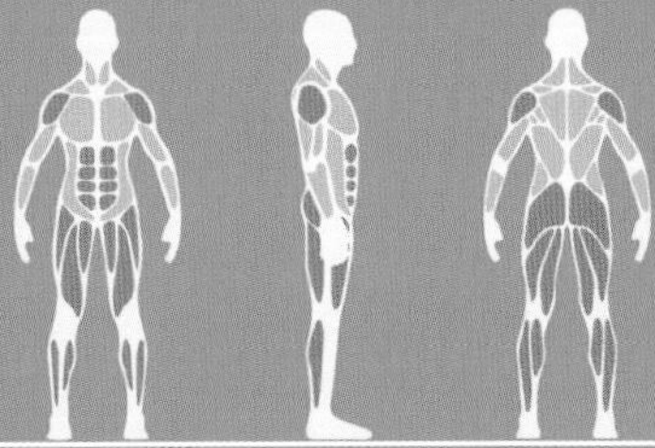

LES EXERCICES NIVEAU 3

À ce stade, vous allez pouvoir accélérer l'optimisation de votre condition physique avec des exercices plus exigeants, plus intenses mais aussi plus rentables. Lorsque vous accédez à ce niveau vos séances seront aussi beaucoup plus courtes.

37

LES TRACTIONS EN SUPINATION

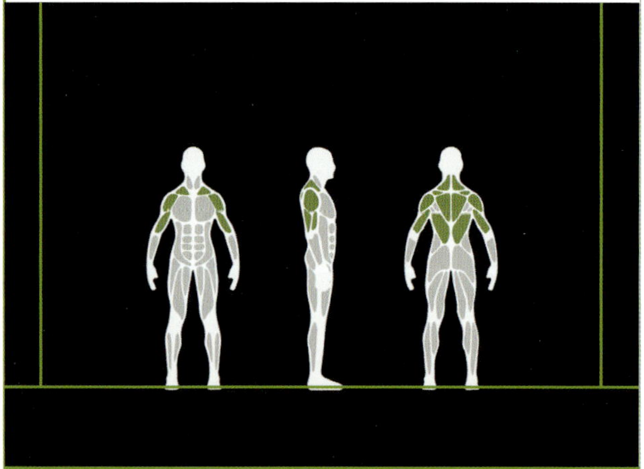

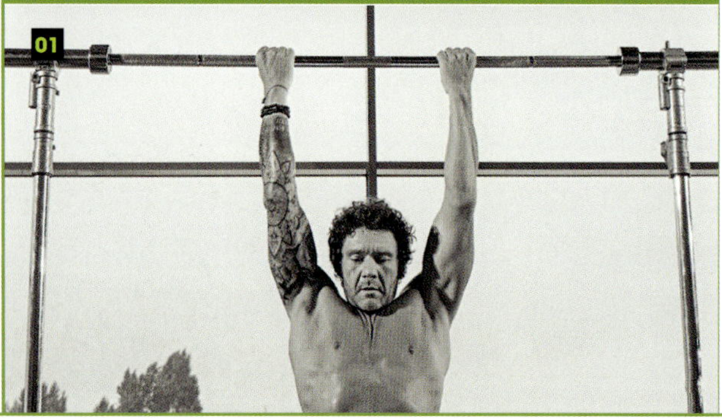

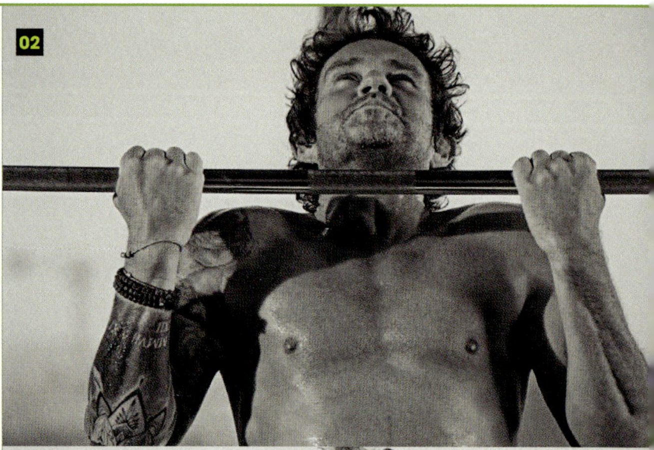

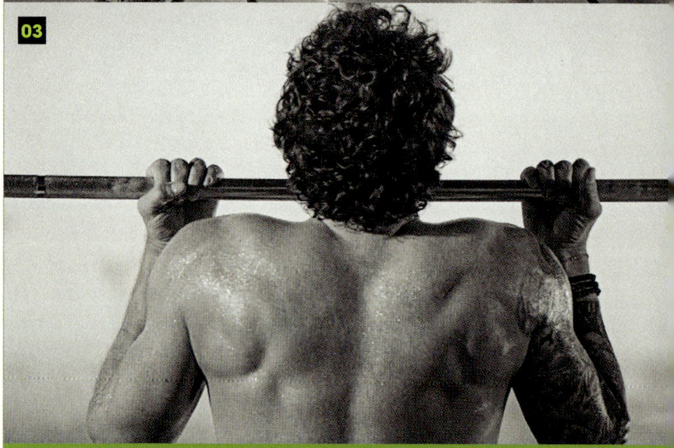

CONSIGNES

Placez-vous sous la barre de traction et saisissez-la en supination (paumes tournées vers le visage) à une largeur égale à celle des épaules, bras tendus.

Gainez vos abdominaux et fessiers, ouvrez la cage thoracique et tirez avec vos bras pour amener le menton au-dessus de la barre en expirant.

Revenez à la position initiale en inspirant.

38

LES TRACTIONS EN PRONATION

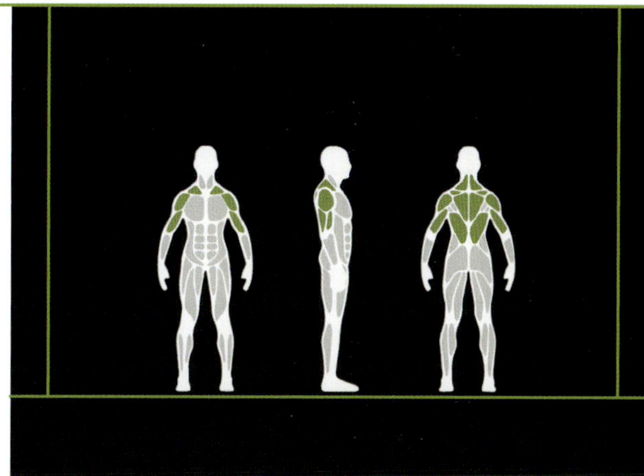

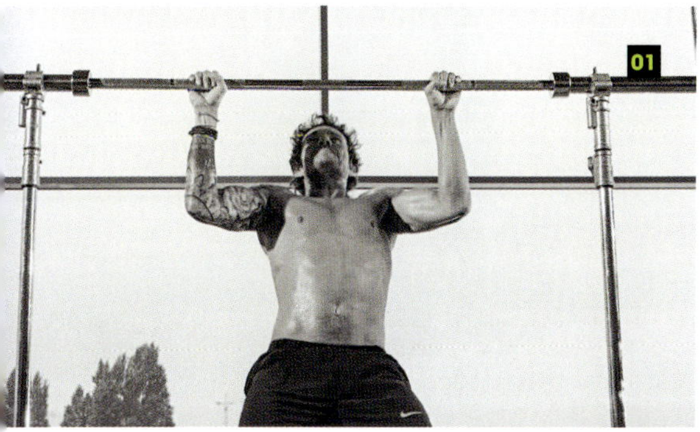

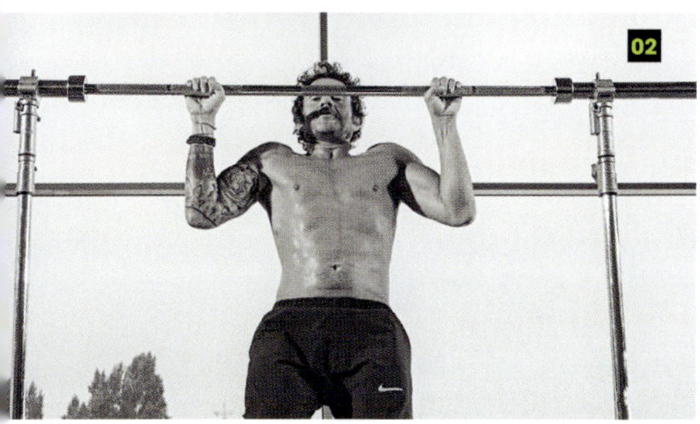

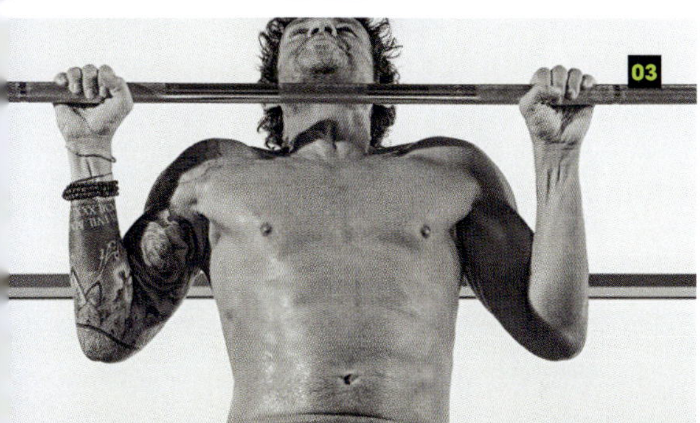

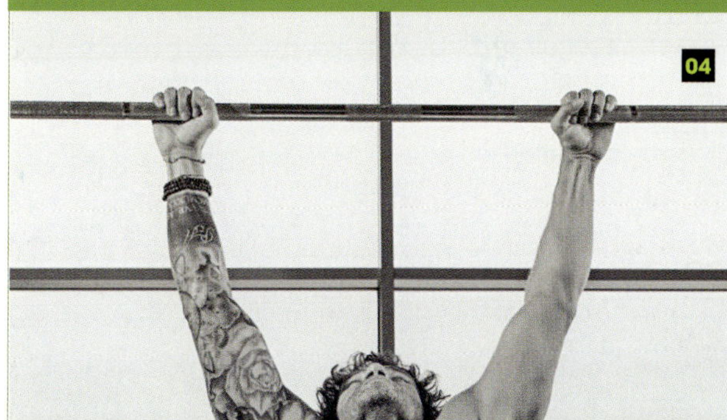

CONSIGNES

Placez-vous sous la barre de traction et saisissez-la en pronation (paumes vers l'extérieur) à une largeur supérieure à celle des épaules, bras tendus.

Gainez vos abdominaux et vos fessiers, ouvrez la cage thoracique et tirez avec vos bras pour amener le menton au-dessus de la barre en expirant.

Revenez à la position initiale en inspirant.

39
LE PATINEUR

Ce mouvement un peu plus complexe allie renforcement et travail cardio.
Vous serez en déséquilibre, gardez la tête droite et le regard sur un point fixe, un peu éloigné.
Il faut toucher le sol mais attention à ne pas trop fléchir le tronc. Essayez de conserver le dos le plus droit possible.
Pour la jambe en appui, veillez à garder le genou au-dessus du pied, il ne doit pas osciller vers l'intérieur ou vers l'extérieur.
Ce sont les cuisses qui travaillent.
Si vous débutez, exécutez les premiers mouvements au ralenti pour maîtriser parfaitement chaque temps. La flexion doit rester lente et l'extension plus explosive.
Expirez pendant l'effort de flexion et n'inspirez que lorsque vous êtes à nouveau debout.

01

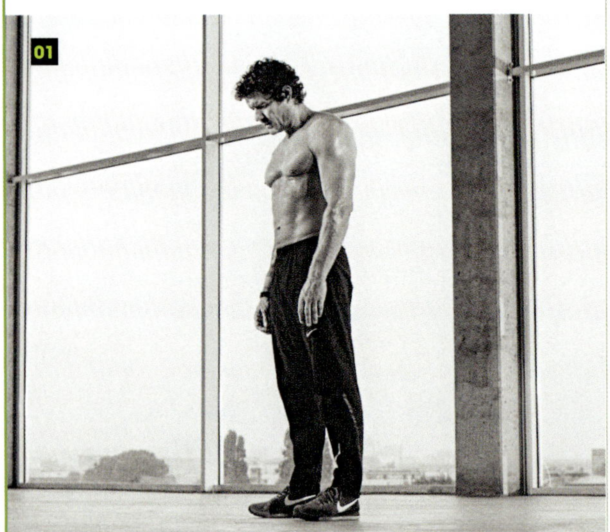

02

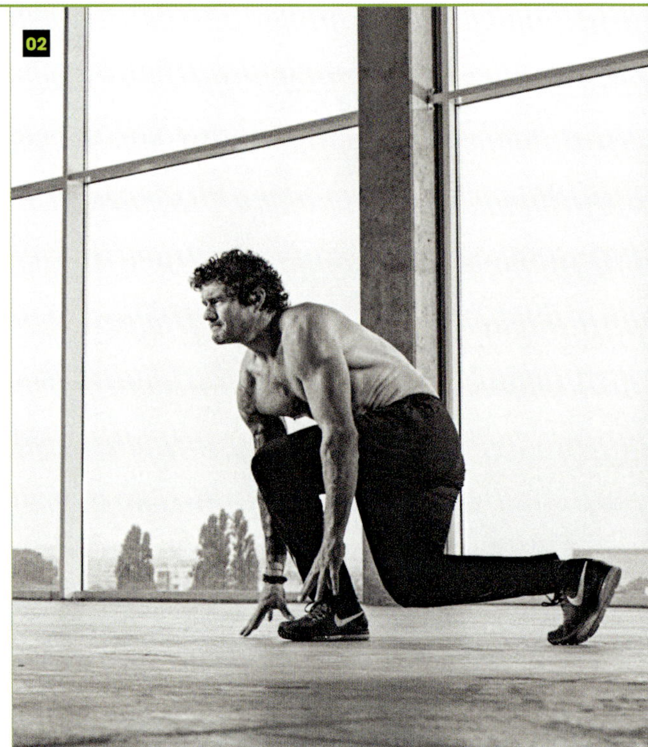

CONSIGNES

Debout, les pieds joints, les pointes de pied légèrement ouvertes, effectuez une flexion de genou en faisant glisser l'autre jambe tendue du côté opposé en inspirant.

Revenez à la position initiale en expirant, puis changez de jambe.

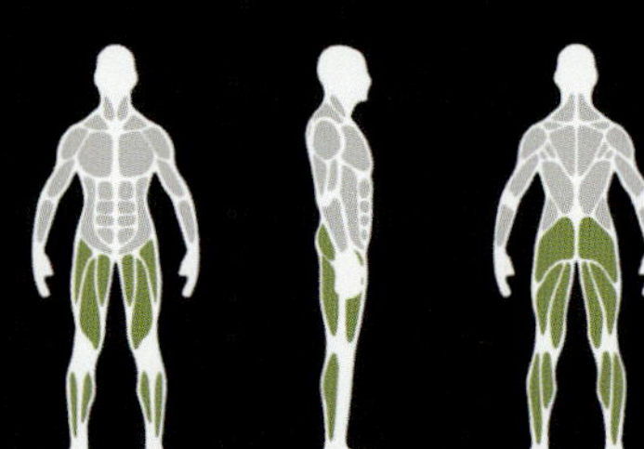

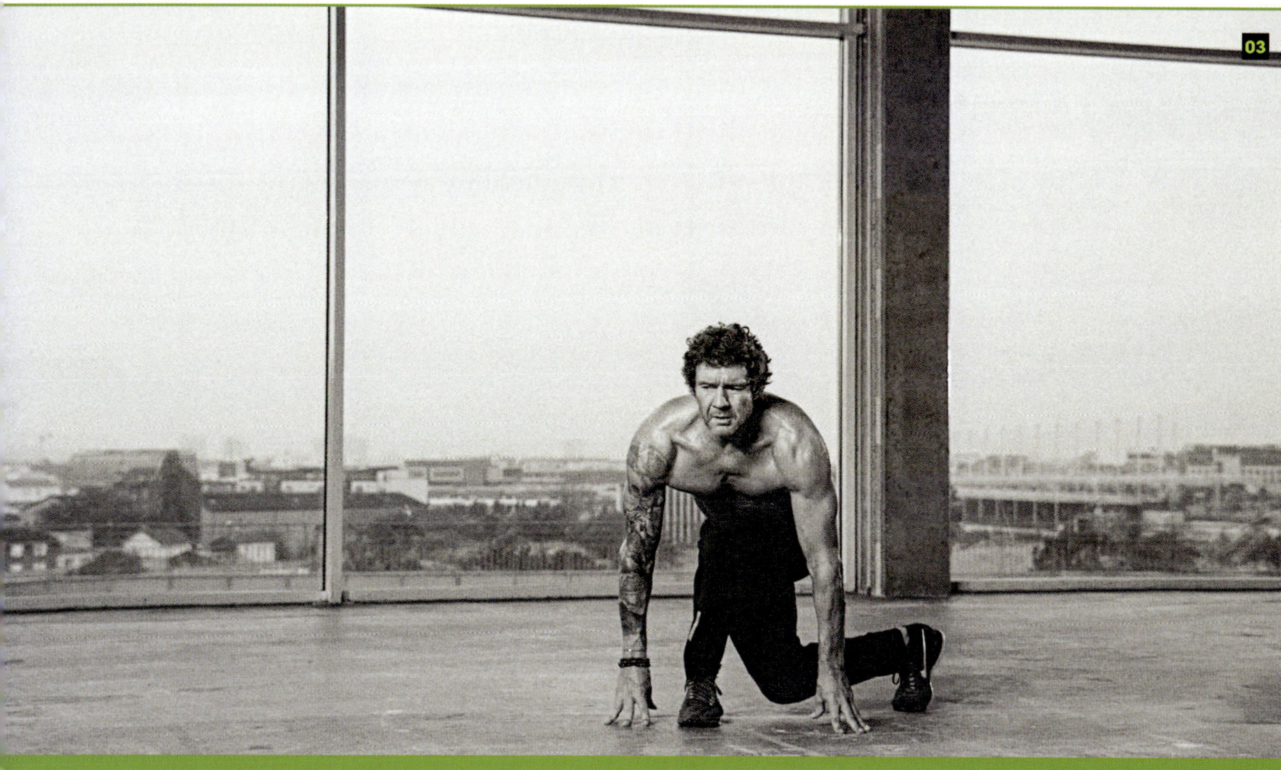
03

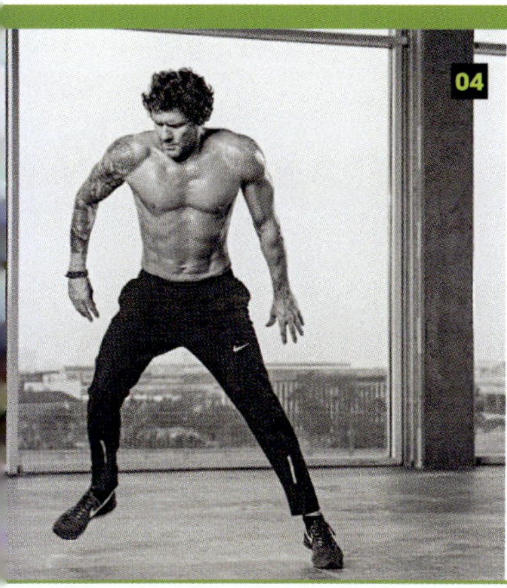
04

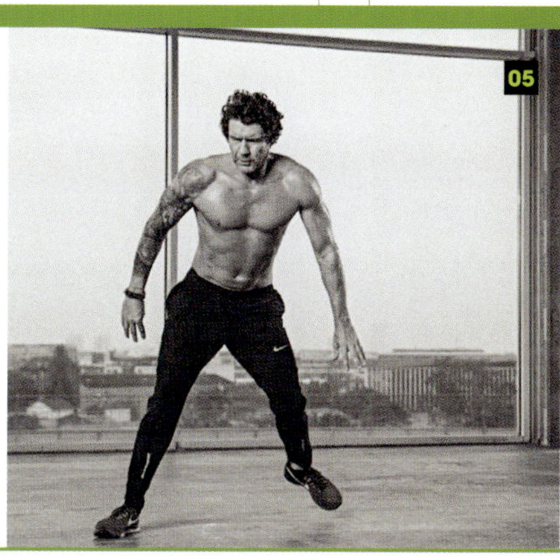
05

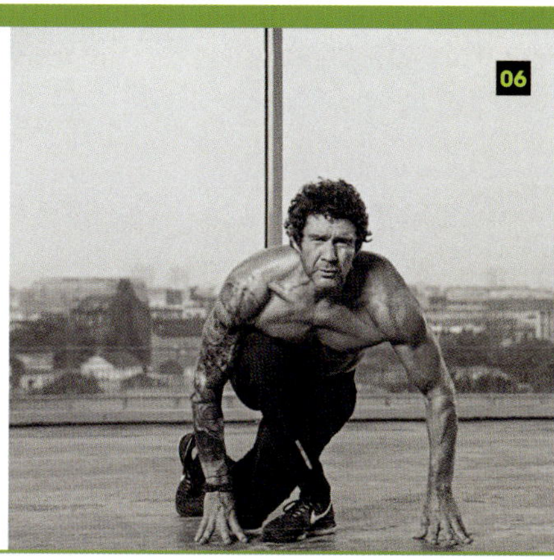
06

40
L'ÉLÉVATION SUR UN BANC

C'est un type de fentes où le travail concentrique du quadriceps et des fessiers est favorisé. Il n'est pas très compliqué.
Adaptez la hauteur du banc à votre capacité. Conservez l'axe jambier bien vertical. La descente se fait lentement, sans choc à l'arrivée. Gardez le regard bien horizontal, au loin, pour vous équilibrer. Expirez dans la montée et inspirez en redescendant.

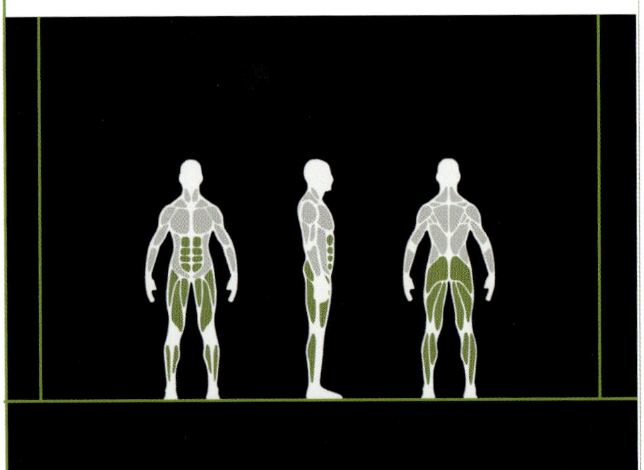

01

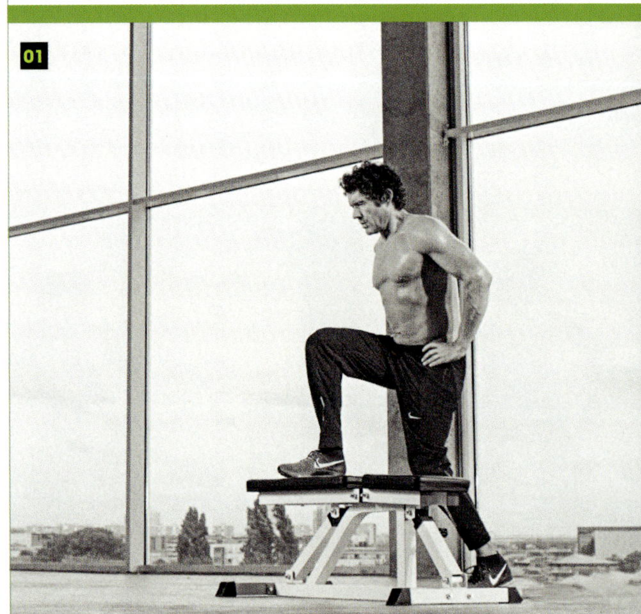

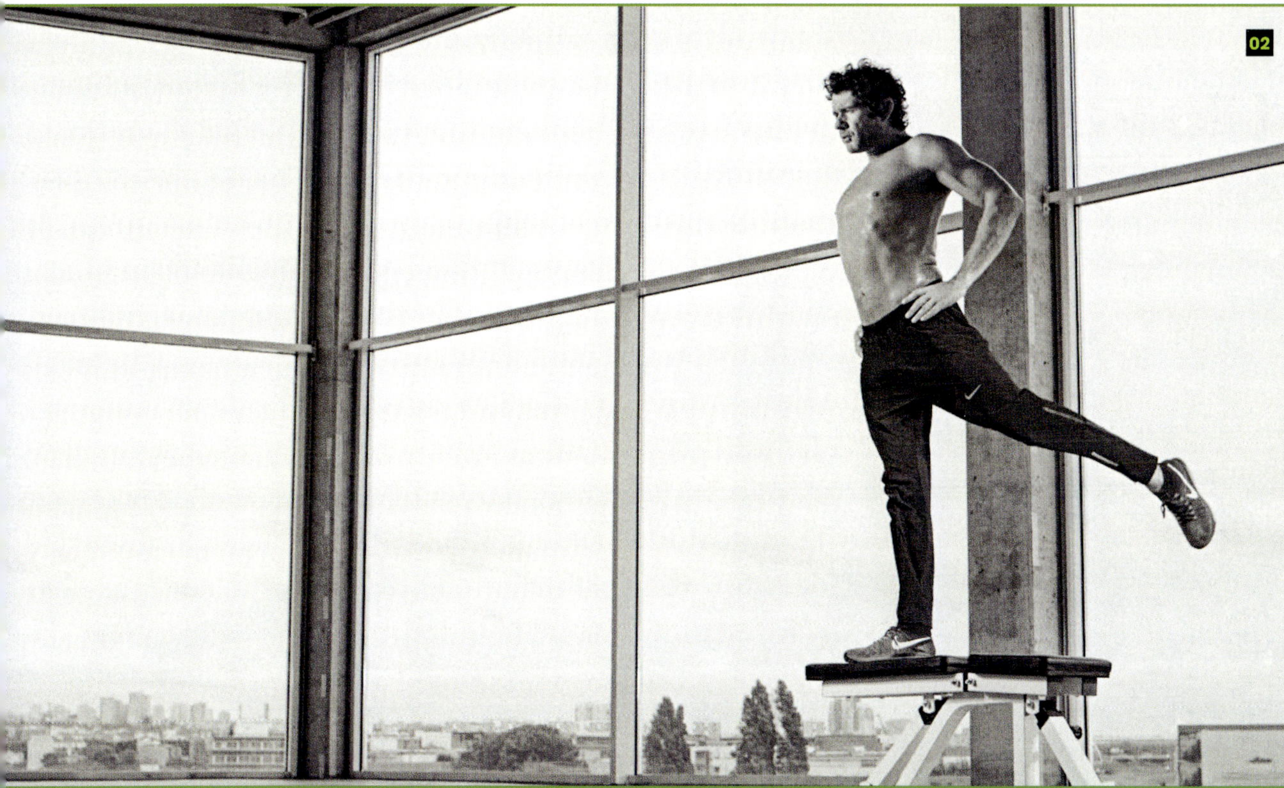

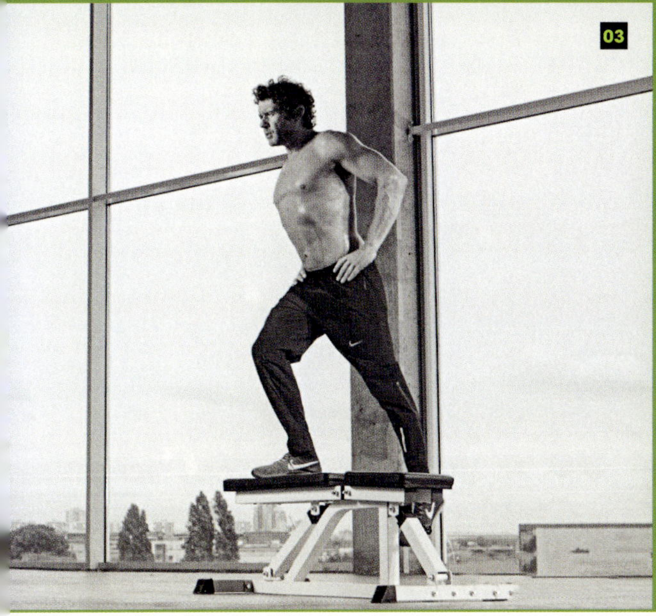

CONSIGNES

Debout face à un banc, les mains sur la taille.

Placez un pied sur le banc et poussez sur la jambe avant pour vous redresser à la verticale, en effectuant simultanément une extension de l'autre jambe vers l'arrière en expirant.

Revenez à la position initiale en inspirant.

41 LES POMPES SPIDERMAN

01

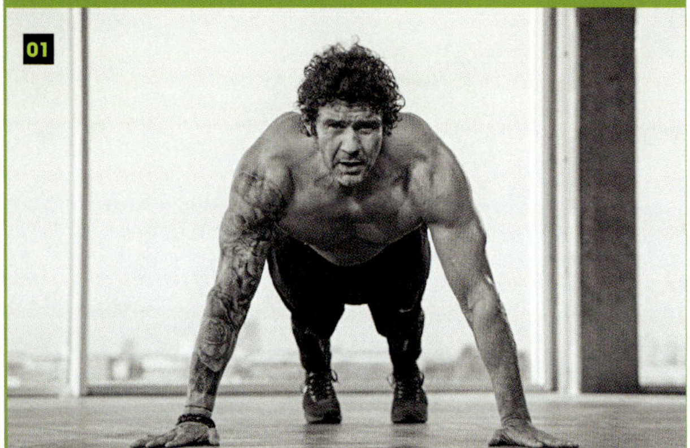

02

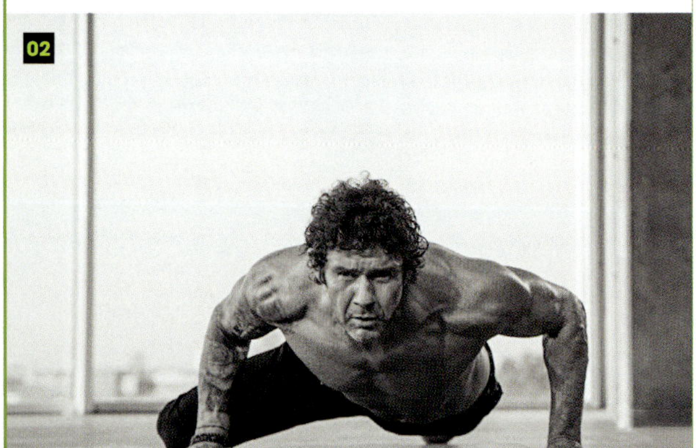

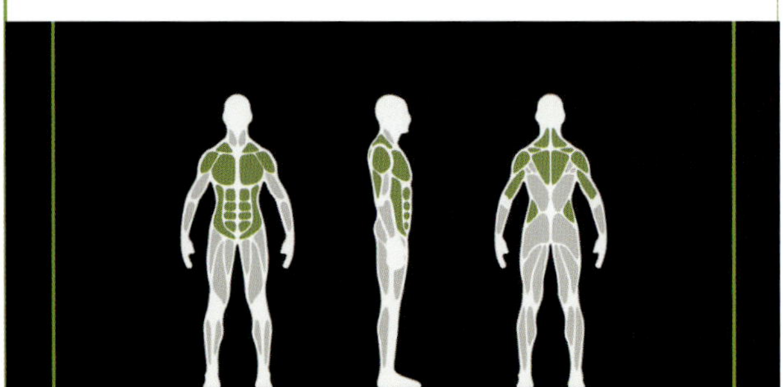

03

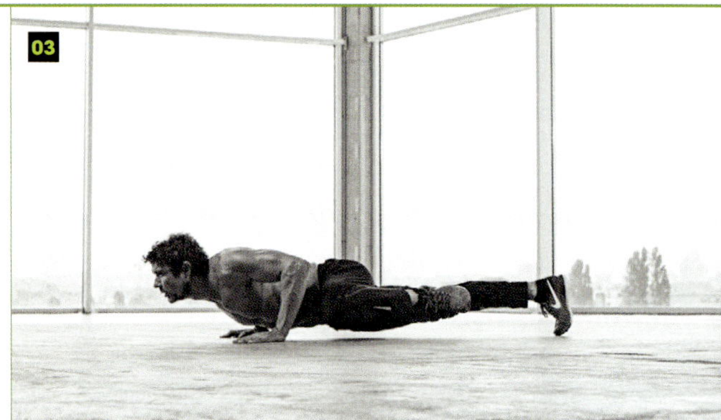

04

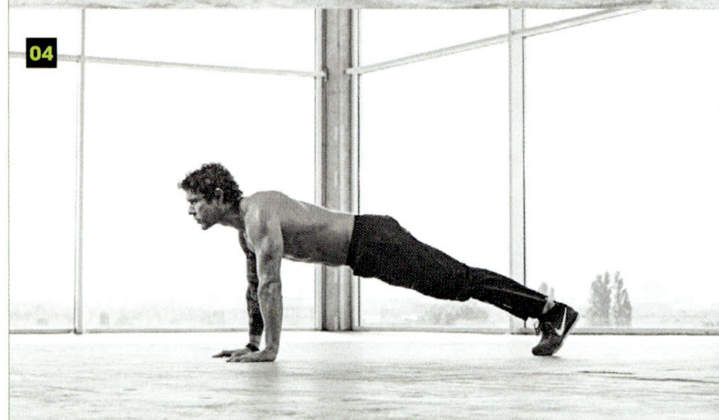

CONSIGNES

Position de départ : écartement des mains un peu plus large que la largeur des épaules. Cuisses dans le prolongement du buste. Abdominaux et fessiers serrés (gainage). Les bras tendus, les paumes des mains à plat au sol, la tête est placée dans l'alignement des courbures vertébrales.

Fléchissez les bras en inspirant, sans relâcher la contraction des abdominaux et fessiers (gainage et stabilité) en amenant la poitrine en contact avec le sol.

Une fois dans cette position, amenez un genou au niveau du coude. Marquez une pause puis revenez en expirant à la position initiale.

Changez de côté.

42
LES POMPES SUR LE CÔTÉ

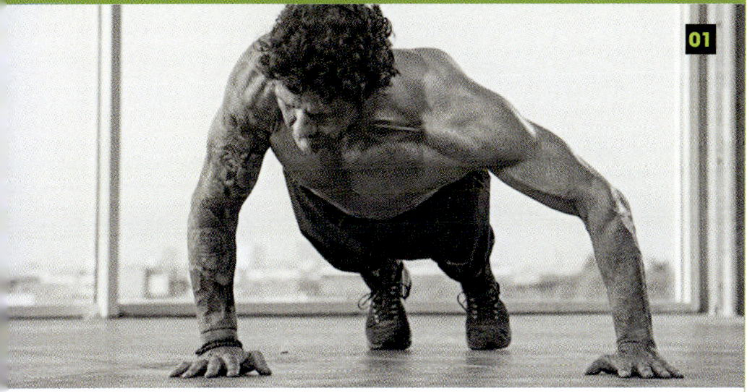

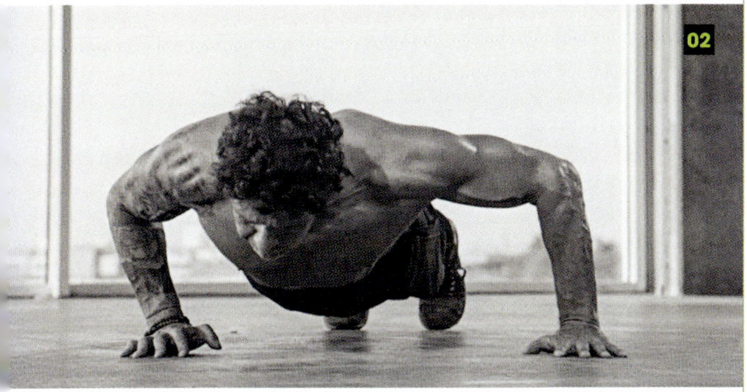

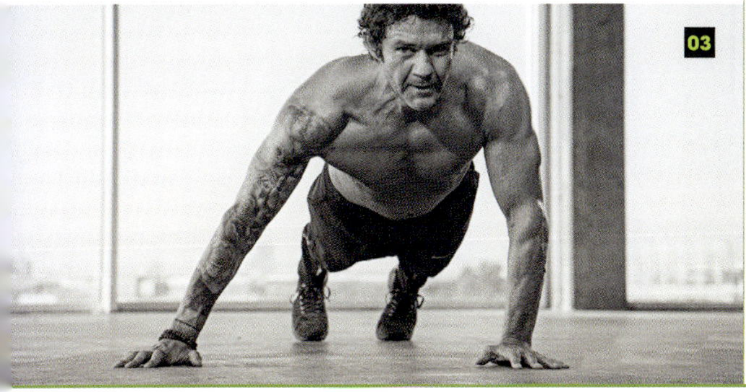

CONSIGNES

Position de départ : en pompes classiques. Abdominaux et fessiers serrés (gainage), la tête dans l'alignement des courbures vertébrales.

Poussez sur le bras en expirant, sans relâcher la contraction des abdominaux et des fessiers et projetez-vous sur le côté gauche ou droit, et en gardant le corps bien long.

Puis revenez à la position initiale en inspirant.

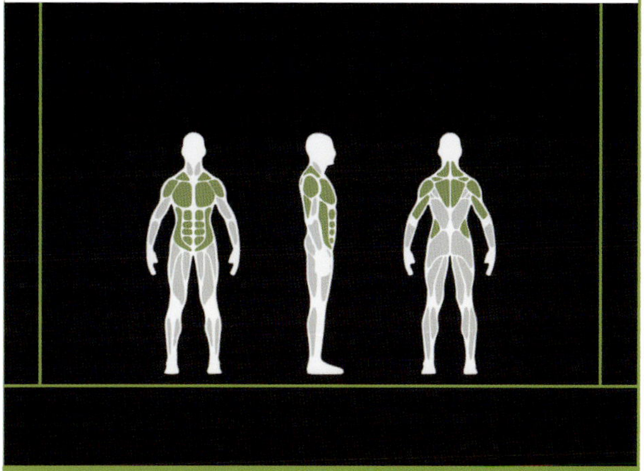

43
LE SQUAT SAUTÉ

Il est indispensable d'avoir des chaussures appropriées pour effectuer le saut. La réception du saut provoque un mode de contraction excentrique des quadriceps. C'est un mode de contraction qui sollicite beaucoup la fibre musculaire et le tendon. Cela améliore considérablement l'état des tendons et leur capacité à résister à une contrainte. Commencez par des petits sauts, en étant parfaitement gainé et relâché.

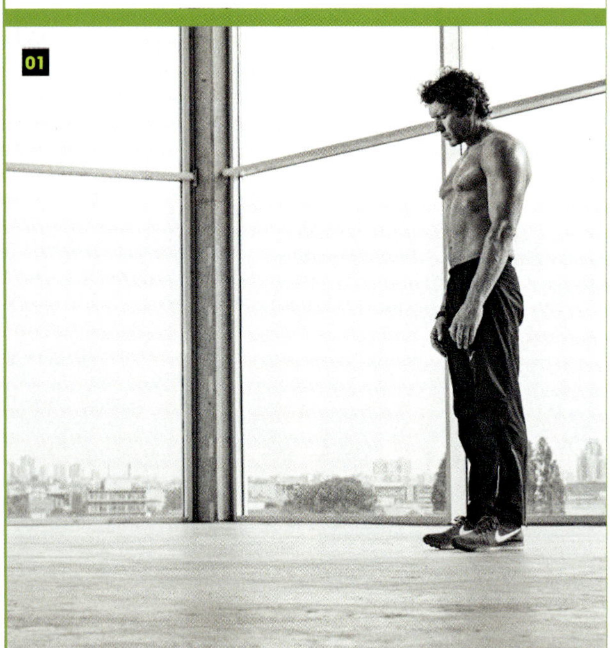
01

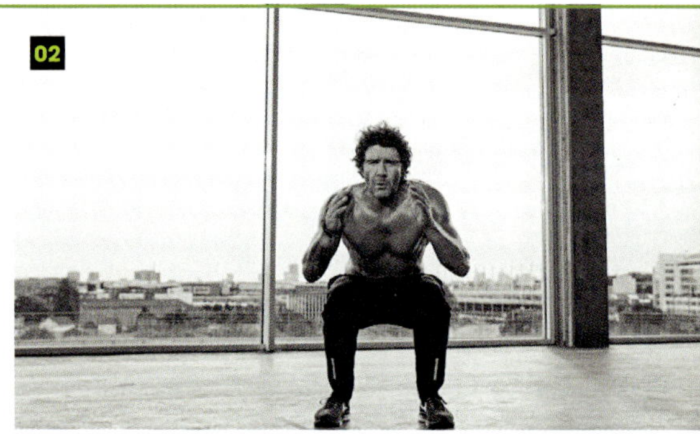
02

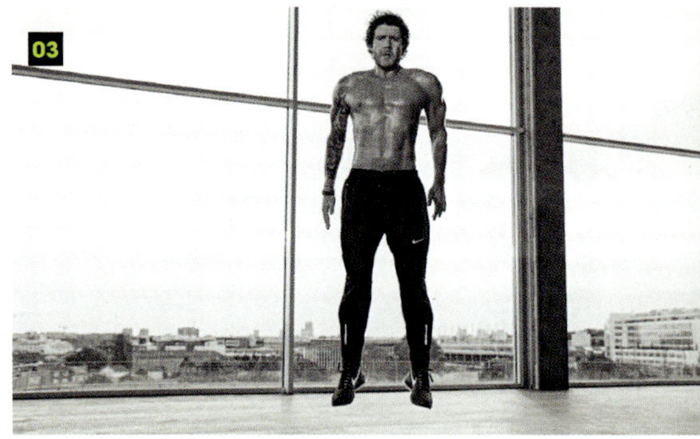
03

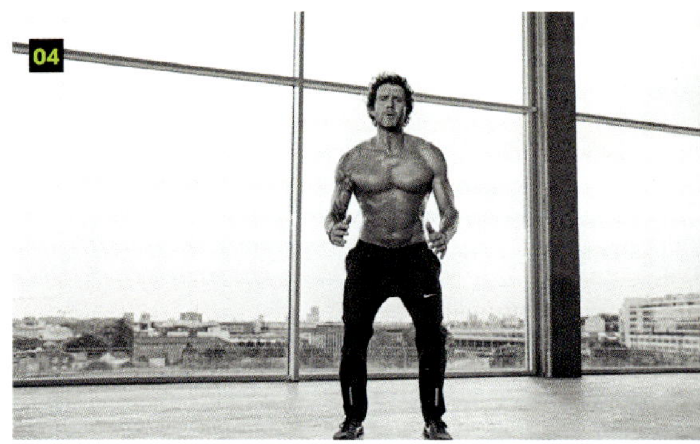
04

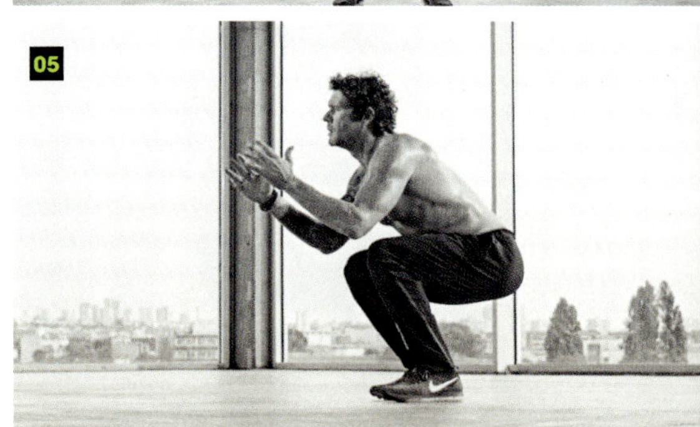
05

CONSIGNES

Debout pieds écartés de la largeur des épaules, pointes de pied légèrement ouvertes vers l'extérieur, les mains au-dessus de la tête, les coudes ouverts, la cage thoracique sortie et le regard droit devant.

Fléchissez les jambes jusqu'à avoir les cuisses sous l'horizontale, en poussant les fessiers vers l'arrière sans que les talons ne décollent du sol.

Poussez de façon explosive sur les talons tout en gardant le buste droit et le regard devant, afin de vous propulser en l'air.

Amortissez le retour pour revenir à la position de départ en inspirant.

Inspirez en descendant et expirez en montant.

Gardez le buste droit, regardez devant vous, les épaules dégagées sur l'arrière. La poitrine est sortie et les abdominaux serrés.

Les genoux sont dans l'axe de la pointe des pieds.

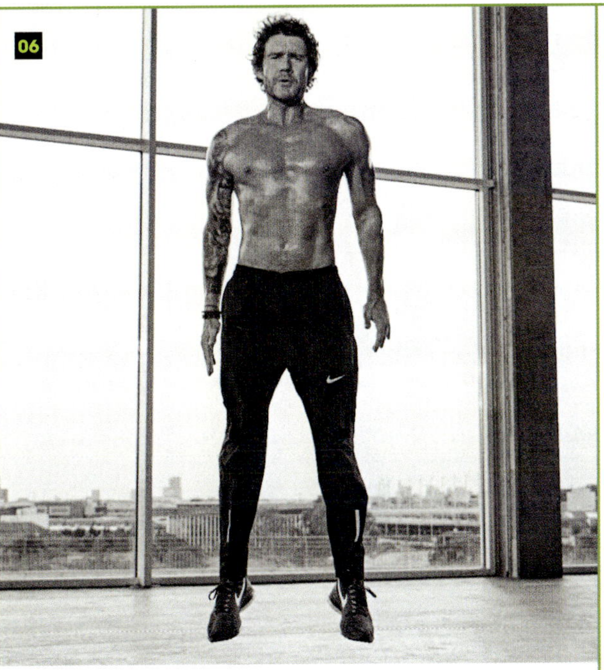

06

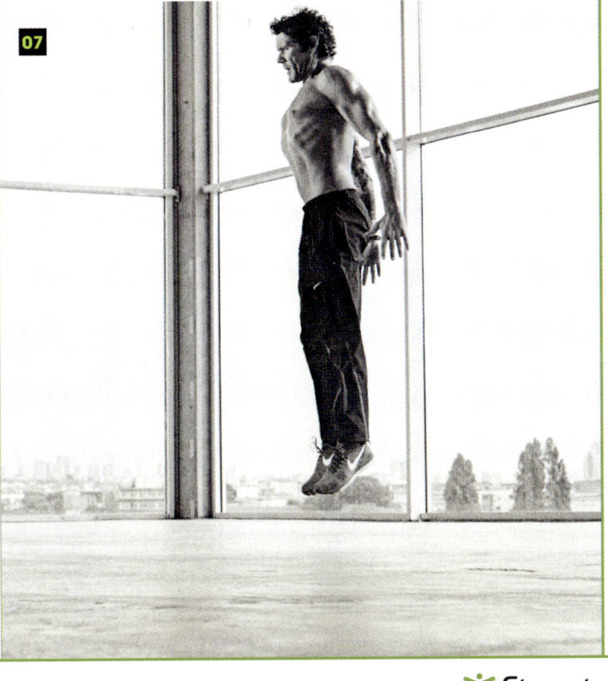

07

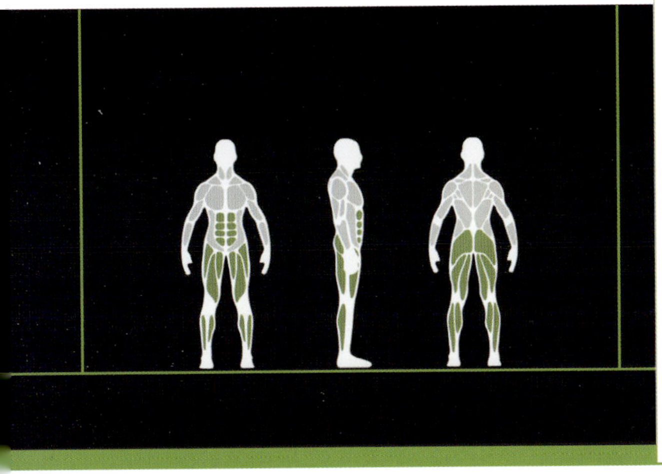

44

LE SQUAT SAUTÉ MAIN AU SOL

Ce mouvement exige une hyperflexion pour aller toucher le sol, la partie du mouvement qui se situe sous les 90° doit se faire lentement en focalisant votre attention sur le maintien d'une bonne position lombaire et dorsale. L'axe des pieds aux genoux reste bien aligné à la réception, comme au moment de la flexion pour toucher le bout du pied.

01

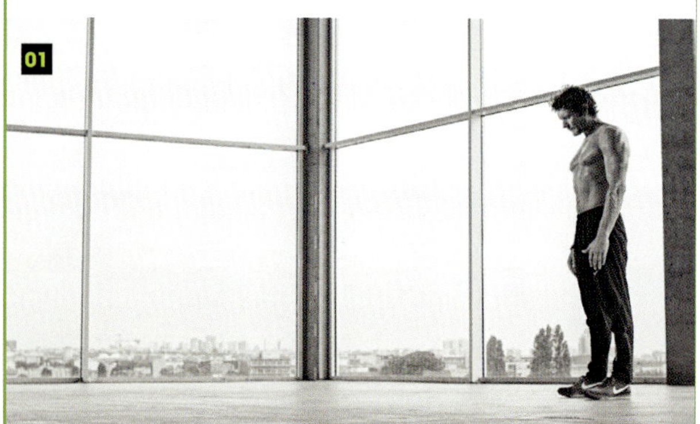

02

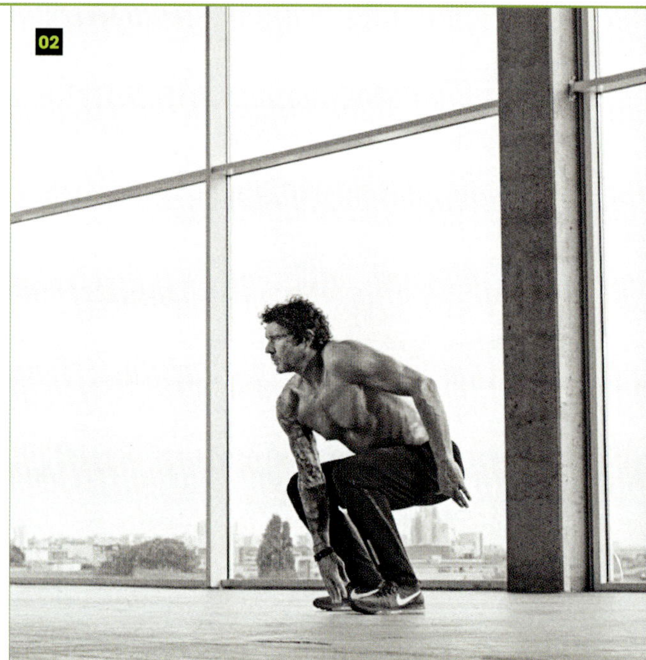

CONSIGNES

Debout pieds écartés de la largeur des épaules, pointes de pied légèrement ouvertes vers l'extérieur, les mains de chaque côté de la tête, les coudes ouverts, la cage thoracique sortie et le regard droit devant.

Fléchissez les jambes jusqu'à avoir les cuisses sous l'horizontale, en poussant les fessiers sur l'arrière sans que les talons ne se décollent du sol.

Descendez et plaquez une main au sol.

Poussez de façon explosive sur les talons tout en redressant le buste droit et en amenant le regard devant, afin de vous propulser en l'air.

Répétez les sauts du même côté ou alternez un côté puis l'autre.

Amortissez le retour pour revenir à la position de départ en inspirant.

Inspirez en descendant et expirez en montant.

Gardez les épaules dégagées sur l'arrière, la poitrine sortie et les abdominaux serrés.

Les pointes de pied regardent dans la même direction que les genoux.

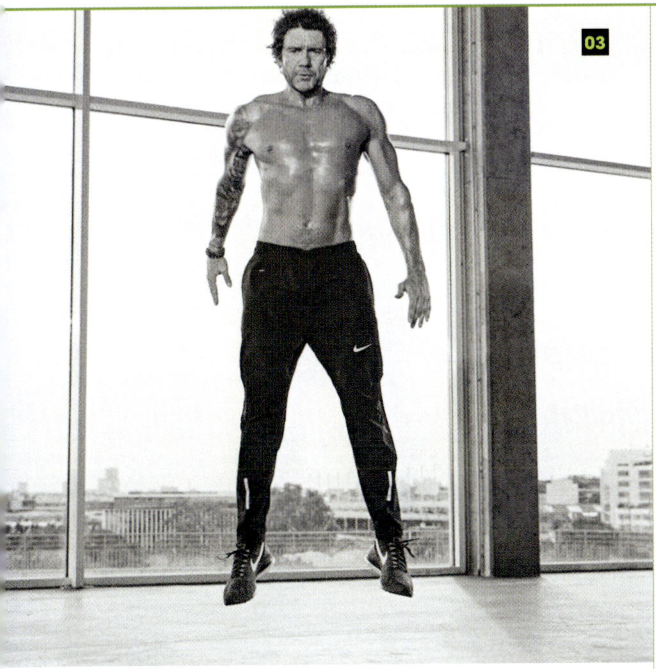
03

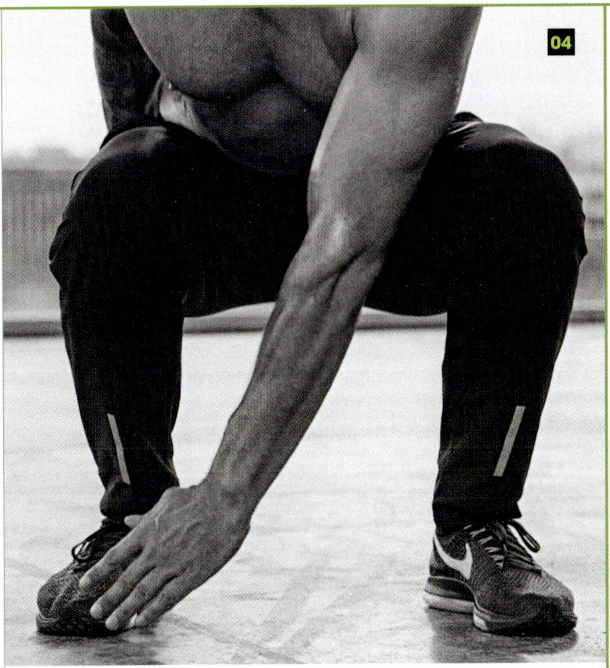
04

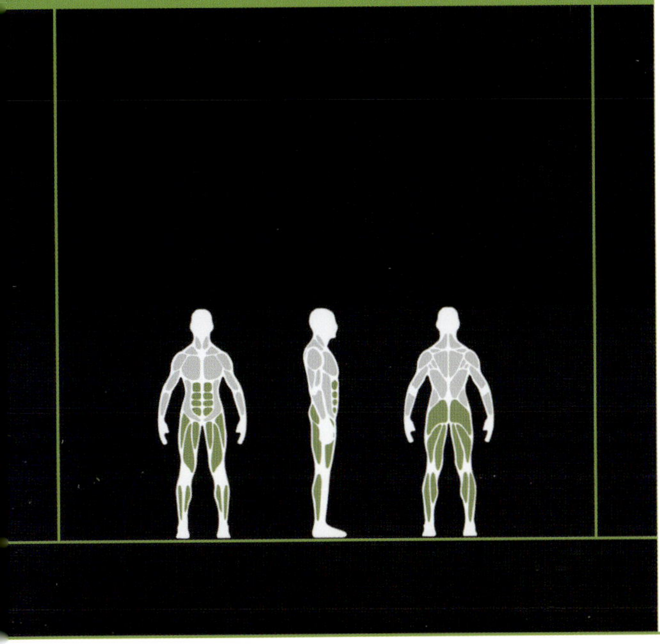

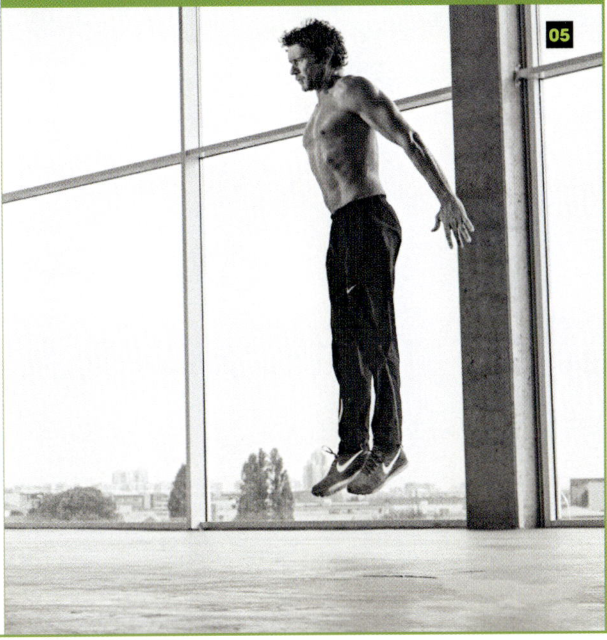
05

45

LES BURPEES AVEC POMPES

Les pompes augmentent le temps de gainage et par conséquent le recrutement des abdominaux. Malgré la vitesse d'exécution, focalisez votre attention sur le maintien d'une bonne position lombaire !
Travaillez le rythme de chaque phase. Si besoin décomposez le mouvement quand vous démarrez, pour le maîtriser parfaitement. N'oubliez pas, la descente est toujours ralentie et contrôlée et la poussée est explosive pour pouvoir se propulser.

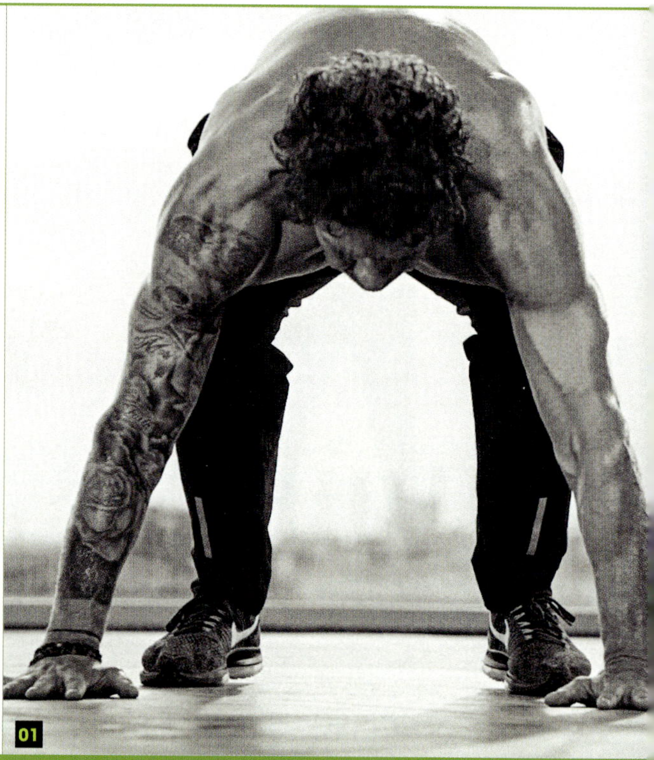
01

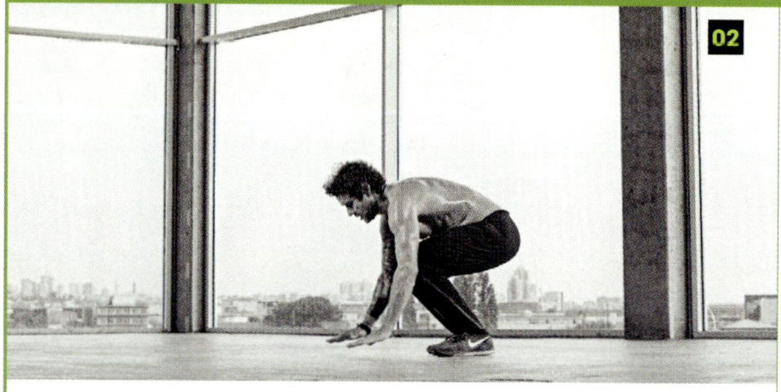
02

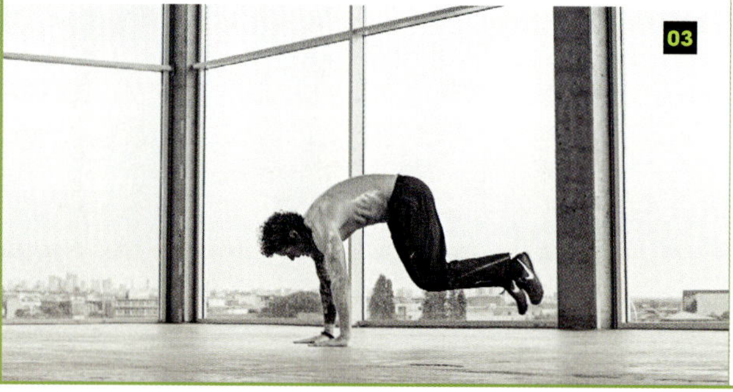
03

CONSIGNES

Commencez en position accroupie, les mains sur le sol en face de vous.

Projetez les membres inférieurs en position de pompe en gardant les abdominaux et les fessiers serrés.

Avec un écartement des mains un peu plus large que la largeur des épaules. Cuisses dans le prolongement du buste. Abdominaux et fessiers serrés (gainage). Les bras tendus, mains au sol, et la tête dans l'alignement des courbures vertébrales.

Fléchissez les bras en inspirant, sans relâcher la contraction des abdominaux et fessiers en amenant la poitrine en contact avec le sol, puis remontez en expirant jusqu'à revenir à la position initiale.

Retournez immédiatement sur vos pieds en position accroupie.

Sautez aussi haut que possible depuis la position accroupie en poussant sur vos cuisses à la façon d'un squat jump.

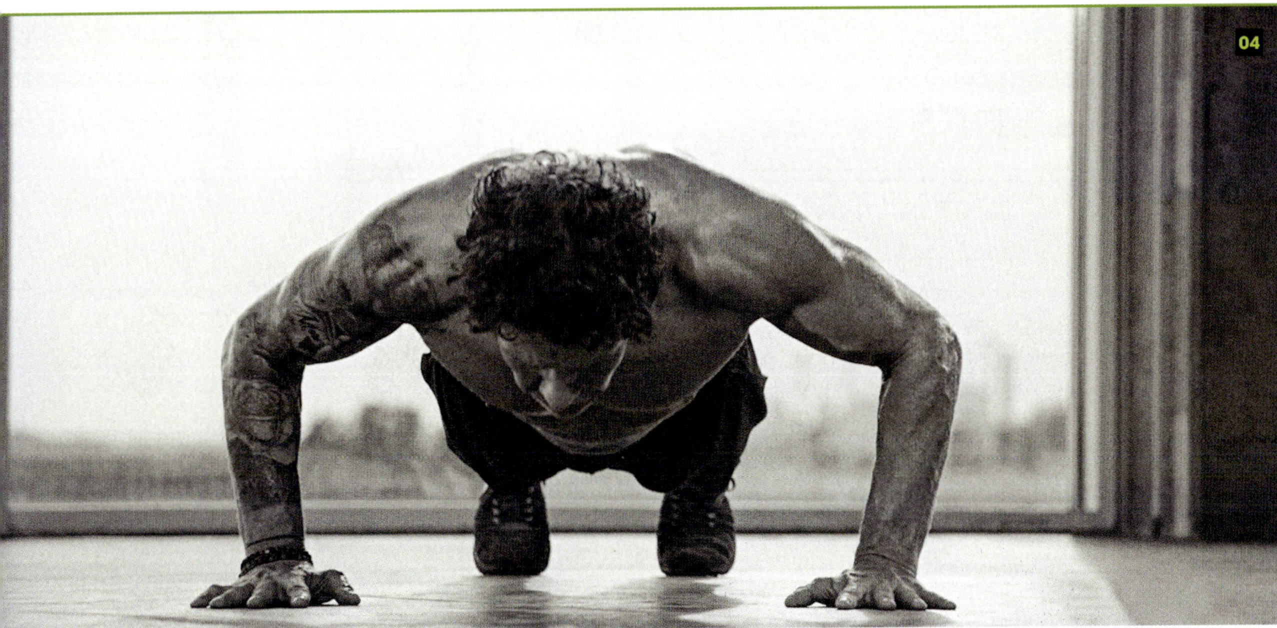
04

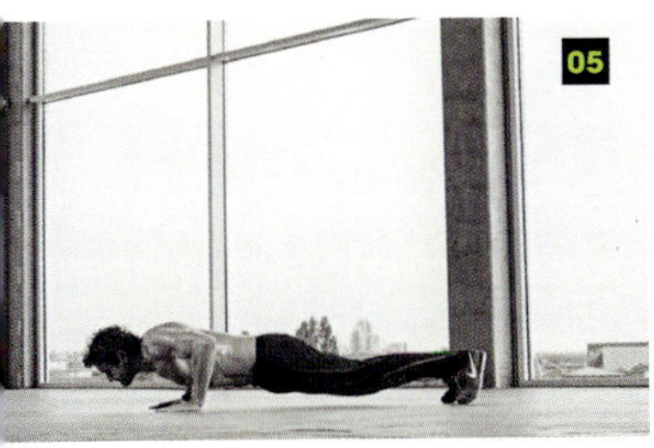
05

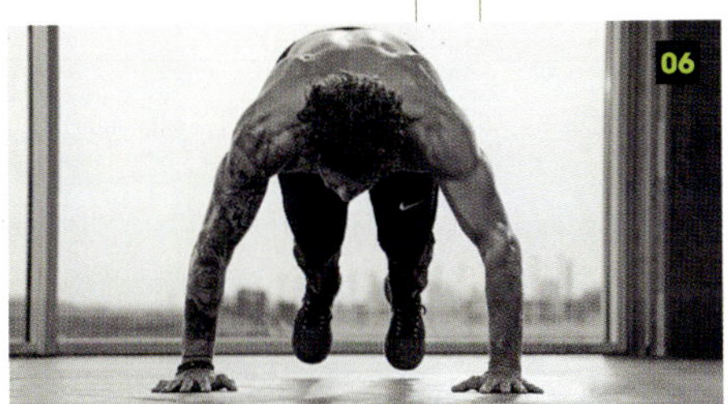
06

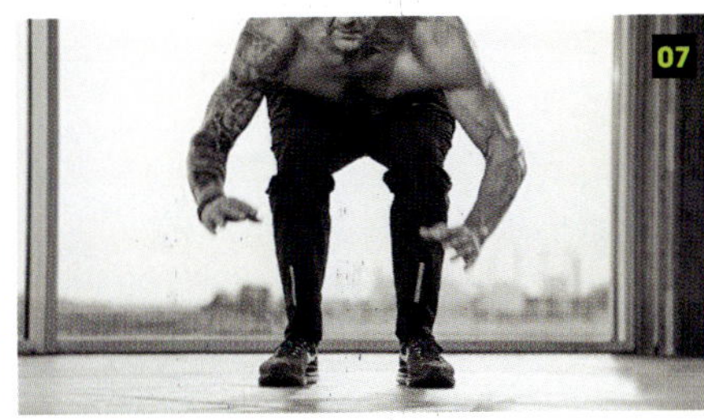
07

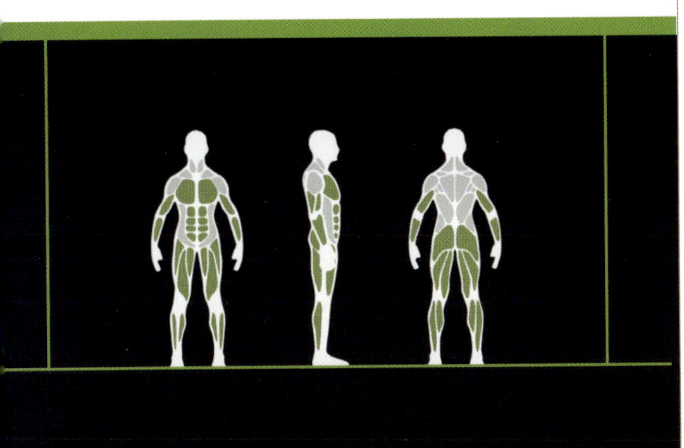

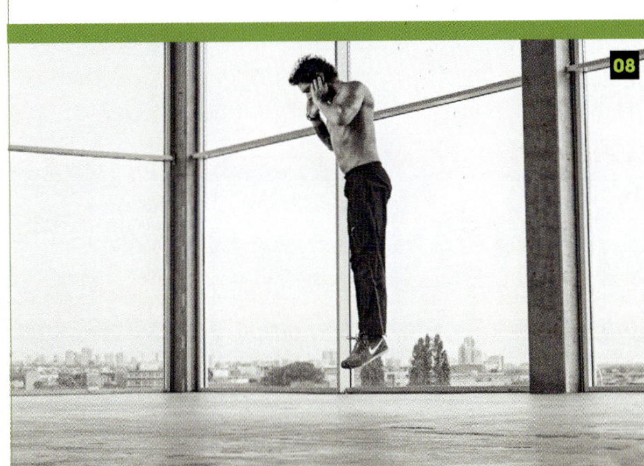
08

46
LE RELEVÉ DU BASSIN

Vous risquez de lordoser (cambrer) le rachis lombaire dans la deuxième partie du mouvement, lorsque vous abaissez les jambes. Gardez le ventre rentré et le rachis lombaire plaqué au sol. Si vous n'y arrivez pas, abaissez légèrement vos jambes ou ne tendez pas complètement les genoux. À force de travailler ce type d'exercice, vous verrez que vous gagnerez une sangle abdominale suffisamment forte pour résister au poids des membres inférieurs.
Vous pouvez faire une longue expiration dans les deux temps du mouvement suivie d'une brève inspiration.

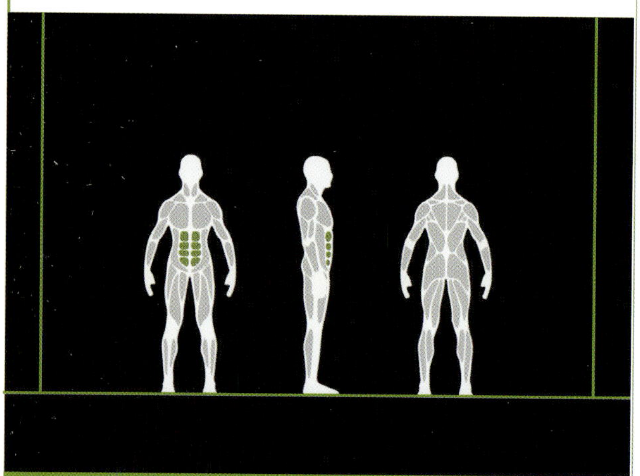

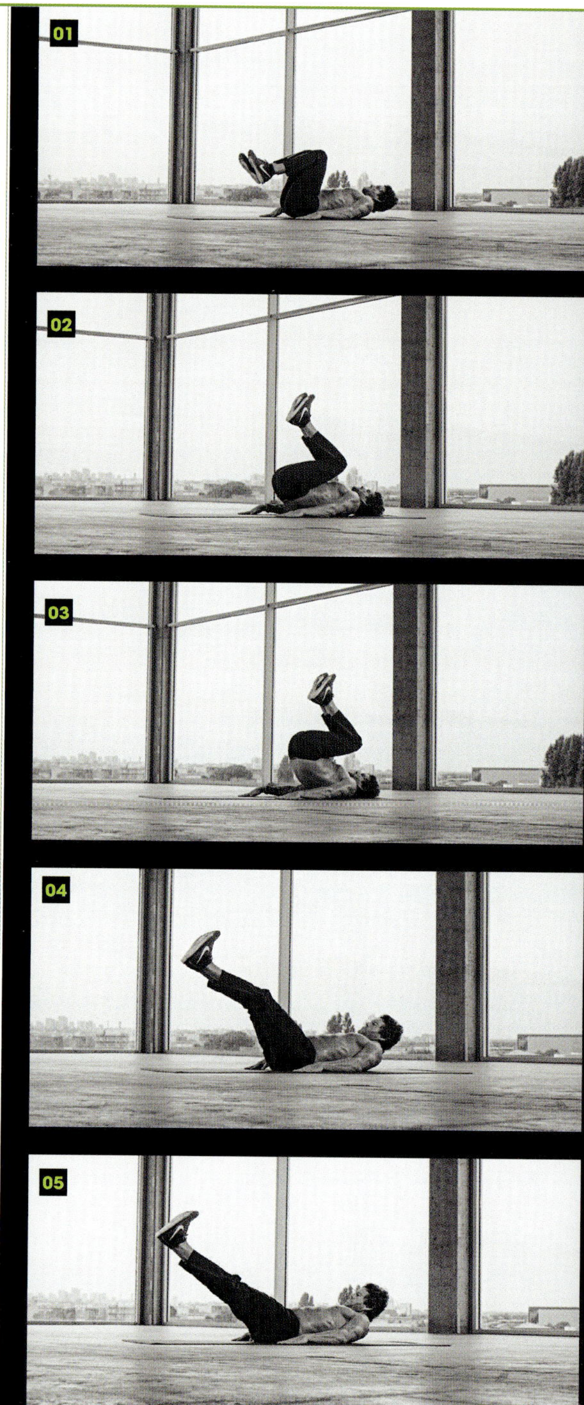

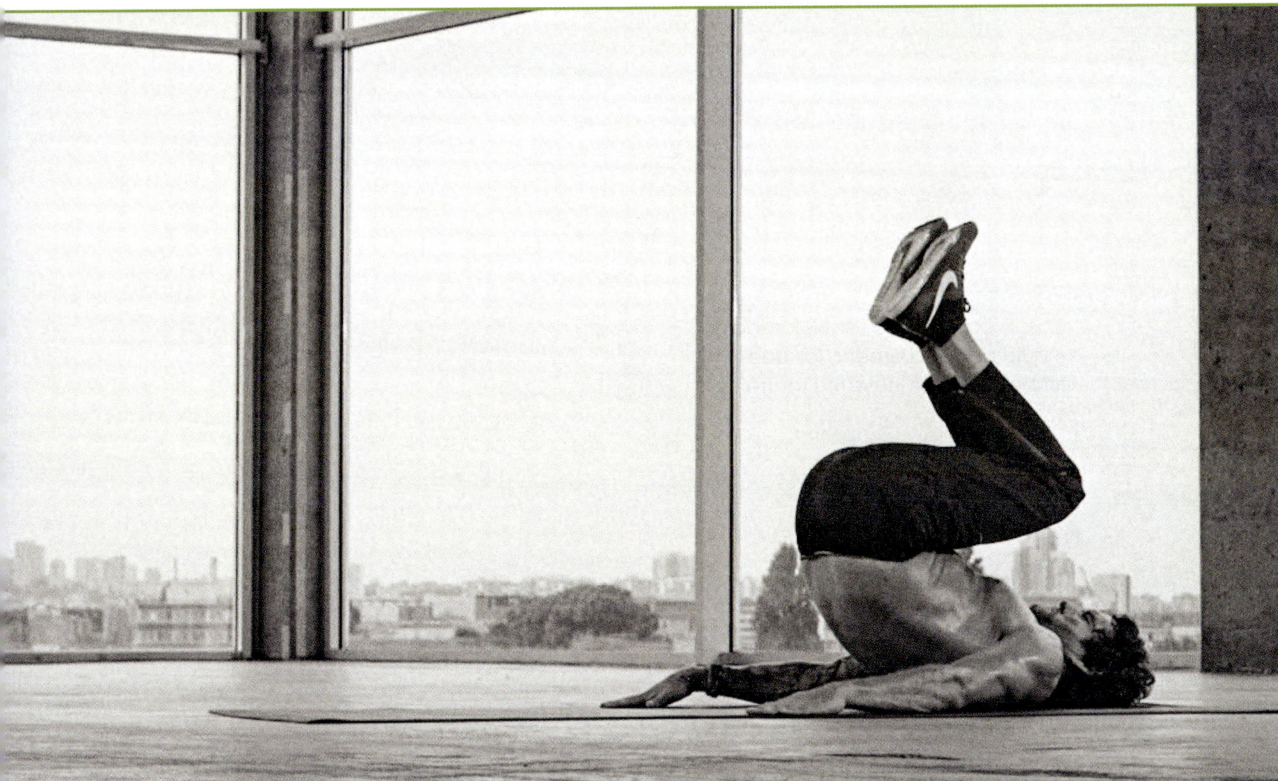

CONSIGNES

Allongé sur le sol, les bras tendus et les mains sur le côté, paumes à plat sur le sol, enroulez les genoux vers la poitrine en expirant.

Déroulez le dos doucement. Rabaissez les jambes jusqu'à les tendre en inspirant.

47

LE RELEVÉ DU BASSIN JAMBES TENDUES

Lire également les conseils du relevé de bassin.

01

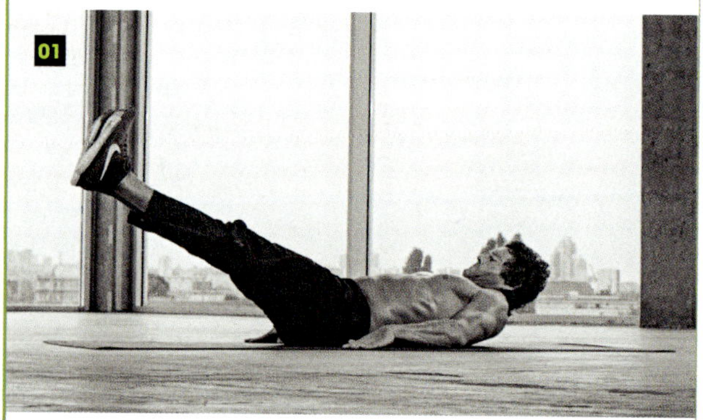

02

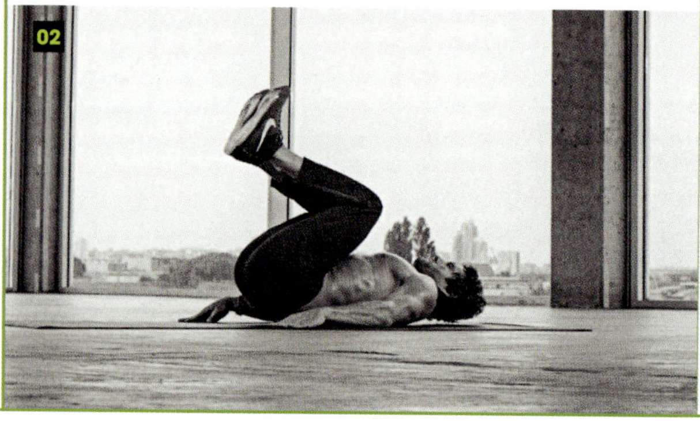

03

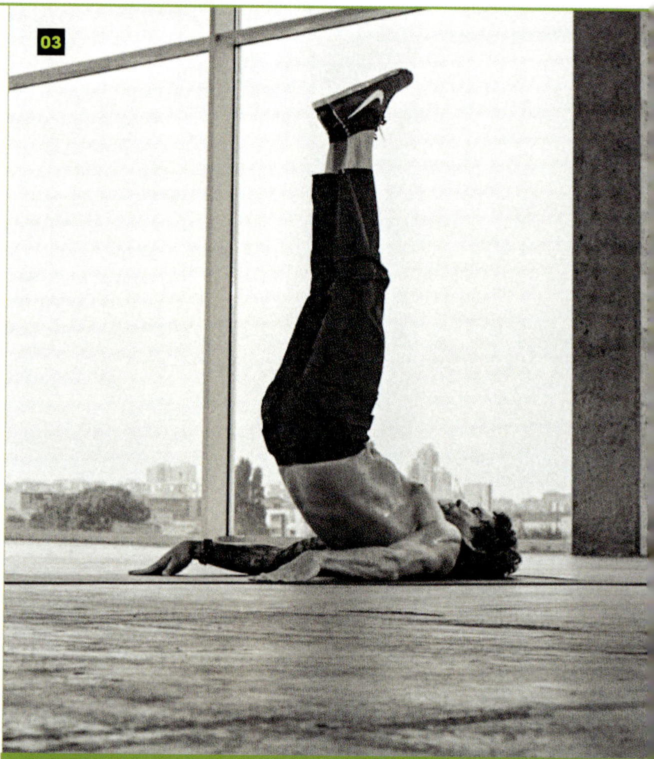

CONSIGNES

Allongé au sol ou sur un banc, jambes à l'équerre (à la verticale par rapport au tronc), gardez une très légère flexion du genou et décollez le bassin en expirant.

Puis freinez le retour du bassin à la position initiale en inspirant.

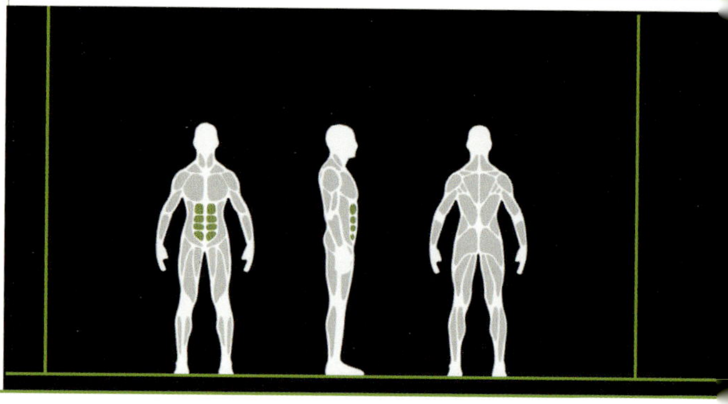

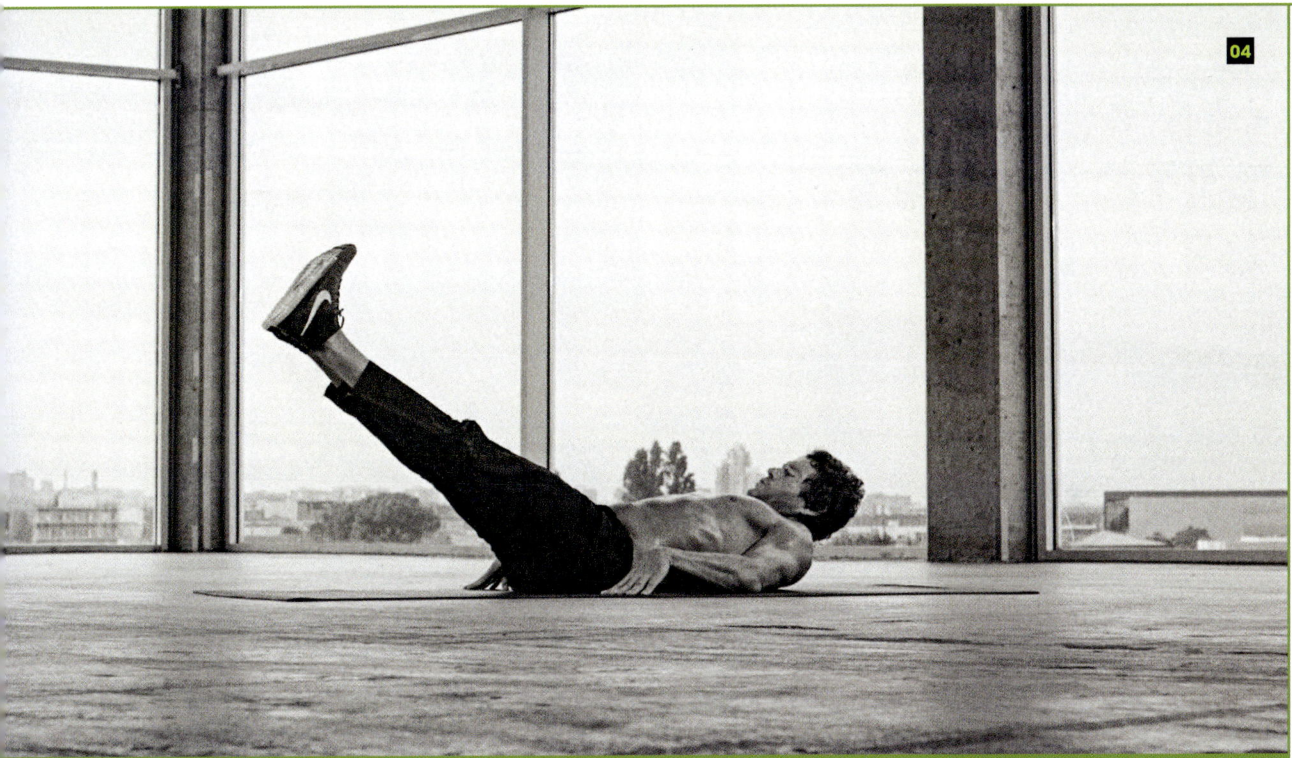
04

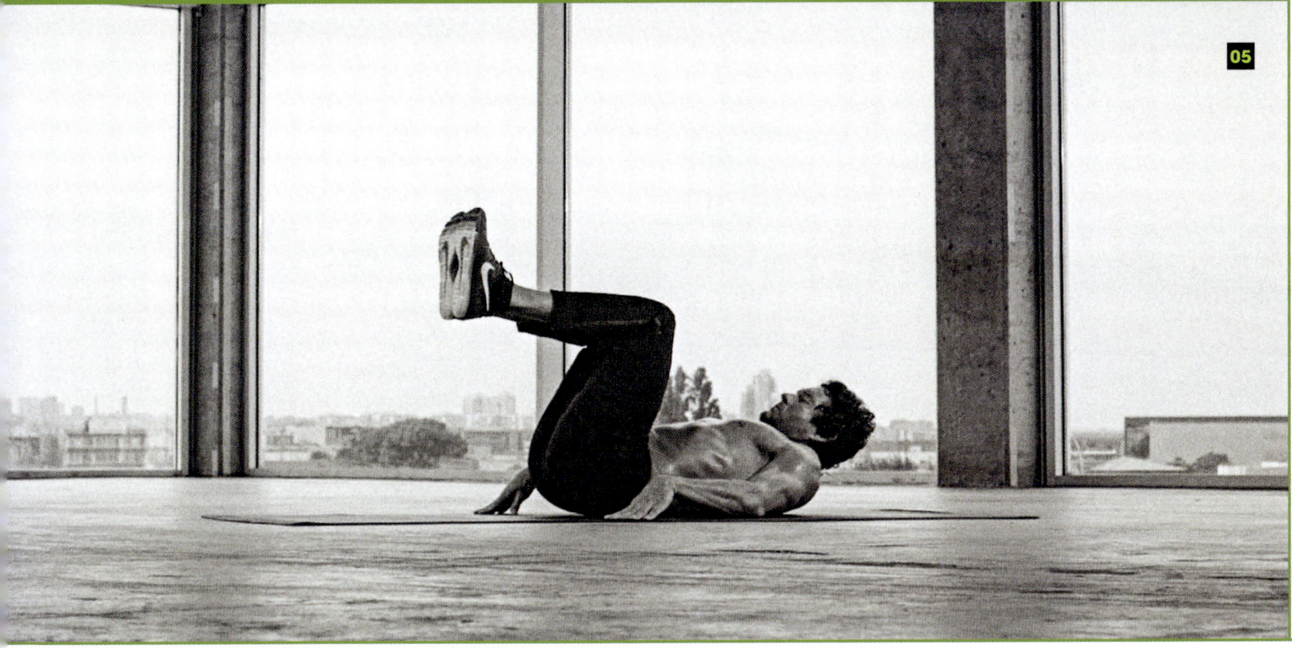
05

48

LES ABDOS AVEC RELEVÉ DE JAMBES

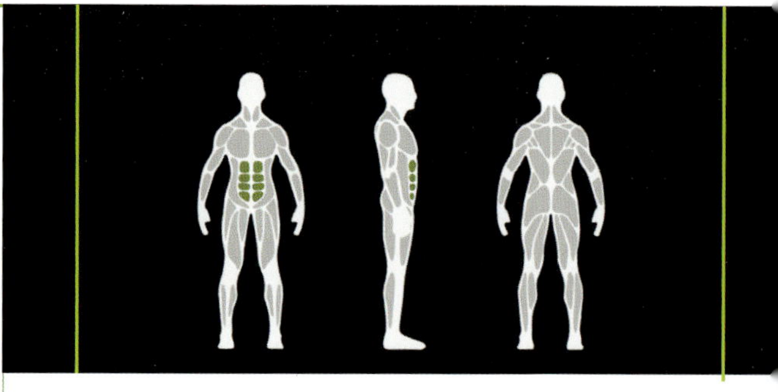

Vous risquez de lordoser (cambrer) le rachis lombaire lorsque vous abaissez vos jambes tendues. Gardez le ventre rentré et le rachis lombaire plaqué au sol. Si vous n'y arrivez pas, ne descendez pas trop bas les membres inférieurs.
La tête peut être posée et relâchée sur une serviette roulée.
L'idéal est de faire une longue expiration dans la lente descente et jusqu'à la montée plus rapide, puis d'inspirer brièvement avant de renouveler le mouvement.

01

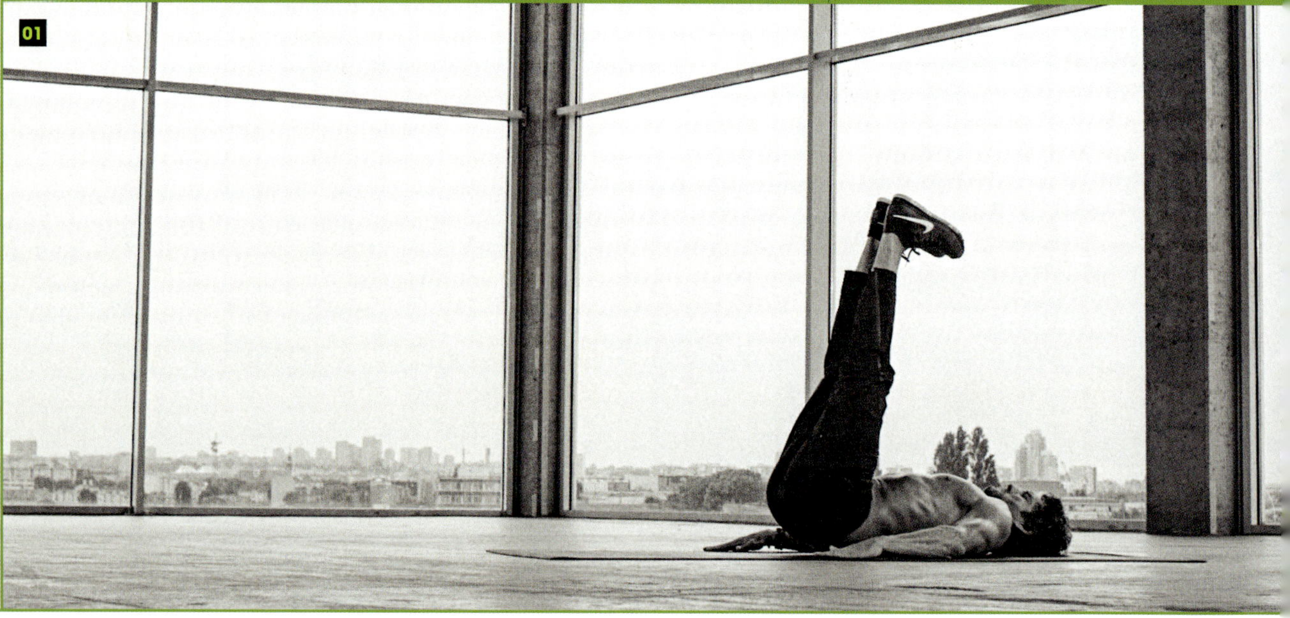

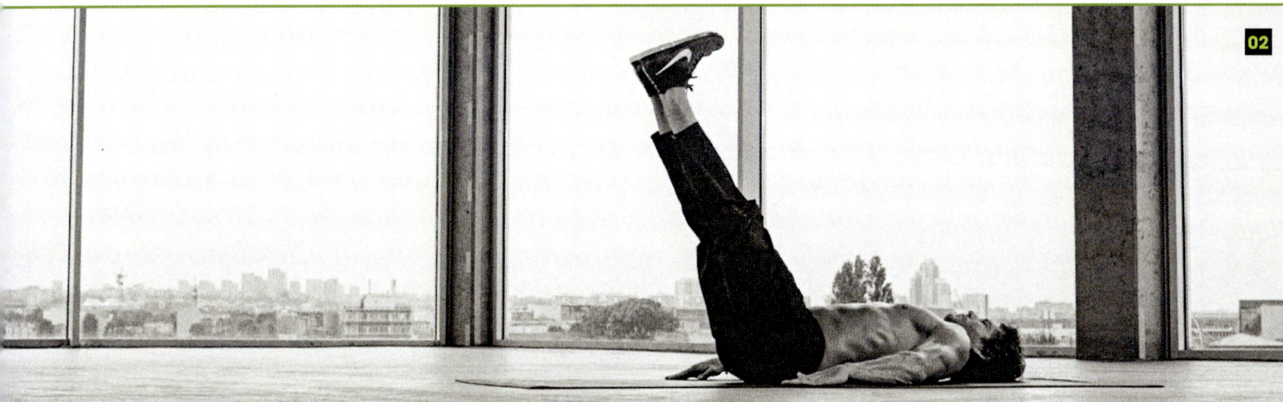

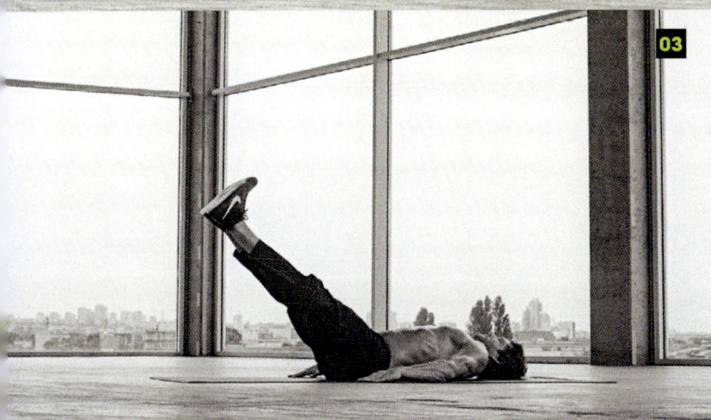

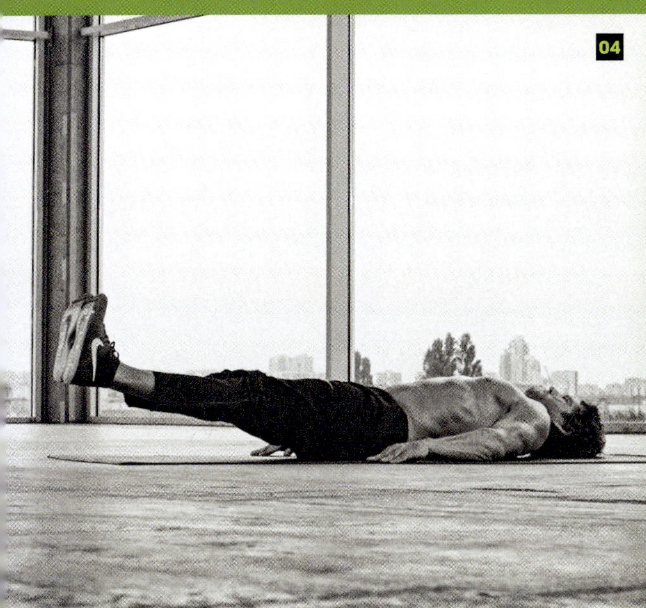

CONSIGNES

Allongé sur le sol, bras tendus et mains de chaque côté du corps. Ramenez les jambes tendues à la verticale au-dessus du bassin en expirant. Puis ramenez les jambes tendues à la position initiale en inspirant.

49

LE GAINAGE SUR UNE MAIN, LE BRAS TENDU

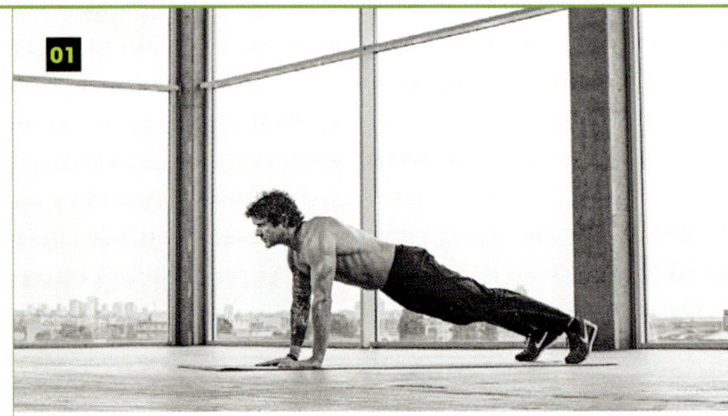

Dans cet exercice, ne regardez pas votre bras tendu mais gardez le menton légèrement rentré de façon à ne pas contraindre vos articulations postérieures cervicales. Conservez également une bonne rétroversion du bassin.

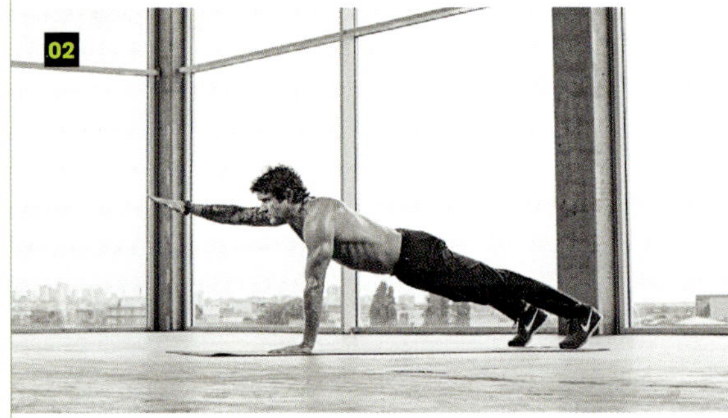

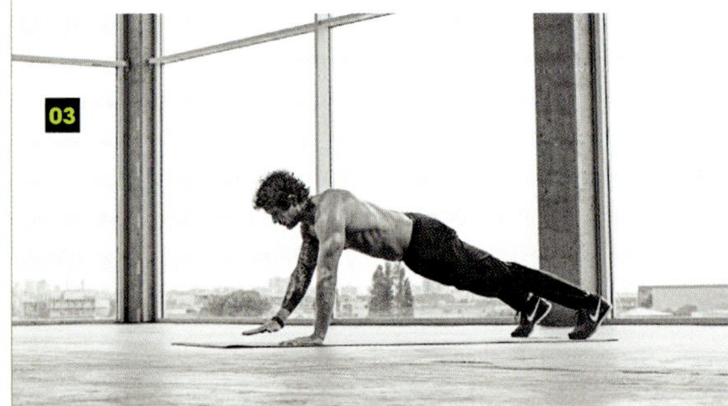

CONSIGNES

Placez-vous en position de pompes, bras tendus.

Contractez les abdominaux, en cherchant à plaquer le nombril contre la colonne vertébrale en rentrant le ventre et en expirant fortement. Contractez les fessiers.

Décollez un bras et amenez-le à la parallèle du sol. Maintenez la position en expirant fortement et en respectant l'alignement des courbures vertébrales.

Changez de côté.

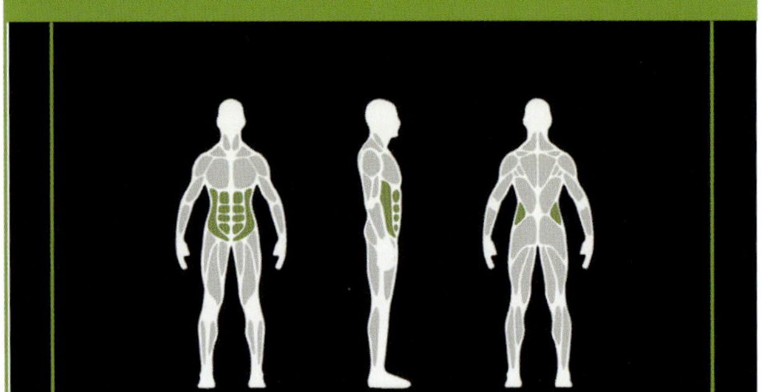

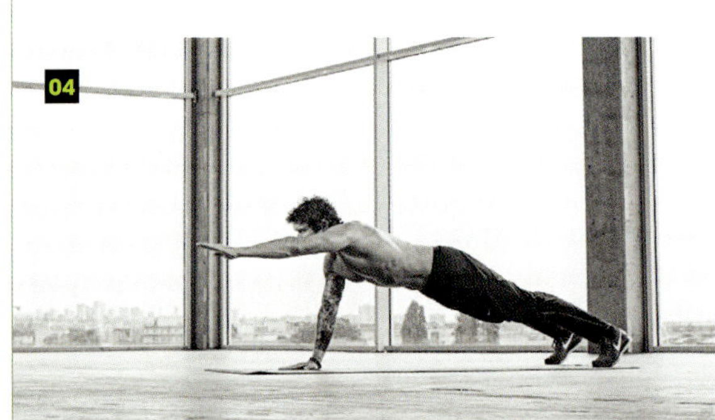

50

LA PLANCHE SPIDERMAN

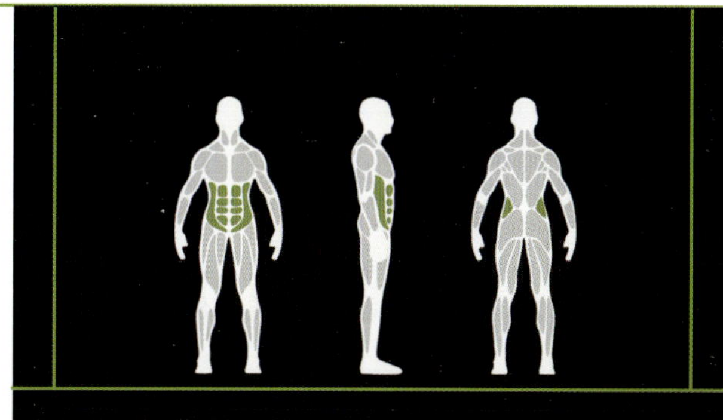

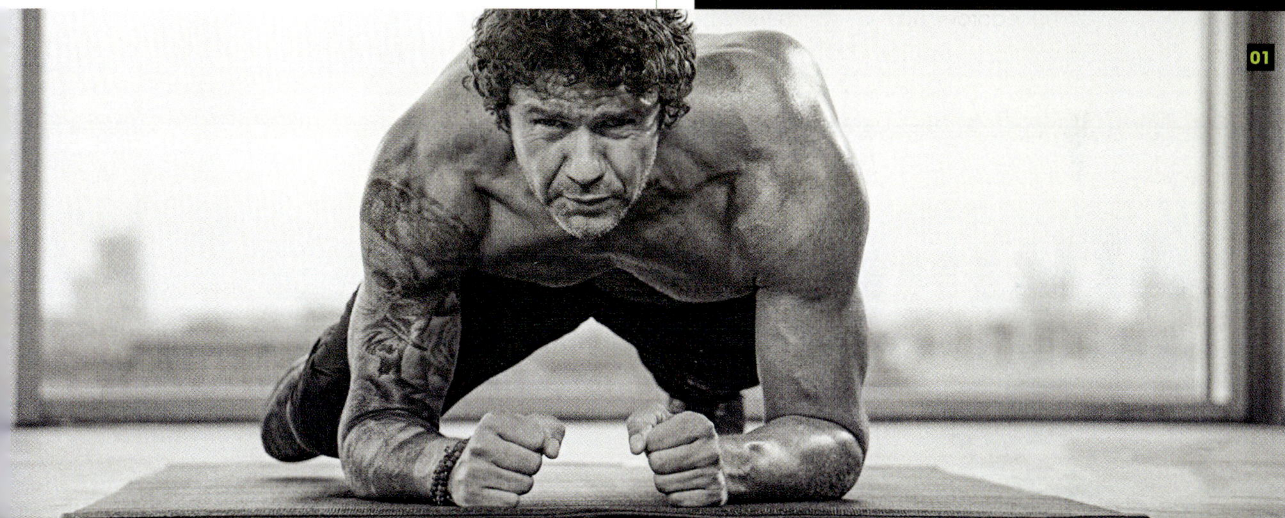

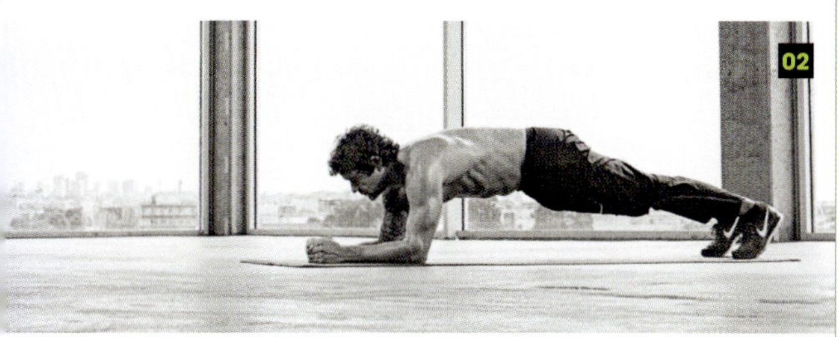

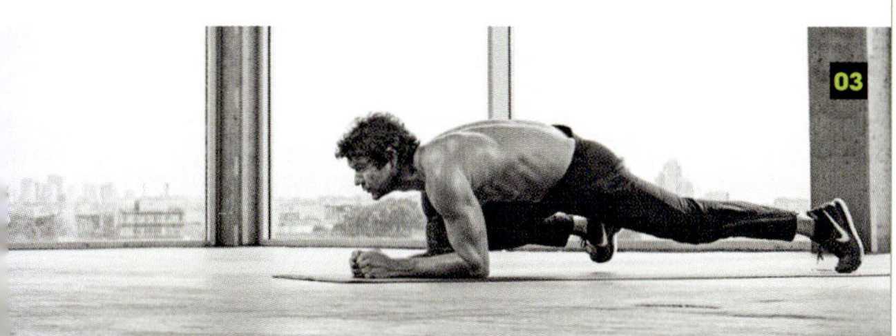

CONSIGNES

Placez-vous en position de gainage, en posant les avant-bras au sol.

Contractez les abdominaux, en cherchant à plaquer les abdominaux contre la colonne vertébrale en rentrant le ventre et en expirant fortement, et contractez les fessiers.

Relevez une jambe et ramenez le genou le plus possible vers le coude du même côté. Maintenez la position en expirant fortement.

Changez de côté.

51
LA FENTE BULGARE

Ce mouvement de fente est beaucoup plus sollicitant pour le quadriceps en appui au sol. Pensez vraiment à l'axe de la jambe avant en flexion. La jambe arrière en extension a tendance à hyperlordoser (cambrer) le rachis lombaire. Donc on contrôle en rentrant le ventre. Il faut garder une légère lordose (cambrure) mais ne pas l'accentuer. Essayez de ralentir la descente. Le travail de contraction frénateur améliore considérablement l'état des tendons et leur capacité à résister à une contrainte. Vous aurez peut-être des courbatures car c'est un mode de contraction qui sollicite beaucoup la fibre musculaire et le tendon.

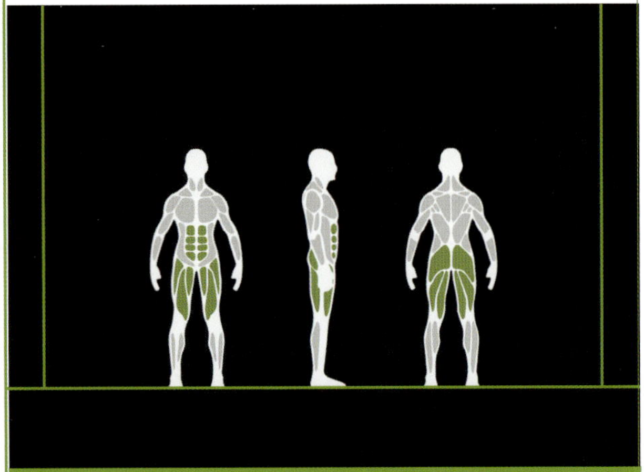

01

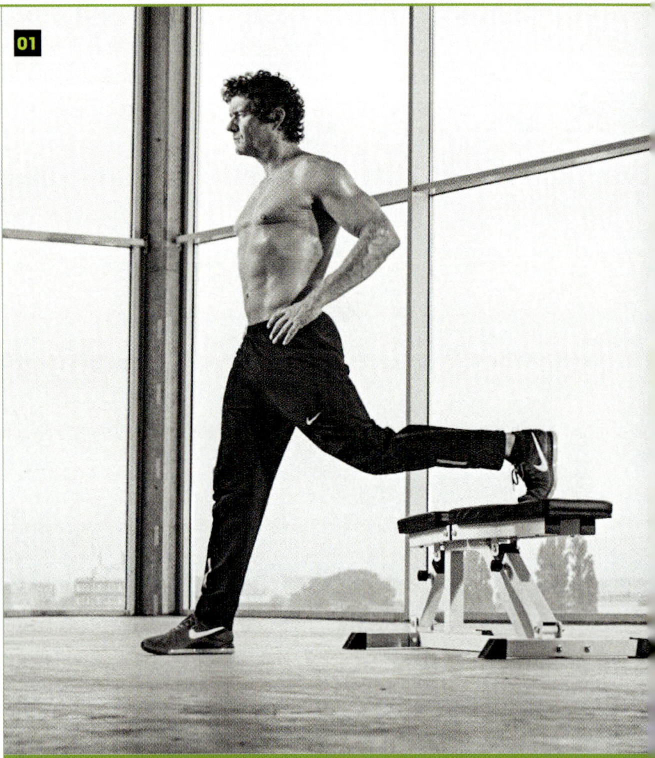

CONSIGNES

Debout, jambes écartées à la largeur du bassin, dos droit, les bras le long du corps ou mains à la taille, et la jambe arrière posée sur un banc ou un support stable.

Fléchissez la jambe avant en gardant le genou dans l'axe de la pointe du pied. L'angle cuisse / tibia doit être de 90°.

Poussez avec votre jambe de devant afin de revenir à la position de départ. Vous pouvez ensuite soit changer de jambe, soit réaliser à nouveau l'exercice du même côté.

Prenez au maximum appui sur votre talon de la jambe de devant.

Conservez le dos droit, sans pencher les épaules vers l'avant, et regardez en face de vous.

Inspirez à la descente, et expirez en poussant avec votre jambe.

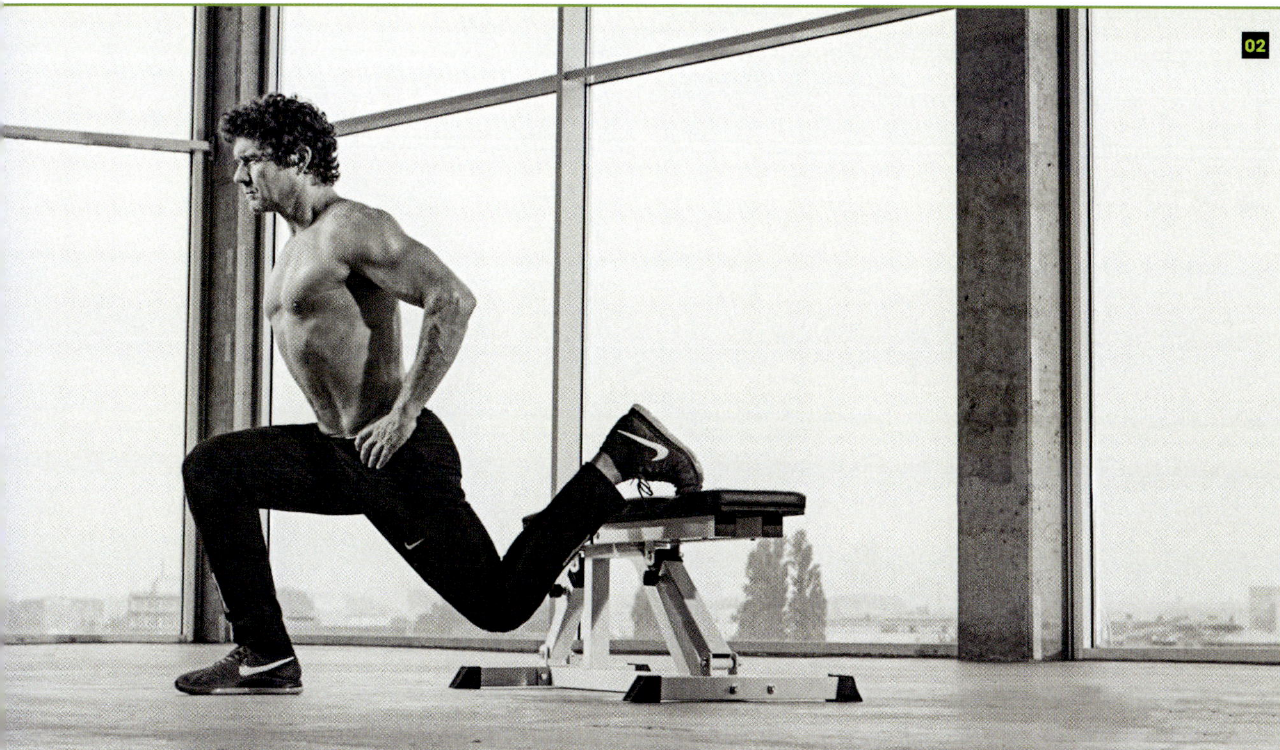
02

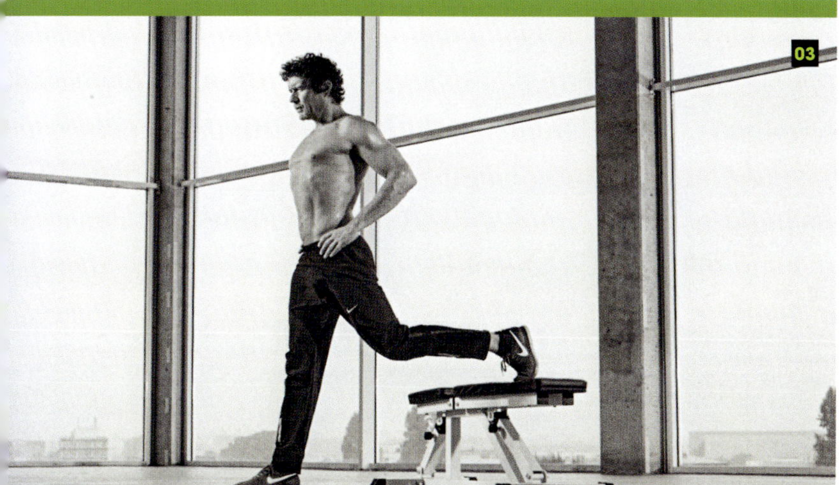
03

52

LES POMPES SAUTÉES

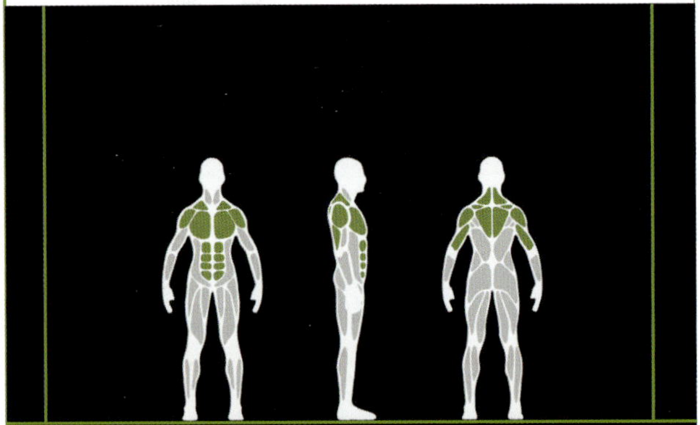

01

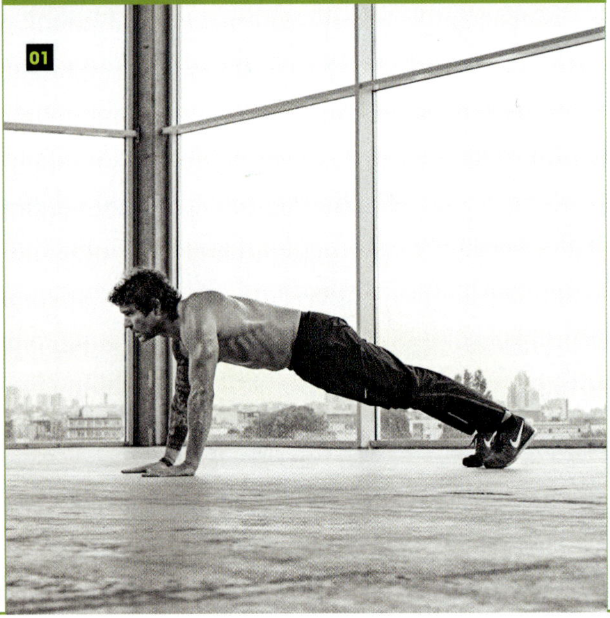

02

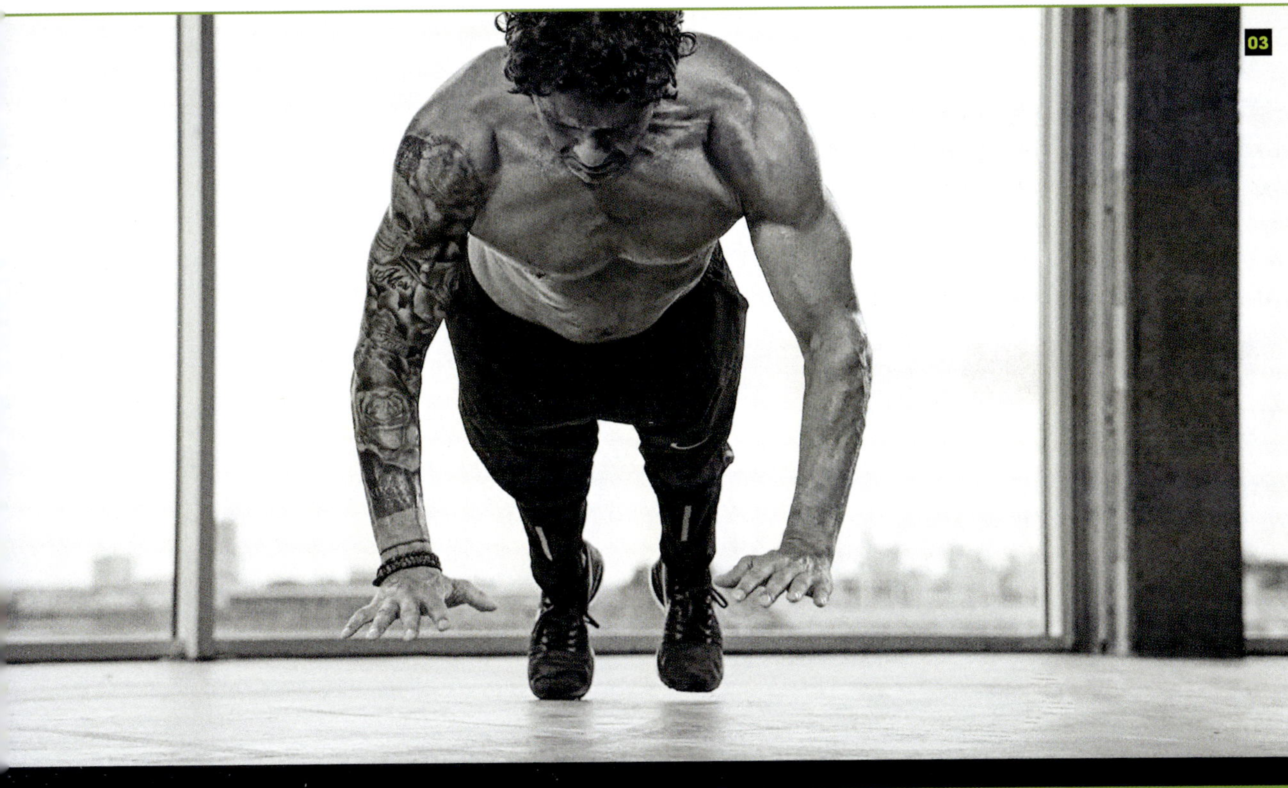

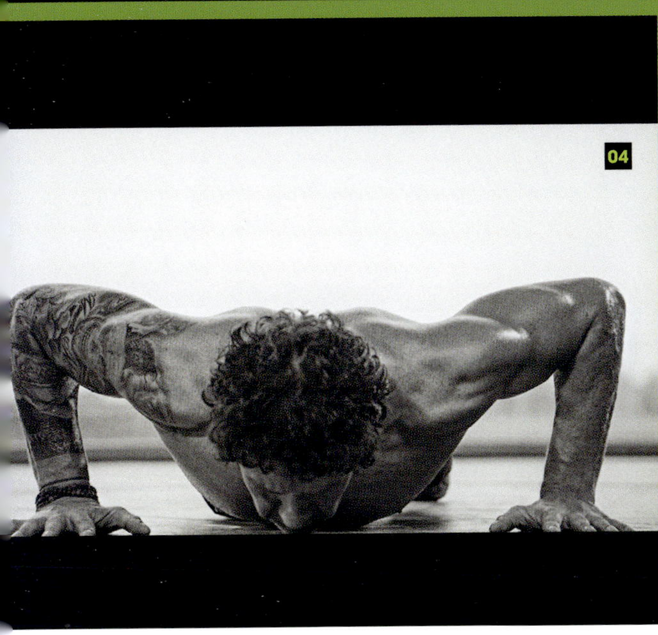

CONSIGNES

Position de départ : en planche, bras tendus, avec un écartement des mains un peu plus large que la largeur des épaules. Cuisses dans le prolongement du buste. Abdominaux et fessiers serrés (gainage). La tête dans l'alignement des courbures vertébrales.

Fléchissez les bras en inspirant, sans relâcher la contraction des abdominaux et des fessiers (gainage et stabilité) en amenant la poitrine en contact avec le sol.

Puis remontez de façon explosive en décollant les mains du sol avant d'amortir le retour jusqu'à revenir à la position initiale.

53

LES POMPES CLAQUÉES

01

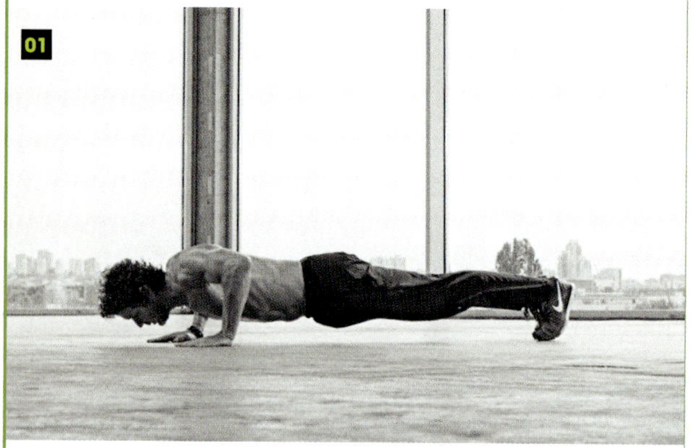

02

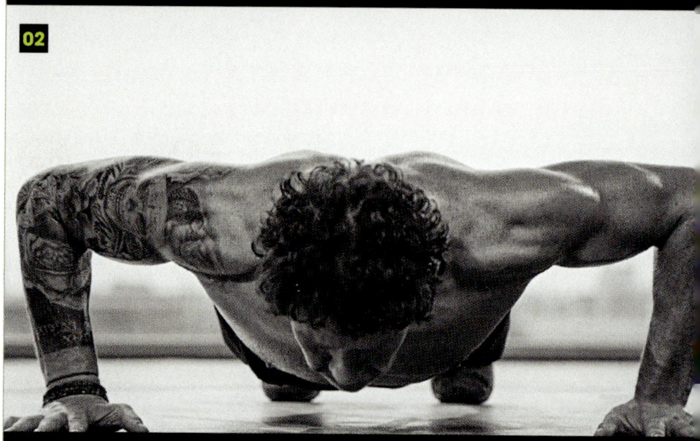

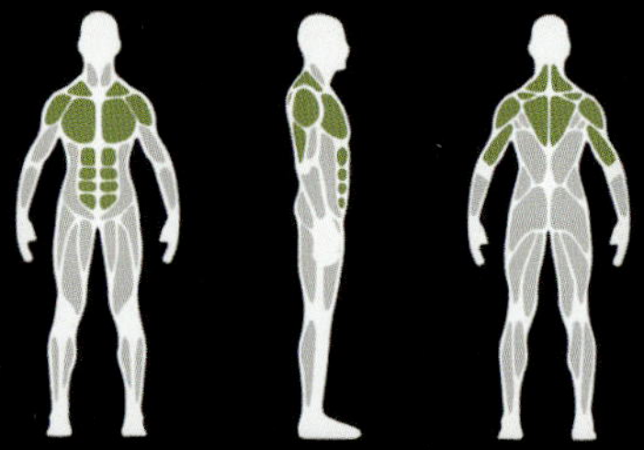

CONSIGNES

Position de départ : en pompe, avec un écartement des mains un peu plus large que la largeur des épaules. Cuisses dans le prolongement du buste. Abdominaux et fessiers serrés (gainage). Les bras sont tendus, et la tête dans l'alignement des courbures vertébrales.

Fléchissez les bras en inspirant, sans relâcher la contraction des abdominaux et des fessiers, en amenant la poitrine en contact avec le sol.

Remontez de façon explosive en expirant, et claquez dans vos mains avant d'amortir le retour jusqu'à revenir à la position initiale.

03

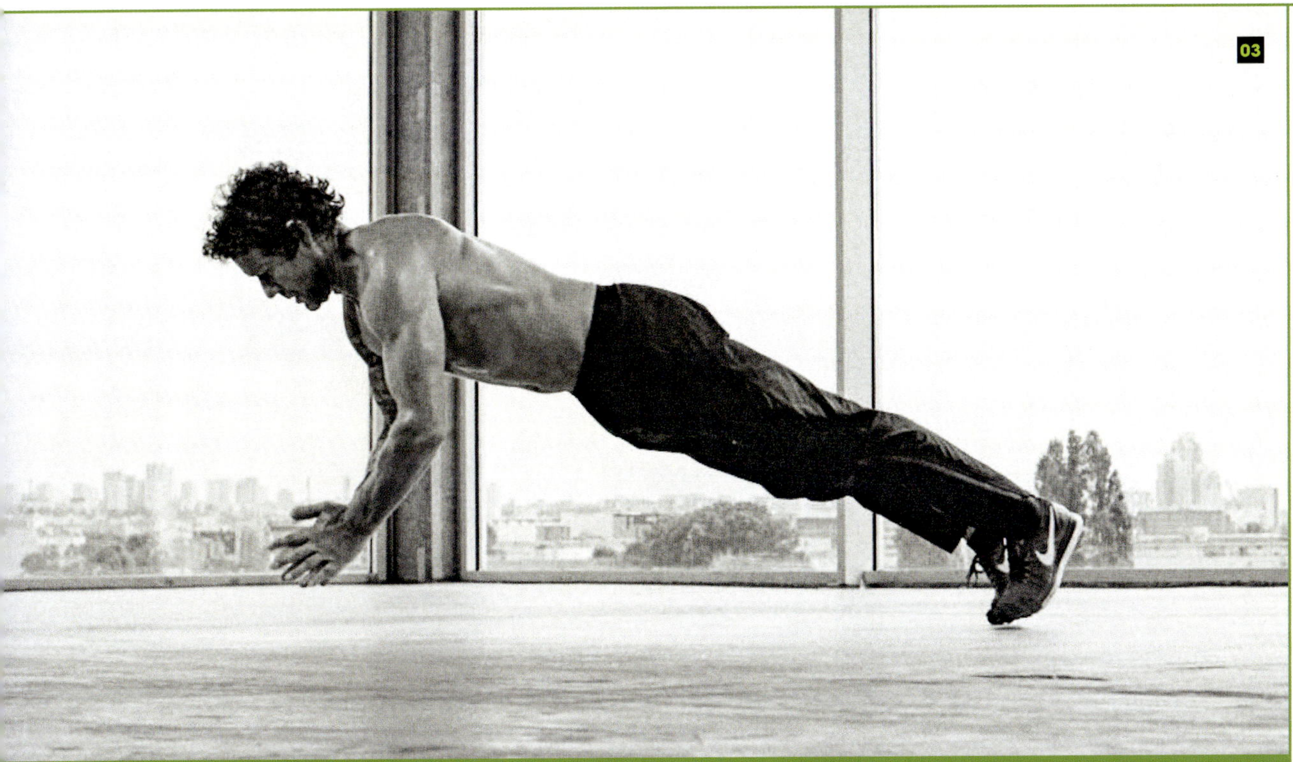

04

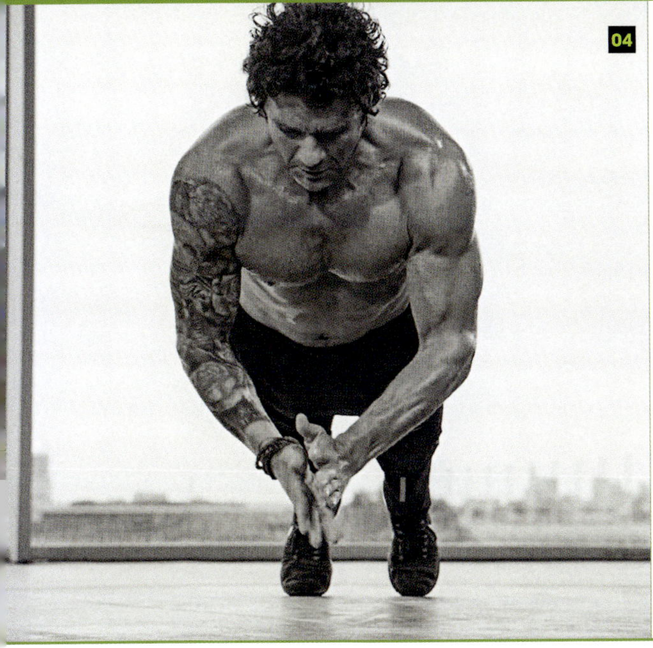

05

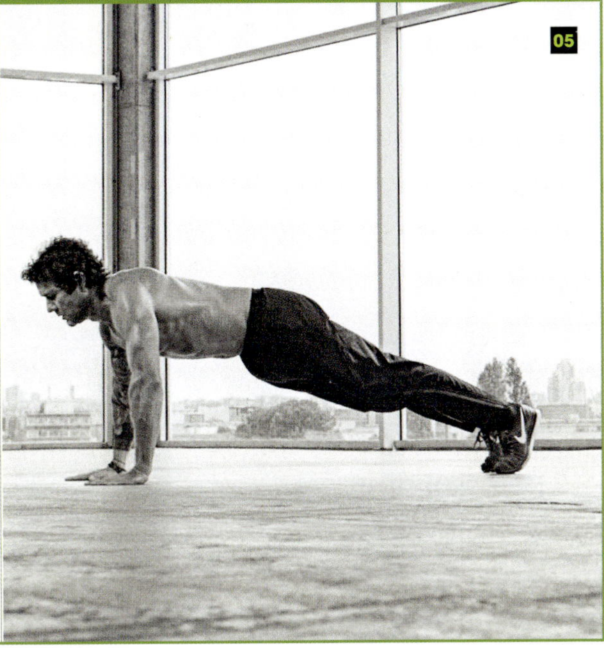

54

LES POMPES CROISÉES SAUTÉES

01

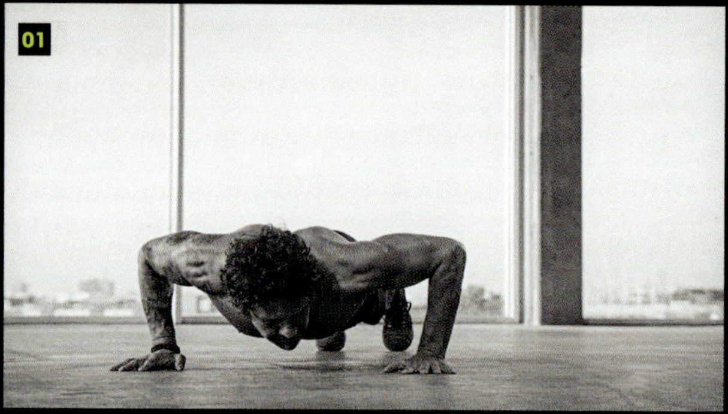

02

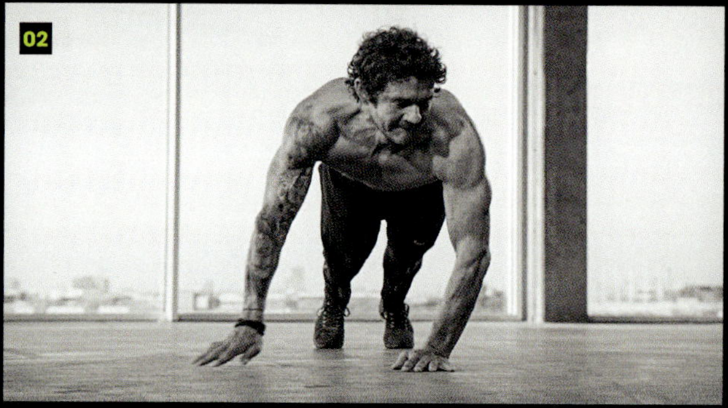

03

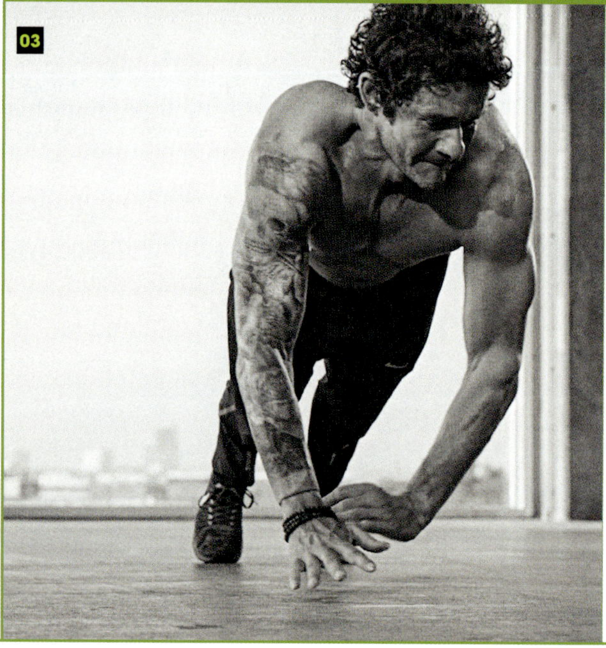

CONSIGNES

Position de départ : en pompe, avec un écartement des mains un peu plus large que la largeur des épaules. Cuisses dans le prolongement du buste. Abdominaux et fessiers serrés (gainage). Bras tendus et la tête dans l'alignement des courbures vertébrales.

Fléchissez les bras en inspirant, sans relâcher la contraction des abdominaux et des fessiers en amenant la poitrine en contact avec le sol.

Remontez de façon explosive en expirant. Profitez du décollement des mains pour les projeter légèrement sur la droite (ou sur la gauche) afin de vous désaxer un peu par rapport à la position initiale. Puis projetez-vous du côté opposé en inspirant à chaque fois.

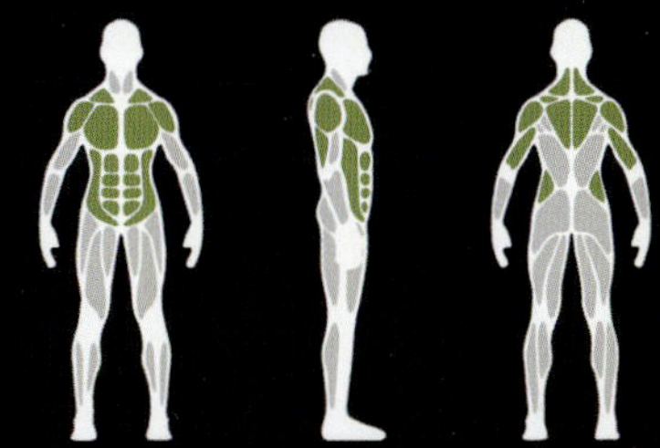

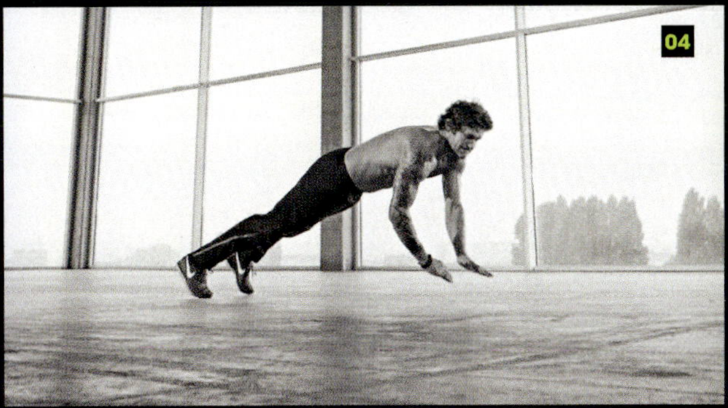
04

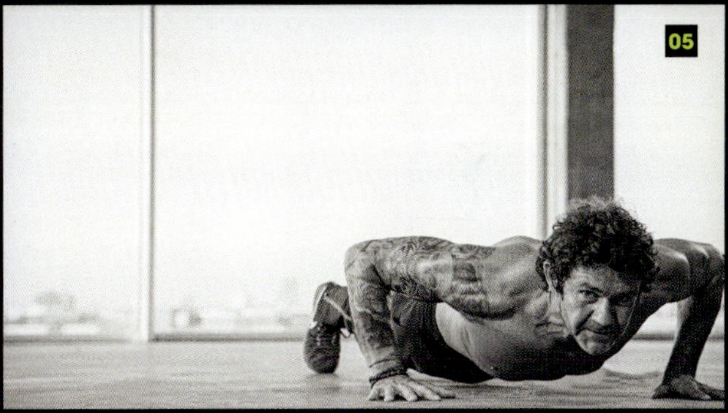
05

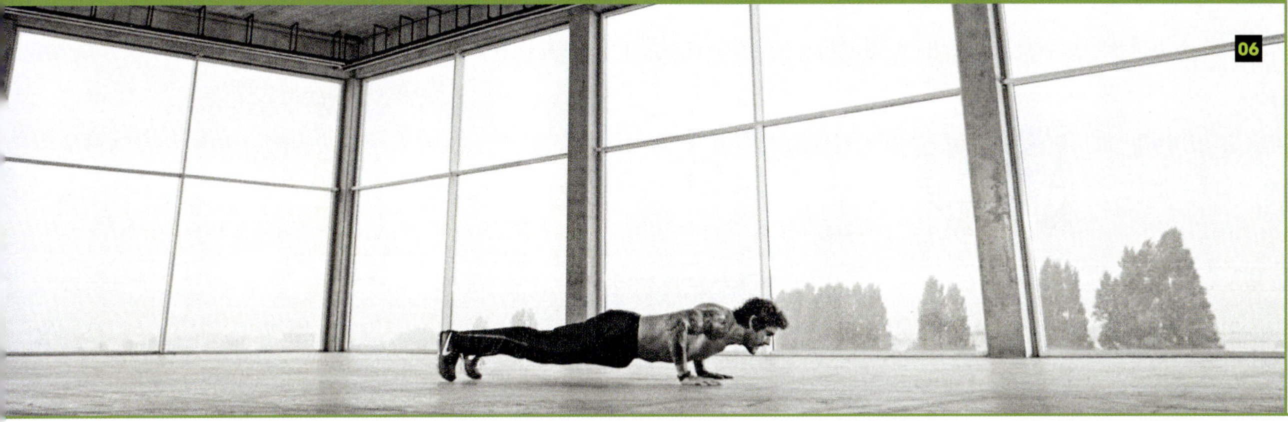
06

Mes remerciements

Merci à Lou, ma si grande petite femme…

Merci à ma grande Margaux de croire en moi si fort.

Merci à mes meilleurs amis,
Éric Beische, Frédéric Taddei et Nicolas Lublin qui ont toujours été là quand les nuages s'amoncelaient…

Merci à Céline Ruffet, ma chère associée, Jean-Philippe Colrat, Arnaud Lacroix, José Luis Lopez, mon complice, ainsi qu'à toute l'équipe Fitnext.

Merci à ma complice Sandrine Mouchet de toujours me contredire pour mieux me faire avancer !

Merci à Kristel, avec son œil acéré et toujours juste, ses « coups de peignes » sont redoutables.

Merci à Olivier Cavellat, mon frérot «brestôa» qui me sublime toujours à travers ses images.

Merci à Annso Caviglioli pour ce formidable moment partagé lors du shooting, tu es vraiment une super nana !

Merci à Jean-Philippe Bouchard mon éditeur chéri pour son légendaire enthousiasme communicatif.

Merci à David Pairé pour sa patience, son engagement et son talent pour réaliser ce livre avec nous.

Merci à Jean-Louis Hocq et aux équipes de Solar qui, sur le terrain, défendent toujours mon travail avec passion.

Directeur : Jean-Louis Hocq

Direction éditoriale : Jean-Philippe Bouchard

Assistant d'édition : Maxime Lafon

Création graphique et couverture : David Pairé

Fabrication : Emmanuelle Laine

Retrouvez-nous sur www.solar.fr

ISBN : 978-2-263-14940-5

Code éditeur : S14940
Dépôt légal : novembre 2017
Imprimé en Espagne par Graficas Estella.
Retrouvez-nous sur www.solar.fr

FSC MIXTE Papier FSC® C003309

Solar | un département **place des éditeurs**

place des éditeurs